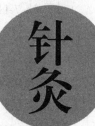

针灸与辅助生殖

主　编　王茵萍　夏有兵

副主编　陈　欢　唐青青　卢　静　周静珠
　　　　　朱　蕊　伍若男

编　委（以姓氏笔画为序）
　　　　　王茵萍　卢　静　朱　蕊　伍若男
　　　　　肖　扬　陈　欢　周　莉　周静珠
　　　　　夏有兵　唐青青　景双为

人民卫生出版社

图书在版编目（CIP）数据

针灸与辅助生殖/王茵萍，夏有兵主编. —北京：
人民卫生出版社，2019
ISBN 978-7-117-28158-4

Ⅰ. ①针…　Ⅱ. ①王…②夏…　Ⅲ. ①针灸疗法－应
用－试管婴儿－技术　Ⅳ. ①R245②R321-33

中国版本图书馆 CIP 数据核字（2019）第 030432 号

人卫智网	www.ipmph.com	医学教育、学术、考试、健康，
		购书智慧智能综合服务平台
人卫官网	www.pmph.com	人卫官方资讯发布平台

针灸与辅助生殖

主　　编：王茵萍　夏有兵
出版发行：人民卫生出版社（中继线 010-59780011）
地　　址：北京市朝阳区潘家园南里 19 号
邮　　编：100021
E - mail：pmph @ pmph.com
购书热线：010-59787592　010-59787584　010-65264830
印　　刷：三河市尚艺印装有限公司
经　　销：新华书店
开　　本：710×1000　1/16　印张：19
字　　数：321 千字
版　　次：2019 年 3 月第 1 版　2019 年 3 月第 1 版第 1 次印刷
标准书号：ISBN 978-7-117-28158-4
定　　价：42.00 元

打击盗版举报电话：010-59787491　E-mail：WQ @ pmph.com
（凡属印装质量问题请与本社市场营销中心联系退换）

辅助生殖技术（assisted reproductive technology，ART），是指对配子、胚胎或者基因物质进行体内外系统操作而获得新生命的技术。经过 40 年的不断研究，该技术在国内外取得了突飞猛进的发展，为无数的不孕不育症患者带来了福音。许多过去认为不可能妊娠的绝对性不孕不育症患者，经过人工授精、试管婴儿等方法获得了孕育的机会。毋庸置疑，ART 已经成为 21 世纪现代医学治疗不孕不育的主要方法。

进行 ART 治疗的患者，往往需承担昂贵的费用，配合医生烦琐的操作，同时承受巨大的心理压力。以目前的水平，尽管成熟卵率、受精率、卵裂率、卵母细胞回收率、胚胎移植率不断提高，但临床妊娠率却仍然在 40%～50% 徘徊。年龄偏大，不孕基础病变复杂，内分泌紊乱明显，卵巢功能与子宫微环境均有诸多问题者，其成功率更低。因此，提高 ART 的成功率对于医患双方而言，都是亟待解决的问题。这也为中医药包括针灸疗法在 ART 中的应用与研究提供了广阔的空间。

大量文献报道，在人工助孕的同时辅以针灸治疗可以显著提高妊娠率。最近数年内，国内外学者对针灸与 ART 的应用研究如雨后春笋般层出不穷，这一发展势头大大提高了针灸在生殖领域的学术地位。有研究表明，针灸治疗妇科疾病主要通过三个途径：①激活下丘脑 - 垂体 - 卵巢轴，对女性的生殖系统发挥双向良性调节作用；②激活机体的免疫机制，从而对神经 - 生殖内分泌 - 免疫系统产生影响；③参与神经、体液系统的调节，促进内源性阿片肽类物质的释放，缓解疼痛。而与中医其他疗法相比，针灸在局部与全身的综合作用方面具有明显优势。针灸既可以通过四肢肘、膝关节以下的穴位，循经取穴或微针疗法等起到全身调整作用；又可以采用多种刺激方法专注于局部，直接改善局部组织的痉挛、粘连、血供差等病理现象。同时，针灸主要是通过调动机体本身的反应以恢复其内稳态，不存在外源性药物的毒性反应。因而，对于 ART 患者，尤其是高龄、ART 反复失败，多种病理状态并存，功能紊乱明显的患者尤为适宜。

在本院临床生殖中心刘嘉茵主任的大力支持下，笔者自 2007 年开始与该中心合作，开展了针灸对取卵镇痛、胚胎着床乃至 ART 全过程的治疗观察。在近十年、数万人次的临床观察中，积累了较为丰富的治疗经验。我们体会到，针灸疗法在 ART 的配合应用领域大有可为。本书即是我们前期工作的体会总结，力求较为完整地阐述我们对针灸与 ART 配合应用方面的理念、方法与思考。

全书分为基础篇、临床篇与附篇三部分。基础篇重点讲述了针灸与 ART 的配合应用基础。内容包括女性生殖系统解剖与生理，月经、卵泡发育与受孕，不孕、不育与常用 ART 技术以及中医学对不孕症的病因、病机学认识，回顾了针灸在 ART 中的应用与研究概况。重点介绍了我们对女性月经及不孕基础病中医辨证与辨病关系的思考，阐述了我们率先提出的针灸序贯疗法的理论依据与临床应用。根据针灸在 ART 中的应用情况，介绍了一些我们临床常用的效果较为确切的穴位刺激方法。并从针灸作用特点分析，探讨了针灸与西医学及中医学的结合应用。临床篇分为两章。第一章选择介绍了针灸在 ART 基础病中的临床应用。每一病种，按照概述、中西医病因、病理对其进行阐述与分析。在此基础上，提出相应的针灸方法，并对方法进行简单分析与评述，以求临床更具实用性和可操作性。第二章则重点介绍了针灸在常用 ART 技术（促排卵技术、体外受精 - 胚胎移植、取卵镇痛、卵巢刺激综合征）中的配合应用。附篇收录了我们近年来配合应用 ART 技术的已发表文章，旨在更具体地介绍我们对某些临床现象的思考与运用情况。

笔者认为，针灸的发展重点在于临床疗效。深入探讨针灸的作用特点，在更多疑难杂证方面彰显针灸的优势是其传承与发展的关键。而针灸在 ART 中的配合应用，为我们开拓了更为广泛的治疗与研究领域。本书很多部分源于作者的治疗感受与体会，还很不成熟。只愿抛砖引玉，能对该领域的针灸普及、运用有所裨益。书中不当之处，恳请同道雅正。

本书写作过程中，参考了相当多的同行经验与积累，如《夏桂成实用中医妇科学》《实用生殖医学》《妇产科学》《中医妇产科学》等，在此谨向作者表示衷心感谢与敬意。

编　者

2018 年 8 月

目 录

基 础 篇

临床篇

附 篇

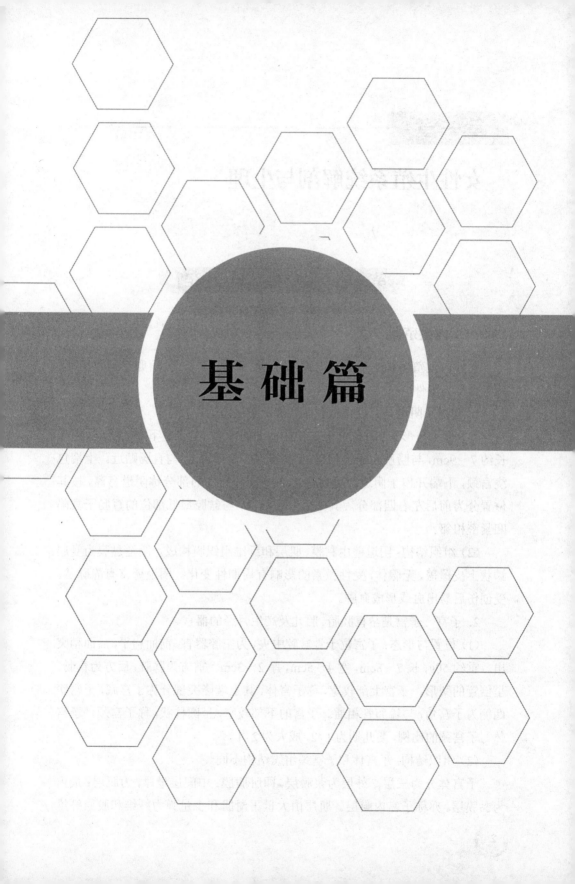

基 础 篇

第一章

女性生殖系统解剖与生理

第一节　女性生殖系统解剖

一、内生殖器

女性内生殖器指生殖器官内藏部分，包括阴道、子宫、输卵管和卵巢，后两者合称为附件。

1. 阴道　阴道是月经排出和胎儿娩出的通道。

（1）位置与形态：阴道位于真骨盆下部的中央，呈上宽下窄的管道，前壁长约 7～9cm，与膀胱和尿道相邻，后壁长约 10～12cm，与直肠贴近。上端包绕宫颈，下端开口于阴道前庭后部。环绕宫颈周围的部分称阴道穹窿，按其位置分为前后左右四部分。其中后穹窿最深，与盆腔最低部位的直肠子宫陷凹紧密相邻。

（2）组织结构：阴道壁由黏膜、肌层和纤维组织膜构成。阴道黏膜为复层鳞状上皮覆盖，无腺体，受性激素的影响有周期性变化。阴道壁富有静脉丛，受创伤后易出血或形成血肿。

2. 子宫　子宫是孕育胚胎、胎儿及产生月经的器官。

（1）位置与形态：子宫位于骨盆腔中央，为空腔器官，前面扁平，后面稍突出。重约 50g，长 7～8cm，宽 4～5cm，厚 2～3cm。前方为膀胱，后方为直肠，呈倒置的梨形。子宫上部较宽，称子宫体，其上端隆突部分称子宫底，子宫底两侧为子宫角，与输卵管相通。子宫的下部较窄，呈圆柱状，称子宫颈。子宫体与子宫颈的比例，婴儿期为 1:2，成人为 2:1。

（2）组织结构：子宫体和子宫颈组织结构不同。

子宫体分为三层。外层为浆膜层，即脏腹膜；中间层最厚，为肌层；最内为黏膜层，亦称子宫内膜层。肌层由大量平滑肌和少量弹力纤维和胶原纤维组成，含有血管。此层肌细胞收缩压迫血管，可有效抑制子宫出血。子宫内膜层又分为三层，表面 2/3 的两层统称为功能层。功能层受卵巢性激素影响，发生周期性变化而脱落。靠近子宫肌层的 1/3 为基底层，此层不受激素影响，不发生周期性变化。

子宫颈主要由结缔组织构成，亦含有平滑肌纤维、血管及弹力纤维。子宫颈管黏膜上皮细胞为高柱状，内有许多腺体，能分泌碱性黏液，形成宫颈管内的黏液栓，将其与外界隔开。宫颈阴道部为鳞状上皮覆盖，表面光滑。

（3）子宫韧带：子宫共有 4 对韧带以维持其正常位置。

圆韧带起于子宫两侧角的前面，输卵管近端的下方，向前下方伸展达两侧骨盆壁，再穿过腹股沟终止于大阴唇前端，使子宫底保持前倾位置。

阔韧带为一对翼形的腹膜皱襞，由子宫两侧延伸至骨盆壁，将骨盆分为前后两部。前部有膀胱，后部有直肠。阔韧带分前后两叶，上缘游离，内 2/3 包围输卵管（伞端无腹膜遮盖），外 1/3 部由伞端下方向外侧延伸达骨盆壁，称骨盆漏斗韧带或卵巢悬韧带，卵巢动静脉由此穿过。在输卵管以下，卵巢附着处以上的阔韧带称为输卵管系膜，其中有结缔组织及中肾管遗迹。卵巢与阔韧带后叶相接处称卵巢系膜。卵巢内侧与子宫角之间的阔韧带稍增厚，称卵巢韧带或卵巢固有韧带。在子宫外两侧的阔韧带中有丰富的血管、神经、淋巴管及大量疏松结缔组织，称为子宫旁组织。子宫动静脉及输尿管均从阔韧带的基底部穿过。

主韧带位于阔韧带下部，横行于宫颈两侧和骨盆侧壁之间，为一对坚韧的平滑肌与结缔组织纤维束，又称宫颈横韧带。起固定宫颈位置的作用，能保持子宫不致向下脱垂。

骶韧带从子宫颈后面的上侧方，向两侧绕过直肠到达第 2、3 骶椎前面的筋膜。由结缔组织和平滑肌组成，外有腹膜遮盖，短厚有力，将宫颈向上向后牵引，间接地保持子宫于前倾位置。

3. 输卵管　输卵管为卵子与精子结合的场所及向宫腔运送受精卵的管道。

（1）形态：为自两侧子宫角向外伸展的管道，长 8～14cm。内侧与宫角相连，外端游离，根据输卵管的形态不同，分为 4 部分：①间质部：长约 1cm；②峡部：紧接为间质部外侧，管腔较窄，长约 2～3cm；③壶腹部：在峡部外侧，管腔较宽大，长 5～8cm；④伞部：输卵管的最外端，游离，开口于腹腔，管口为多须状组织。多为 1～1.5cm，有"拾卵"作用。

（2）组织结构：输卵管壁由浆膜、肌层和黏膜三层组成。浆膜系腹膜的一部分，中间为平滑肌层，常有节律性的收缩，能引起输卵管由远端向近端蠕动；内层为黏膜层，由单层高柱状上皮覆盖。上皮细胞分为纤毛细胞、无纤毛细胞、楔形细胞及未分化细胞4种。纤毛细胞的纤毛摆动有助于运送卵子。

4. 卵巢　卵巢是产生与排出卵子，并分泌甾体性激素的性器官。

（1）形态：呈扁椭圆形，位于输卵管的后下方。青春期前，卵巢表面光滑；青春期开始后，表面逐渐凹凸不平。生殖年龄妇女卵巢约4cm×3cm×1cm，重5～6g，绝经后卵巢逐渐萎缩变小变硬。

（2）组织结构：卵巢表面无腹膜覆盖。卵巢表层为单层立方上皮即生发上皮，其下为纤维组织，称卵巢白膜。白膜下的卵巢组织分皮质和髓质两部分。外层为皮质，其中含有数以万计的始基卵泡和发育程度不同的囊状卵泡。髓质在卵巢的中心部，无卵泡，与卵巢门相连，含有疏松结缔组织及丰富的血管、神经。卵巢外侧以骨盆漏斗韧带连于骨盆壁，内侧以卵巢固有韧带与子宫相连。

二、外生殖器

1. 范围　女性外生殖器是指生殖器的外露部分，又称外阴。为两股内侧从耻骨联合至会阴之间的区域。

2. 组成　包括阴阜、大小阴唇、阴蒂、阴道前庭（前庭球、前庭大腺、尿道口、阴道口及处女膜）。

（1）阴阜：为耻骨联合前面隆起的外阴部分，呈丘状，由皮肤及很厚的脂肪层所构成。阴阜皮下的丰富脂肪组织和皮肤上的阴毛，在性交时起支撑和减震缓冲作用。阴毛的疏密、颜色等因人或种族而异。进入老年期，阴毛脱落、稀少。

（2）大阴唇：是一对纵行的具有弹性的皮肤皱襞，长7～8cm，宽2～3cm，在发生学上和男性的阴囊相当。左右大阴唇的前、后端互相连合。前端的连合称为唇前连合，向上移行于阴阜；后端的连合，称为唇后连合，位于肛门前方约3cm处。

（3）小阴唇：小阴唇是女性性器官的组成部分之一，是一对纵行皮肤皱襞。它们是环绕阴道口的左右两对唇状组织，对刺激十分敏感之外，还对其内邻的尿道口和阴道口具有保护作用。

（4）阴蒂：位于两侧小阴唇之间的顶端，是两侧大阴唇的上端会合点，具有勃起性。是一个圆柱状的小器官，被阴蒂包皮包绕，长2～4cm。末端为一个圆头,其尖端膨大称阴蒂头。

(5)阴道前庭:为两个小阴唇之间的裂隙,呈菱形。其前为阴蒂,其后为阴唇系带。一般指外阴。由前庭球、前庭大腺、尿道口、阴道口及处女膜组成。前庭大腺位于大阴唇后部,如黄豆大,左右各一。尿道口位于阴蒂头后下方的前庭前部,略呈圆形。阴道口系处女膜,位于尿道口后方的前庭后部,其间含有结缔组织、血管和神经末梢。

三、邻近器官与血管、淋巴、神经

1. 生殖器与邻近器官　邻近器官有尿道、膀胱、输尿管、直肠、阑尾。

2. 生殖器与血管、淋巴、神经的关系

(1)血管:维持生殖器官的血液供应主要来自于卵巢动脉、子宫动脉、阴道动脉及阴部内动脉。静脉均与同名动脉伴行,并在相应器官及其周围形成静脉丛,且相互吻合,故盆腔静脉感染易于蔓延。

(2)淋巴:主要分为盆腔淋巴(髂淋巴组、腰淋巴组、骶前淋巴组)与外生殖淋巴(腹股沟浅淋巴结、腹股沟深淋巴结)两组。

(3)神经:支配外阴部的神经主要为阴部神经,来自骶丛分支和自主神经;支配内生殖器的神经主要是交感神经和副交感神经。

四、骨盆与骨盆底

1. 骨盆　骨盆是胎儿娩出时的必经通道。

(1)骨盆的组成:包括骨盆的骨骼(骶骨、尾骨及左右两块髋骨)、骨盆的关节(耻骨联合、骶髂关节及骶尾关节)、骨盆的韧带(骶、尾骨与坐骨结节之间的骶结节韧带和骶、尾骨与坐骨棘之间的骶棘韧带)三部分。

(2)骨盆的分界:以髂耻线为界,将骨盆分为假骨盆(又称大骨盆)和真骨盆(又称小骨盆、骨产道)。

(3)骨盆的类型:包括女型、类人猿型、扁平型、男型四类。其中男型骨盆呈漏斗状,往往造成难产。

2. 骨盆底

(1)形态:骨盆底是封闭骨盆出口的软组织,由多层肌肉和筋膜所组成。中间有尿道、阴道及直肠穿过。骨盆底组织承托并保持盆腔脏器位于正常位置。骨盆底前方为耻骨联合下缘,后面为尾骨尖,两侧为耻骨降支、坐骨升支及坐骨结节。两侧坐骨结节前缘的连线将骨盆底分为前后两部。前部为尿生殖三角,又称尿生殖区,有尿道和阴道通过;后部为肛门三角,又称肛区,有肛管通过。

(2)组织:由外层、中层、内层组织构成。

1)外层:会阴浅筋膜及其深部的三对肌肉与一括约肌(球海绵体肌、坐骨海绵体肌、会阴浅横肌、肛门外括约肌)组成。

2)中层:即泌尿生殖膈。由上下两层坚韧的筋膜及一薄层肌肉组成,覆盖于骨盆出口平面的前三角形平面上,故亦称三角韧带。其上有尿道及阴道从中穿过。两层筋膜间有一对由两侧坐骨结节到中心腱的会阴深横肌和尿道周围的尿道括约肌。

3)内层:即盆膈。为骨盆底最里面且最坚韧的组织,由肛提肌及其上下筋膜所组成,有尿道、阴道和直肠贯穿其中。

第二节　女性生殖系统生理

一、女性一生各时期的年龄划分及生理特点

(一)胎儿期

受精卵是由父、母系来源的 23 对(46 条)染色体组成的新个体。其中 1 对性染色体决定着胎儿的性别。胚胎 6 周后原始性腺分化开始,至胚胎 8～10 周性腺组织才出现卵巢的结构。

(二)新生儿期

出生后 4 周内为新生儿期。女性胎儿由于受到胎盘及母体卵巢性腺产生的女性激素影响,其外阴较丰满。子宫、卵巢有一定程度的发育,乳房隆起或少许泌乳。出生后离开母体环境,血中女性激素水平迅速下降,可出现少量阴道流血。上述均属生理现象。

(三)儿童期

从出生 4 周到 12 岁左右称儿童期。此期女孩体格快速成长、发育,但生殖器官发育缓慢。儿童早期(8 岁以前),下丘脑 - 垂体 - 卵巢轴的功能处于抑制状态,生殖器官为幼稚型。此时子宫、输卵管及卵巢位于腹腔内,子宫小,宫颈较长,约占子宫全长的 2/3。约自 8 岁起,下丘脑促性腺激素释放激素抑制状态解除,但仍达不到成熟阶段。皮下脂肪在胸、髋、肩部及耻骨前面堆积,乳房亦开始发育,出现女性特征。

（四）青春期

为 10～19 岁。这一时期是身体成长发育非常重要的过程，是儿童到成人的转变期。是月经初潮至生殖器官逐渐发育成熟的阶段。初潮是青春期开始的一个重要标志。其生理特点主要表现为：青春期身体迅速发育，内、外生殖器从幼稚型变为成人型，第二性征出现，月经来潮。

（五）性成熟期

亦称生育期，是卵巢生殖功能与内分泌功能最旺盛的时期。自 18 岁左右开始，历时约 30 年。

（六）绝经过渡期

是指卵巢功能开始衰退至最后一次月经的时期。可始于 40 岁，约 80% 在 44～54 岁之间。由于围绝经期雌激素水平波动或降低，可出现血管舒缩障碍和神经精神症状，表现为潮热、出汗、情绪不稳定、不安、抑郁或烦躁、失眠等，称为围绝经期综合征。

（七）绝经后期

绝经后的生命阶段，生殖器官进一步萎缩老化。骨代谢异常引起骨质疏松，容易发生骨折。

二、卵巢的周期性变化及激素

（一）卵巢的功能

卵巢具有两大功能，即产生卵子、排卵和分泌女性激素。

（二）卵巢的周期性变化

卵巢周期：从青春期开始到绝经期，卵巢的形态和功能发生周期性改变为卵巢周期。卵巢的周期性变化是从卵泡的发育至成熟、排卵及黄体形成至退化后月经来潮，卵巢中又有新的卵泡发育，开始新的一个周期。

（三）卵巢激素及其生理作用

卵巢主要产生雌激素、孕激素及少量雄激素。

1. **雌激素的生理作用** 促进子宫肌细胞增生和肥大，使肌层增厚；促使和维持子宫发育；增加子宫平滑肌对缩宫素的敏感性。使子宫内膜腺体及间质增生、修复。使宫颈口松弛、扩张，宫颈黏液分泌增加，性状变稀薄，富有弹性易拉成丝状。促进输卵管肌层发育及上皮的分泌活动，并可加强输卵管肌节律性收缩的振幅。使阴道上皮细胞增生和角化，黏膜变厚。并增加细胞内糖原含量，使阴道维持酸性环境。使阴唇发育、丰满、色素加深。促使乳腺管增生,乳头、乳晕着色,促进其他第二性征的发育。

2. **孕激素的生理作用** 孕激素通常是在雌激素作用的基础上发挥效应的。可降低子宫平滑肌兴奋性及其对缩宫素的敏感性;抑制子宫收缩,有利于胚胎及胎儿宫内生长发育。使增生期子宫内膜转化为分泌期内膜,为受精卵着床做好准备。使宫口闭合,黏液分泌减少,性状变黏稠。抑制输卵管肌节律性收缩的振幅。加快阴道上皮细胞脱落,促进乳腺腺泡发育。孕激素在月经中期具有增强雌激素对垂体黄体生成素(LH)排卵峰释放的正反馈作用;在黄体期对下丘脑、垂体有负反馈作用,抑制促性腺激素分泌。可兴奋下丘脑体温调节中枢,使基础体温在排卵后升高 0.3~0.5℃。临床上可以此作为判定排卵日期的标志之一。孕激素尚可促进水钠排泄。

3. **孕激素与雌激素的协同和拮抗作用** 孕激素在雌激素作用的基础上,进一步促使女性生殖器和乳房的发育,为妊娠准备条件。因而,二者有协同作用。但另一方面,雌激素和孕激素又有拮抗作用。雌激素促进子宫内膜增生及修复,孕激素则限制子宫内膜增生,并使增生的子宫内膜转化为分泌期。其他拮抗作用表现在子宫收缩、输卵管蠕动、宫颈黏液变化、阴道上皮细胞角化和脱落以及水、钠潴留与排泄等方面。

4. **雄激素的生理作用** 从青春期开始,雄激素分泌便增加,促使阴蒂、阴唇和阴阜的发育,促进阴毛、腋毛的生长。但雄激素过多容易对雌激素产生拮抗。长期使用雄激素,可出现男性体态变化。此外,雄激素能促进蛋白合成,促进肌肉生长,并刺激骨髓中红细胞的增生。同时,雄激素还可以增加基础代谢率。

三、子宫与其他器官的周期变化

(一)子宫内膜的周期性变化

子宫内膜分为基底层和功能层。其组织形态的周期性改变可分为 3 期:①增生期:月经周期的第 5~14 日,相当于卵泡发育成熟阶段;②分泌期:黄体形成后,在孕激素的作用下,子宫内膜呈分泌反应;③月经期:月经周期第 1~4 日。由于雌、孕激素水平下降,子宫内膜中前列腺素的合成活化。内膜功能层的螺旋小动脉持续痉挛,组织变性、坏死剥脱,变性坏死的内膜与血液相混而排出,形成月经血。

子宫内膜的生物化学变化:排卵前由于雌激素的作用,子宫内膜间质细胞产生酸性黏多糖(AMPS);排卵后孕激素抑制 AMPS 的生成和聚合,并促使其降解,有利于孕卵的着床及发育;月经来潮前,子宫内膜组织缺血、坏死、释放前列腺素和内皮素 -1 等血管收缩因子,使子宫血管和肌层节律性收缩,进而导致内膜功能层迅速缺血坏死、崩解脱落。

（二）生殖器其他部位的周期性变化

1. 阴道黏膜　月经周期中阴道黏膜上皮呈周期性变化,以阴道上段最为明显。排卵前,阴道上皮在雌激素的作用下,底层细胞增生,逐渐演变为中层与表层细胞,使阴道上皮增厚。表层细胞出现角化,其程度在排卵期最为明显。排卵后在孕激素的作用下,表层细胞脱落。因此,临床上常借助阴道脱落细胞的变化,以了解体内雌激素水平和有无排卵。

2. 宫颈黏液　宫颈黏膜腺细胞分泌的黏液受卵巢性激素影响也有明显的周期性变化。月经干净后体内雌激素水平降低,宫颈管分泌的黏液量很少。随着雌激素水平提高,至排卵期黏液分泌量增加,黏液稀薄、透明,拉丝度可达 10cm 以上。排卵后受孕激素影响,黏液分泌量逐渐减少,质地变黏稠而混浊,拉丝度差,易断裂。

3. 输卵管　输卵管的形态和功能在雌、孕激素的作用下同样发生周期性变化。

四、下丘脑 - 垂体 - 卵巢轴的相互关系

性成熟期女性的周期性卵泡发育、排卵和内膜变化是在下丘脑 - 垂体 - 卵巢轴（H-P-O 轴）间相互作用,高度协调下发生的,是精确的神经（下丘脑）- 内分泌（腺垂体）调节。下丘脑被认为是月经周期的始动者,其产生的促性腺激素释放激素（GnRH）以脉冲形式释放,调节垂体对其发生适时反应并合成和释放促性腺激素。促卵泡激素（FSH）和黄体生成素（LH）刺激卵巢卵泡的发育、排卵和黄体形成以及激素的协调分泌。子宫内膜是多种生殖激素,主要是卵巢分泌雌、孕激素作用的靶器官。

（一）下丘脑促性腺激素释放激素（GnRH）

GnRH 直接通过垂体门脉系统输送到腺垂体,调节垂体促性腺激素的合成和分泌。GnRH 分泌呈脉冲式。而 GnRH 的分泌又受垂体促性腺激素和卵巢性激素的反馈调节,包括起促进作用的正反馈和起抑制作用的负反馈调节。反馈调节包括长反馈、短反馈和超短反馈。

（二）腺垂体生殖激素

腺垂体（垂体前叶）分泌的直接与生殖调节有关的激素有促性腺激素

（FSH、LH）和催乳素（PRL）。FSH 和 LH 对 GnRH 的脉冲式刺激起反应,亦呈脉冲式分泌,直接控制卵巢的周期性变化;催乳素的产生主要受下丘脑分泌的催乳素抑制因子的抑制性控制。催乳素具有促进乳汁合成功能。

（三）卵巢激素的反馈作用

卵巢性激素对下丘脑 GnRH 和垂体促性腺激素的合成和分泌具有反馈作用。小剂量雌激素对下丘脑产生负反馈;而大剂量雌激素既可产生正反馈又可产生负反馈作用。

五、女性的妊娠生理

（一）受精与受精卵发育、输送及着床的相关概念

成熟精子和卵子相结合的过程称为受精。受精后的卵子称为孕卵或受精卵。受精卵的分裂称卵裂。约在受精后第 3 日,受精卵分裂成由 16 个细胞组成的实心细胞团,称为桑椹胚或早期囊胚。与此同时,借助输卵管的蠕动和纤毛摆动,逐渐向子宫腔方向移动。约在受精后第 4 日,早期囊胚进入宫腔,在子宫腔内继续分裂发育成晚期囊胚。约在受精后第 6～7 日,晚期囊胚之透明带消失以后侵入子宫内膜的过程称受精卵着床,约在受精后第 11～12 日完成。

（二）受精与受精卵发育、输送及着床的机制

当精子与卵子相遇,精子顶体外膜破裂,释放出顶体酶,称为顶体反应。通过酶的作用,使精子穿过放射冠和透明带。只有发生顶体反应的精子才能与卵子融合。当精子头部与卵子表面接触,便开始了受精过程。而着床需经过定位、黏着和穿透 3 个阶段。必须具备的条件有:透明带消失;囊胚细胞滋养层细胞分化出合体滋养细胞;囊胚和子宫内膜同步发育并相互配合及孕妇体内有足够数量的孕酮。受精卵着床后,子宫内膜迅速发生蜕膜变,此时的子宫内膜称蜕膜。蜕膜又分为底蜕膜、包蜕膜和真蜕膜。

（三）妊娠期母体的变化

1. 生殖系统的变化

（1）子宫:妊娠期间子宫体逐渐增大变软。子宫重量由非孕时的 50g 增至足月妊娠时的 1000g 左右。子宫大小由非孕时的 7cm×5cm×3cm 增大至妊娠足月时的 35cm×25cm×22cm。子宫腔容量由非孕时的 5ml,增至妊娠足月时约 5000ml。子宫峡部妊娠后变软,孕 12 周以后,逐渐伸展、拉长、变薄,扩展成为子宫腔的一部分,形成子宫下段。临产后可伸展到 7～10cm 长,成为

产道的一部分。子宫颈妊娠早期肥大、变软，外观呈紫蓝色。宫颈管内腺体肥大、宫颈黏液分泌量增多，形成黏稠的黏液栓堵塞于宫颈管，防止病原体入侵宫腔。接近临产时，宫颈管变短并出现轻度扩张。

（2）卵巢：妊娠期略增大，妊娠期间卵巢停止排卵。

（3）输卵管：妊娠期输卵管伸长，但肌层并不增厚。黏膜上皮细胞变扁平，黏膜层中有时可出现蜕膜细胞。

（4）阴道：妊娠期黏膜变软并呈紫蓝色，皱襞增多，有利于分娩；阴道 pH 值降低，有利于防止感染。

（5）外阴：妊娠期外阴部充血，大小阴唇色素沉着，小阴唇皮脂腺分泌增多。

2．乳房的变化　妊娠早期开始增大，充血明显，孕妇常感乳房发胀或刺痛。乳头变大并有色素沉着呈黑褐色，易勃起。乳晕变黑，乳晕上的皮脂腺肥大形成散在的结节状小隆起，称为蒙氏结节。妊娠晚期挤压乳头时，可有少许淡黄色稀薄液体流出，称为初乳。

3．血液循环系统的变化

（1）血容量：妊娠中期增加最快，至孕 32～34 周达高峰，约增加 30%～45%，平均增加约 1450ml。由于血浆增加多于红细胞增加，其中血浆约增加 1000ml，红细胞约增加 450ml，血液呈稀释状态。

（2）血液成分：红细胞计数及血红蛋白均下降；白细胞升高，主要为中性粒细胞增加；凝血因子均有增加；血浆蛋白降低。

（3）心脏：妊娠后期心脏向左、向上、向前移位，心尖搏动向左移位约 1.0cm，心浊音界稍扩大。多数孕妇在心尖区可听到柔和吹风样收缩期杂音。心率每分钟增加 10～15 次。心电图因心脏左移出现电轴左偏。

（4）心排出量：可比非孕时增加 30%。

（5）血压：妊娠早期及中期血压偏低，晚期轻度升高。

（6）静脉压：妊娠期间上肢静脉压无改变，下肢静脉压于孕晚期升高。孕妇也因此容易发生下肢及外阴静脉曲张和痔疮。

4．泌尿系统的变化　妊娠期间肾脏略有增大，长度可增加 1～2cm；妊娠中期肾盂及输尿管轻度扩张，输尿管增粗及蠕动减弱，尿流缓慢。加之输尿管有尿液逆流现象，孕妇易患急性肾盂肾炎，且以右侧多见。由于肾小球滤过率增加，而肾小管对葡萄糖再吸收能力不能相应增加，约有 15% 的孕妇餐后可出现糖尿。

5. **消化系统的变化**　约有一半以上的孕妇在孕 6～10 周之间，可有不同程度的恶心或呕吐，尤其晨间空腹时更加明显。或伴有食欲不振、偏食以及喜食酸味食物等，称为早孕反应。此外，由于受雌激素的影响，易有牙龈出血，或牙齿容易松动和出现龋齿。还有不少孕妇有上腹部饱胀感、便秘，引起痔疮或使原有痔疮加重。

6. **呼吸系统的变化**　妊娠期以胸式呼吸为主。妊娠期由于激素的影响，上呼吸道黏膜增厚、充血、水肿，使局部抵抗力下降，容易发生感染。

7. **内分泌系统的变化**

（1）垂体：垂体前叶在妊娠期间增大 1～2 倍。嗜酸性粒细胞增多、肥大，形成"妊娠细胞"。

（2）肾上腺皮质：妊娠期血清皮质醇浓度明显增加；醛固酮水平增多 4 倍。

（3）睾酮：略有增加，使孕妇阴毛及腋毛增多、增粗。

（4）甲状腺：妊娠期间甲状腺组织增生，血管增多，使甲状腺体积增大，约比非孕时增大 65%。

（5）甲状旁腺：妊娠早期孕妇血浆中甲状旁腺素水平降低，妊娠中晚期逐渐升高。

8. **新陈代谢的变化**

（1）体重：自妊娠 13 周起平均每周增加 350g，直至妊娠足月时体重约增加 l2.5kg。

（2）碳水化合物代谢：妊娠期间胰岛功能旺盛，胰岛素分泌增多，使血循环中的胰岛素增加，致使孕妇空腹血糖稍低于非孕妇。

（3）脂肪代谢：妊娠期间肠道对脂肪吸收能力增加，血脂水平增高，脂肪贮备较多。

（4）蛋白质代谢：妊娠期孕妇对蛋白质的需要量增加。

（5）矿物质代谢：胎儿生长发育需要大量的钙、磷、铁等，故应在妊娠期间注意补钙、维生素 D 及铁剂。

9. **皮肤及其他**

（1）色素沉着：不少孕妇妊娠期间在面颊、乳头、乳晕、腹白线及外阴等处皮肤有色素沉着，在面颊可呈不规则的褐色斑块或呈蝶形分布，习称妊娠黄褐斑。

（2）妊娠纹：妊娠期孕妇腹部皮肤可出现不规则平行裂纹，有时甚至出现在大腿、臀部及乳房皮肤,裂纹呈淡红色或紫褐色,质柔软,有皮肤变薄感,称为妊娠纹,见于初产妇。

(3)毛发改变:妊娠期极多数孕妇有阴毛、腋毛增多、增粗的现象,也有孕妇孕期发生轻度脱发者。

(4)骨骼、关节及韧带的变化:妊娠后期部分孕妇自觉腰骶部及肢体疼痛不适。

第二章

月经、卵泡发育与受孕

第一节 月经生理

一、月经概述

月经是指伴随卵巢周期性排卵，卵巢分泌雌、孕激素的周期性变化而出现的子宫内膜周期性脱落及出血。规律月经的建立是生殖功能成熟的标志之一。正常月经的最初 12 小时出血来自塌陷缺血子宫内膜功能层的血管破口。由于螺旋动脉高度螺旋化及内膜塌陷，血流缓慢有利于血管内凝血，血管表面血小板血栓限制出血，故此阶段出血一般很少；24～36 小时子宫内膜功能层脱落，子宫内膜基底层的血管残端暴露，此期是月经期出血最多的阶段；36 小时后由于内膜血管残端血栓形成及内膜修复，出血迅速减少并停止。由于纤维蛋白溶酶对纤维蛋白的溶解作用，月经血不凝。出血多时会出现血凝块。

二、正常月经临床表现

正常月经具有周期性。出血的第一日为月经周期的开始，相邻两次月经第一日的间隔时间，称为一个月经周期。一般为 21～35 日，平均 28 日。卵泡期时限变异较大，黄体期则较恒定。每次月经持续时间，称为经期，一般为 2～7 日。正常经量为 30～50ml，超过 80ml，称为月经过多。尽管正常月经的周期间隔、经期及经量均因人而异，但对于有规律排卵的妇女（个体）而言，其月经类型相对稳定。月经类型，包括周期间隔，经期持续日数以及经量变化特点的任何偏移，均可能是异常子宫出血，而非正常月经。一般月经期无特殊症状。但经期由于盆腔充血以及前列腺素的作用，有些妇女出现下腹部及腰骶部下坠不适感或子宫收缩痛，并可出现腹泻等胃肠功能紊乱症状。少数妇女可有头痛及轻度神经系统不稳定症状。

三、月经周期生理

（一）子宫内膜的周期性变化

子宫内膜的组织学变化：子宫内膜分为基底层和功能层。基底层靠近子宫肌层，不受卵巢激素周期性变化的影响，在月经期不发生脱落；功能层由基底层再生而来，受卵巢性激素的影响出现周期性变化。若未受孕功能层则坏死脱落，形成月经。正常一个月经周期以 28 日为例，在卵巢分泌的雌、孕激素影响下，据其子宫内膜组织学的变化将月经期分为增殖期、分泌期、月经期 3 个阶段。

1. 增殖期 月经周期第 5～14 日，相当于卵泡发育成熟阶段。在雌激素作用下，子宫内膜表面上皮、腺体、间质细胞和血管呈增殖状态。该期子宫内膜厚度自 0.5mm 增生至 3～5mm。增殖期又分早、中、晚期。早期为月经周期的第 5～7 日。此期内膜较薄，仅 2～4mm；中期特征是腺上皮细胞增生活跃；晚期为月经周期第 11～14 日。此期内膜进一步增厚至 5～8mm。增殖期腺体细胞的重要变化表现为纤毛细胞和微绒毛的增加。

2. 分泌期 月经周期第 15～28 日，相当于黄体期。雌激素的存在使内膜继续增厚；在孕激素作用下，子宫内膜呈分泌反应，血管迅速增加，更加弯曲，间质疏松水肿。此时内膜厚且松软，含丰富的营养物质，有利于受精卵着床。分泌期也分早、中、晚期。早期为月经周期第 15～19 日，中期为月经周期第 20～23 日。内膜较前更厚并呈锯齿状；腺体内的分泌上皮细胞顶端胞膜破裂，细胞内的糖原排入腺腔，称为顶浆分泌，为分泌中期的组织学特征。子宫内膜的分泌活动在排卵后 7 日达高峰，恰与囊胚植入同步。晚期为月经周期第 24～28 日。此期为月经来潮前期，相当于黄体退化阶段。子宫内膜增厚达 10mm，呈海绵状。

3. 月经期 月经周期第 1～4 日，子宫内膜功能层从基底层崩解脱离，这是孕酮和雌激素撤退的最后结果。月经来潮前 24 小时，子宫肌层收缩引起内膜功能层的螺旋小动脉持续痉挛，内膜血流减少，组织变性、坏死，血管壁通透性增加，使血管破裂导致内膜底部血肿形成，促使组织坏死剥脱。变性、坏死的内膜与血液相混排出，形成月经血。

（二）月经周期中其他生殖器官的变化

1. 宫颈黏液周期性变化 在卵巢性激素的影响下，宫颈腺细胞分泌黏液，其物理、化学性质及其分泌量，均有明显的周期性改变。月经来潮后，体内雌激素浓度降低,宫颈管分泌的黏液量很少。随着雌激素浓度不断增多,宫颈黏液分泌量不断增加,至排卵期变得稀薄、透明,拉丝度可达 10cm 以上。这时宫颈外口变圆,增大约为 3mm,呈"瞳孔"样。

2. 阴道黏膜的周期性变化　阴道上皮是复层鳞状上皮,分为底层、中层和表层。排卵前,阴道上皮在雌激素作用下,底层细胞增生,逐渐演变为中层细胞与表层细胞,使阴道上皮增厚,表层细胞角化,其程度在排卵期最明显。阴道上皮细胞内富含糖原。糖原经寄生在阴道内的乳酸菌分解为乳酸,使阴道内保持一定酸度,防止致病菌的繁殖。排卵后,在孕激素的作用下,表层细胞脱落。

3. 输卵管的周期性变化　输卵管内衬上皮由非纤毛和纤毛细胞组成,月经周期中,在雌激素作用下,其形态和功能发生与子宫内膜相似的变化。输卵管黏膜上皮纤毛细胞生长,体积增大;非纤毛细胞分泌增加,为卵子提供运输和种植前的营养物质。雌激素还促进输卵管发育及输卵管肌层的节律性收缩。孕激素能增加输卵管收缩速度,减少输卵管收缩频率。孕激素与雌激素间有许多相互制约的作用,孕激素可抑制输卵管黏膜上皮纤毛细胞的生长,降低分泌细胞分泌黏液的功能。雌、孕激素的协同作用,保证受精卵在输卵管内的正常运行。

(三) 月经周期的调节

女性生殖具有周期性,其重要特征是卵巢周期性排卵和支持生殖呈周期性变化。现已明确下丘脑 - 垂体 - 卵巢激素的相互作用与女性生殖周期性的动态关系。涉及下丘脑 - 垂体激素对卵巢功能的调节,以及卵巢激素对下丘脑 - 垂体分泌生殖激素的反馈调节,此为下丘脑 - 垂体 - 卵巢(H-P-O)的内分泌调节轴。下丘脑分泌下丘脑生殖调节激素即促性腺激素释放激素(GnRH),调节垂体促性腺激素释放,调控卵巢功能。

1. GnRH　GnRH 由下丘脑弓状核神经细胞合成和分泌,直接通过下丘脑垂体门脉系统输送到腺垂体。其生理分泌呈持续的脉冲式。脉冲的频率、幅度在周期中有规律性,脉冲间隔为 60~90 分钟。脉冲式是 GnRH 分泌的特性,其频率和幅度严格限定在一定范围内以维持正常的月经周期。其生理作用是调节垂体促性腺激素的合成和分泌。

下丘脑是 HPO 轴的启动中心。GnRH 的分泌受来自血流的激素信号(特别是垂体促性腺激素和卵巢性激素)的反馈调节;也受神经递质的调节。激素的反馈调节,按作用方式分为正反馈和负反馈。正反馈起促进作用,负反馈起抑制作用。反馈调节按路径分为长反馈、短反馈和超短反馈。长反馈是指卵巢分泌到循环中的性激素对下丘脑 - 垂体的反馈作用；短反馈是指垂体激素对下丘脑 GnRH 分泌的负反馈；超短反馈是指 GnRH 对其本身合成、分泌的抑制。另外，来自更高神经中枢的神经递质也影响下丘脑 GnRH 的分泌。如去甲肾上腺素可促进 GnRH 释放，内源性阿片样肽抑制 GnRH 释放，而多巴胺对 GnRH 分泌具有促进和抑制双重作用。

2. 腺垂体生殖激素　腺垂体分泌与生殖调节直接相关的激素，有促性腺激素和催乳激素。

（1）促性腺激素：包括促卵泡激素（FSH）和黄体生成素（LH）。

FSH 和 LH 均由腺垂体促性腺激素细胞所分泌。腺垂体对 GnRH 的脉冲式刺激起反应，亦呈脉冲式分泌。FSH 是卵泡发育必需的激素，其主要生理作用是直接促进窦前卵泡及窦状卵泡的生长发育；激活颗粒细胞芳香化酶，促进雌二醇的合成与分泌；调节优势卵泡的选择和非优势卵泡的闭锁；在卵泡期晚期与雌激素协同，诱导颗粒细胞生成 LH 受体，为排卵及黄素化作准备。LH 的主要生理作用是在卵泡期刺激卵泡膜细胞合成雄激素，为雌二醇的合成提供底物；排卵前促使卵母细胞进一步成熟及排卵；在黄体期维持黄体功能，促进孕激素、雌激素合成与分泌。

（2）催乳激素（PRL）：由腺垂体催乳细胞分泌，具有促进乳汁合成的功能。其产生主要受下丘脑分泌的多巴胺（催乳激素抑制因子）的抑制性控制。促甲状腺激素释放激素也能刺激催乳激素的分泌。

3. 卵巢的周期性变化　卵巢合成及分泌的性激素，均为甾体激素，主要有雌激素、孕激素和少量雄激素。甾体激素属于类固醇激素。

（1）雌激素的周期性变化：卵泡开始发育时，雌激素分泌量很少。至月经第 7 日，卵泡分泌雌激素量迅速增加，于排卵前达高峰。排卵后卵泡液中雌激素释放至腹腔，使循环中的雌激素出现暂时下降。排卵后 1～2 日，黄体开始分泌雌激素，使循环中雌激素又逐渐上升。在排卵后 7～8 日黄体成熟时，循环中的雌激素形成低于第一高峰的第二高峰。此后，黄体萎缩，雌激素水平急剧下降，在月经期达最低水平。

（2）孕激素的周期性变化：在卵泡期早期不合成孕酮，当 LH 排卵峰发生时，排卵前卵泡的颗粒细胞黄素化，激活胆固醇侧链裂解酶、17α- 羟化酶等，使胆固醇转化为孕酮，开始分泌少量孕酮。排卵后，由于血管侵入颗粒细胞层，使黄体颗粒细胞内合成孕酮的胆固醇增加，而使孕酮逐渐增加并得以释放到血液循环中。至排卵后 7～8 日黄体成熟时，孕酮分泌量达最高峰。以后逐渐下降，至月经来潮时降至卵泡期水平。

（3）雄激素的周期性变化：女性的雄激素主要为睾酮和雄烯二酮，大部分来自肾上腺，小部分来自卵巢。来自卵巢的雄激素由卵泡膜和卵巢间质合成。排卵前在 LH 峰作用下，卵巢合成雄激素增多，可促进非优势卵泡闭锁并提高性欲。

（4）下丘脑 - 垂体 - 卵巢轴的相互关系：下丘脑 - 垂体 - 卵巢轴是一个完整而协调的神经内分泌系统。下丘脑通过分泌 GnRH 调节垂体 LH 和 FSH 的释放，从而控制性腺发育和性激素的分泌。女性生殖具有周期性，卵巢在促性腺激素作用下，发生周期性排卵并伴有卵巢性激素分泌的周期性变化；而卵巢激素对中枢生殖调节激素的合成和分泌又具反馈调节作用，从而使循环中 LH 和 FSH 呈现密切相关的周期性变化。

卵巢性激素对下丘脑 GnRH 和 FSH/LH 的合成和分泌具有反馈作用。在卵泡期，循环中的雌激素浓度 <200pg/ml 时，雌激素会抑制下丘脑，垂体的 GnRH 和 FSH、LH 分泌（负反馈）。随着卵泡发育，雌激素水平逐渐升高，负反馈作用逐渐加强，循环中 FSH 浓度下降；当卵泡发育接近成熟时，卵泡分泌的雌激素达高峰，循环中雌激素浓度 ≥200pg/ml 时，刺激下丘脑 GnRH 和垂体 LH、FSH 大量释放（正反馈），形成排卵前 LH、FSH 峰；排卵后，卵巢形成黄体，分泌雌激素和孕激素。两者联合作用使 FSH、LH 合成和分泌又受到抑制，进而抑制卵泡发育；黄体萎缩时，循环中雌、孕激素下降，两者联合对 LH 和 FSH 的抑制作用逐渐解除。LH、FSH 回升，卵泡又开始发育，新的卵巢周期开始，上述过程周而复始。若未受孕，卵巢黄体萎缩，子宫内膜失去雌、孕激素的支持而坏死、脱落、出血。可见月经来潮是一个生殖周期的结束，又是一个新生殖周期的开始。

（5）子宫内膜的局部调控：子宫内膜的生长、分化、容受、脱落接受雌、孕激素的调控。雌、孕激素的作用须通过各自的受体介导，影响内膜各种细胞中存在的众多生长因子、细胞因子、酶、细胞黏附因子及其受体整合素等的功能而实现。

（6）其他腺体对月经的影响：H-P-O 轴也受其他内分泌腺功能的影响，如甲状腺、肾上腺及胰腺的功能异常，均可导致月经失调。

1）甲状腺：甲状腺分泌的甲状腺素（T_4）和三碘甲状腺原氨酸（T_3）不仅参与机体各种物质的新陈代谢，还对性腺的发育成熟、维持正常月经和生殖功能具有重要影响。甲状腺功能减退发生在青春期以前，可出现性发育障碍，使青春期出现月经失调。临床表现为月经过少，稀发，甚至闭经，且多合并不孕。自然流产和畸胎发生率增加。甲状腺功能轻度亢进时，甲状腺素分泌与释放增多，子宫内膜过度增殖，临床表现为月经过多、频发、不规则子宫出血。当甲状腺功能亢进进一步加重时，甾体激素的分泌、释放及代谢等过程均受到抑制，临床表现为月经稀发、月经减少，甚至闭经。

2）肾上腺素：肾上腺素不仅具有合成和分泌糖皮质激素、盐皮质激素的功能，还能合成和分泌少量雄激素和极微量雌激素、孕激素。肾上腺皮质是女性雄激素的主要来源。适量雄激素为正常女性的阴毛、腋毛、肌肉和全身发育所必需。若雄激素过多，可抑制下丘脑分泌 GnRH，并对抗雌激素，使卵巢功能受抑制而出现闭经，甚至男性化表现。

3）胰岛素：胰岛分泌的胰岛素不仅参与糖代谢，而且对维持正常的卵巢功能有重要影响。1 型糖尿病患者常伴有卵巢功能低下。在胰岛素拮抗的高胰岛素血症患者中，过多的胰岛素将促进卵巢产生过多雄激素，从而发生高雄激素血症，导致月经失调，甚至闭经。

4）前列腺素：前列腺素（PG）广泛存在于机体的组织和体液中，含量极微，但效应很强。PG 在卵巢、子宫内膜、输卵管黏膜均有分布，对女性生殖功能有一定影响。子宫内膜能合成前列腺素，其量随月经周期而变化。前列腺素 $F_{2\alpha}$ 能促使子宫内膜螺旋小动脉收缩，加速内膜缺血、坏死、血管破裂。因此，月经来潮可能与前列腺素 $F_{2\alpha}$ 密切相关。原发性痛经妇女经血中前列腺素 $F_{2\alpha}$ 含量异常增多，提示子宫内膜前列腺素失调可能为痛经的原因之一。

（7）月经周期调节机制的临床意义：正常月经节律的建立是多级、多种激素和因子相互反馈作用的结果。而表现为月经周期异常的疾病，如功血、卵巢早衰、高催乳素血症、多囊卵巢综合征（PCOS）等都涉及反馈机制的失衡。临床对这类疾病的治疗基本原则就是利用周期性外源性激素补充，建立新的正常反馈通路。

功能失调性子宫出血的主要病因在于下丘脑 - 垂体 - 卵巢轴调节功能的失调。对于青春期功血，由于下丘脑垂体的调节功能未成熟，与卵巢未建立稳定的周期性调节和正反馈，FSH 持续低水平，LH 无高峰形成。卵泡虽有生长却无排卵，到达一定程度，则卵泡闭锁，雌二醇（E_2）偏低不能形成正反馈。而更年期时，卵巢功能衰退，卵泡数明显减少。卵泡对促性腺激素敏感性降低，E_2 分泌明显减少，FSH 水平升高，因不能达到雌激素的正反馈水平而无排卵前 LH 峰，发生无排卵性功血。育龄期功血则有多种机制，如受身体状况的影响，反馈机制不协调；外周雄激素转化为雄酮，增加了雌酮转化而来的 E_2 水平，破坏了 E_2 的周期性变化，使 FSH/LH 比率失调；无 LH 峰，无排卵等，亦有不明原因的 FSH/LH 比率偏低，影响卵泡成熟，E_2 过低而不引起正反馈，无排卵。治疗原则是以周期或序贯补充雌孕激素达到止血或周期性月经的目的。育龄妇女还可以进行促排卵，建立正常卵泡发育周期。

此外，月经周期调控机制的应用对促排卵方案的改进有重要意义。自卵泡期开始的雌孕激素复合口服避孕药或黄体晚期开始的雌激素补充可以通过负反馈抑制 FSH 和 GnRH 升高，避免优势卵泡过早选择而改善促排卵周期的卵泡发育同步性。卵巢储备下降患者，优势卵泡的选择可能更早出现。在促排卵周期高剂量的 FSH 激发下，优势卵泡迅速增大，发育迟缓的卵泡因与其直径差异太大而闭锁。对这类患者提前应用激素替代周期来抑制 FSH 升高，除可增加卵泡同步化外，还可因雌激素的补充而提升颗粒细胞对外源性 FSH 的反应性，从而增加获得成熟卵子数目。促排卵药物氯米芬正是通过与垂体雌二醇受体结合，抑制 E_2 对 FSH 的负反馈来增加内源性 FSH 分泌，达到促进卵泡发育目的。在体外受精（IVF）发展历程中，GnRH 激动剂的使用具有里程碑式作用。在此之前，多个卵泡发育所导致高雌激素环境容易诱发 LH 峰的过早出现，取卵时间难以把握且卵子质量受影响。应用 GnRH 激动剂达到垂体"脱敏"状态后，雌激素 -GnRH-LH 反馈循环被阻断，LH 始终处于低水平，取卵时间可以随意掌握，卵泡提前黄素化没有可能，IVF 的妊娠率得到极大提高。近年兴起的 GnRH 拮抗剂应用更方便，直接竞争性结合 GnRH 受体，阻断正反馈，起效迅速可靠。

第二节　卵子的生长、募集与排卵

卵巢的基本生殖单位是始基卵泡。卵泡自胚胎形成后即进入自主发育和闭锁的轨道。胚胎 20 周时，始基卵泡数量最多约 700 万个，以后发生退化闭锁。随着胚胎发育，始基卵泡逐渐减少。至新生儿，两侧卵巢有 70 万～200 万个原始卵泡。经历儿童期直至青春期，卵泡数只剩下 30 万～50 万个，此过程不依赖于促性腺激素的刺激。进入青春期后，卵泡发育成熟的过程则依赖于促性腺激素的刺激。性成熟期每月发育一批卵泡，其中一般只有一个优势卵泡可以完全成熟排出卵子。其余的卵泡在发育不同阶段通过细胞凋亡机制而自行退化，称为卵泡闭锁。妇女一生中一般只有 400～500 个卵泡发育成熟并排卵。根据卵泡的形态、大小、生长速度和组织学特征，可将卵泡生长过程分为始基卵泡、窦前卵泡、窦状卵泡和排卵前卵泡 4 阶段。

一、卵子的生长、发育

（一）始基卵泡

直径 50μm，由一个停留于减数分裂双线期的初级卵母细胞及环绕其周围呈单层梭形的前颗粒细胞组成。

（二）窦前卵泡

直径约为 200μm，包绕卵母细胞的梭形前颗粒细胞变为单层柱状颗粒细胞，卵母细胞增大并分泌糖蛋白，在其周围形成透明带，即为初级卵泡。颗粒细胞进一步增殖变为多层，外围的间质细胞包绕形成卵泡膜的内、外层，颗粒细胞层与卵泡膜层之间出现基底膜层，此时的卵泡也称为次级卵泡。此阶段颗粒细胞上出现卵泡生长发育所必需的 3 种特异性受体，即卵泡刺激素（FSH）受体、雌激素（E）受体和雄激素（A）受体，卵泡内膜上出现了黄体生成素（LH）受体。窦前卵泡具备合成性激素的能力。

（三）窦状卵泡

直径增至 500μm。在雌激素和 FSH 持续影响下产生卵泡液，颗粒细胞间积聚的卵泡液增加，最后融合形成卵泡腔。在 FSH 作用下，窦状卵泡的颗粒细胞获得 LH 受体，并在 LH 协同作用下，产生雌激素数量较窦前卵泡明显增加。

（四）排卵前卵泡

即成熟卵泡，也称为格拉夫卵泡，为卵泡发育的最后阶段。卵泡液急骤增加，卵泡腔增大，卵泡体积显著增大，直径可达 15～20mm，卵泡向卵巢表面突出。其结构包括：①卵泡外膜：为致密的卵巢间质组织，与卵巢间质无明显界限；②卵泡内膜：从卵巢皮质层间质细胞衍化而来，细胞呈多边形。此层含丰富血管；③颗粒细胞：细胞呈立方形，细胞间无血管存在，营养来自外周的卵泡内膜。在颗粒细胞层与卵泡内膜之间有一层基底膜；④卵泡腔：腔内充满大量清澈的卵泡液和雌激素；⑤卵丘：呈丘状突出于卵泡腔，卵细胞深藏其中；⑥透明带：为在放射冠与卵细胞之间一层很薄的透明膜；⑦放射冠：直接围绕卵细胞的一层颗粒细胞，呈放射状排列。

二、卵泡的募集

卵泡的募集就是使原始卵泡进入生长周期的过程。首先表现为前颗粒细胞的缓慢增长，分泌透明带蛋白，卵母细胞增大。卵泡募集一旦开始，卵泡或是直接发育成熟，或是中途发生闭锁，不会再被阻滞在卵泡发育的某个时期。原始卵泡是女性卵巢组织中全部卵泡最初经历的状态。青春期，卵泡开始募集；随后，连续不断地有卵泡被募集，直至绝经期卵泡被最终消耗殆尽。

每个月经周期要同时募集许多卵泡，但只有一个卵泡有幸成熟。除了要发生排卵的卵泡外，其余的卵泡都走向闭锁，这是由于颗粒细胞和卵泡膜细胞发生了细胞凋亡。实际上，进入生长期卵泡的数量与卵巢内残存的卵泡量有关。随着年龄的增加，卵巢储备下降，募集的卵泡数目减少。此外，卵泡期卵泡的数量也会相应减少。

青春期前，由于没有足够的促性腺激素支持，大批的卵泡发生闭锁。年龄及卵泡所处的发育阶段是影响卵泡闭锁速率的两个主要因素。进入青春期，每个周期激活大约 20 个原始卵泡，但只有一个卵泡成熟。随着年龄的增加，卵巢储备下降，募集的卵泡数目减少。此外，卵泡发育过程开始变得迟缓。这可能与排卵周期建立后成熟的卵泡能够抑制其他卵泡的生长有关。

三、卵泡的选择和优势化

卵泡的选择是指成熟卵泡群数量减少至每一物种特定的排卵限额。因此，选择是完全的。此时健康的、能排卵的卵泡数量即排卵限额。与募集一样，选择并不能保证排卵，但是被选择的卵泡排卵几率最大。卵泡的发育是促性腺激素依赖性的，卵泡直径从 5mm 增长到 20mm，在此期间，卵泡再次发生选择和优势化。在早卵泡期，FSH 增加颗粒细胞中芳香化酶的活性，使卵泡内雌激素浓度增高。雌激素浓度的增高使卵泡对 FSH 的获取增加，敏感性增强。到卵泡中期，其中一个卵泡较其他卵泡分泌更多的雌激素。随后窦腔增大，LH 受体形成。卵泡期后期，血 FSH 水平下降，优势卵泡由于含有大量雌激素仍可继续生长。其他卵泡内由于雌激素水平低、雄激素含量高以及对 FSH 的敏感性下降则停止发育。随着优势卵泡的发育，卵泡膜细胞也发生相应变化。从周期第 7 天开始，即将发育成熟的卵泡周围开始出现卵泡膜细胞，以便获得更多的 LH 刺激；第 9 天时，该卵泡的血管化程度已是其他卵泡的 2 倍，从而大大增加了 LH 和低密度脂蛋白向卵泡膜细胞的转运以及 FSH 向颗粒细胞的转运。卵泡发育后期，促性腺激素的依赖性增强，卵泡需要促性腺激素的支持才能达到排卵前的成熟阶段。处于第 3 个周期黄体晚期的 5 级卵泡是要被募集的卵泡，并在第 4 个周期的卵泡期发育成熟。

优势化是选择排卵卵泡、控制排卵数量的过程。优势卵泡即唯一可排卵的卵泡，在抑制其他卵泡生长的同时自身继续生长发育。被选择的卵泡排卵前 1 周出现优势化并保持此状态。不仅在形态上，而且在功能上占有支配地位，抑制双侧卵巢中其他竞争卵泡的发育。只有那些在适当时间获得成熟能力的卵泡可以成为优势卵泡，还有些卵泡在月经周期的其他时间获得成熟能力。此时，FSH 处于低水平，"通道"关闭，卵泡不能继续生长，逐渐闭锁。

四、排卵

成熟卵泡破裂，卵母细胞自卵巢排出的过程称排卵。一般每 28～35 天排卵一次，两个卵巢轮流排卵，多数人每次排一个卵，偶尔可排两个卵。目前认为，排卵是一个多因素参与的复杂过程，主要依赖于神经内分泌的调节。

（一）酶的溶解作用

在排卵前夕，一系列"排卵酶"的活性增加。如蛋白水解酶、淀粉酶、胶原酶、透明质酸酶及纤维蛋白溶解酶等，这些酶可以溶解卵泡膜。

（二）LH 和孕酮的作用

有研究显示，LH 可促进孕酮分泌，在两者协同下可使卵泡壁张力下降，促进溶酶体生成并增加"排卵酶"的合成与释放，进而促进卵泡破裂。

（三）神经肌肉机制

研究显示，人卵巢皮质的基质及卵泡膜外层的平滑肌均有丰富的自主神经末梢。主要是肾上腺素能神经纤维及末梢。在卵泡壁上还存在特殊平滑肌和功能性自主神经受体。这些特殊平滑肌的胞质内含有收缩蛋白、肌动蛋白、去甲肾上腺素可促使卵泡壁平滑肌收缩而诱发排卵。

（四）前列腺素（PG）的作用

有研究认为，PG 对排卵有重要作用。PG 可能有激活胶原酶的作用，并可使溶酶体膜变得不稳定，导致溶酶体酶的释放。

第三节 精子的产生与发育

一、精子的产生与发育

男性生殖系统由睾丸、生殖管道、附睾腺及外生殖器构成。睾丸是男性生殖腺，除产生精子外，还能分泌雄激素。睾丸实质由 250 个锥体小叶组成，每个小叶内有 1～4 条弯曲细长的生精小管。生精小管是睾丸产生精子的场所，管壁由支持细胞和生精细胞组成。生精细胞包括精原细胞、初级精母细胞、次级精母细胞、精子细胞和精子。在青春期前，生精小管管壁中只有支持细胞和精原细胞。自青春期开始，在垂体促性腺激素的作用下，生精细胞不断增殖分化，形成精子，生精小管壁内可见不同发育阶段的生精细胞。老年时，生精小管趋于萎缩，但仍可有少量精子生成。

精原细胞分 A、B 两型。A 型精原细胞又分为暗型精原细胞（Ad）和亮型精原细胞（Ap）。A 型精原细胞是生精细胞中的干细胞，经不断分裂增殖，一部分 Ad 型精原细胞继续作为干细胞，另一部分分化为 Ap 型精原细胞，再分化为 B 型精原细胞。B 型精原细胞经数次分裂后，分化为初级精母细胞。从精原细胞发育为精子，在人需（64±4.5）天。一个精原细胞增殖分化所产生的各级生精细胞，细胞质并未完全分开。细胞间始终有细胞质桥相连，形成一个同步发育的细胞群。同源生精细胞可通过细胞质桥传递信息，保证同步发育。在生精小管的不同节段，精子的发生是不同步的，故生精小管可以一批接一批地持续不断地产生精子。

由精原细胞经过一系列发育阶段发展为精子的过程称为精子发生。这个过程可分三个阶段：第一阶段：精原细胞经过数次有丝分裂，增殖分化为初级精母细胞；第二阶段：初级精母细胞进行 DNA 复制，经过两次成熟分裂，经短暂的次级精母细胞阶段，变为精子细胞。在此过程中，染色体数目减少一半，故又称减数分裂。第三阶段：精子细胞不再分裂，由圆形的精子细胞变态发育为蝌蚪状的精子。

精子发生受神经内分泌调节，即下丘脑 - 垂体 - 睾丸轴调节。另外，睾丸内细胞间的相互作用对精子发生有局部调节作用，即生精细胞、支持细胞和间质细胞间的相互作用。这种相互作用，或通过细胞间的相互接触，或通过局部刺激和有关生长因子释放旁分泌和自分泌方式实现。

精子是男性成熟生殖细胞,形如蝌蚪,可分头部和尾部。头部的主要成分是浓缩的细胞核。核的前 2/3 有特殊帽状结构,名顶体。顶体是一种特殊的溶酶体,内含多种水解酶,总称为顶体酶系。在受精时,精子释放顶体酶,分解卵子外周的放射冠和透明带,因而对受精有着重要作用。精子的尾部又称鞭毛,是精子的运动装置。构成尾部的轴心是轴丝,轴丝是由外周 9 组双微管及两根中央微管构成。轴丝贯通尾部全长。

多种理化因素对生精细胞形成与发育影响很大,如射线、微波、高温、药物、毒素、性激素及维生素等。隐睾症的患者,由于腹腔内温度比阴囊高,生精细胞不能演变成精子,以致失去生殖能力。

精子抗原、抗体的研究,无论对基础研究和临床应用,还是对抗生育和治疗男性不育,都有十分重要的意义。目前已发现的精子抗原达百种以上。当生殖道免疫屏障遭到破坏时,精子在男性可引起自身免疫反应。在女性可引起同种免疫以及生殖道局部的免疫反应。这些免疫反应与不育有重要的关系。研究表明,输精管结扎后,睾丸炎、前列腺炎患者的精子可能进入自身血液系统,导致自身免疫,患者的血浆中可检测出抗精子的特异抗体。有学者指出,10%～20% 不育症患者是因为有抗精子抗体所致,3 年以上持续原因不明的不孕更与抗精子抗体的存在有关。

二、精子发生与卵子发生过程的差异

精子发生与卵子发生基本过程相似,如均为减数分裂等,但两者相比有许多不同。①男性出生时,生殖细胞处于精原细胞阶段,直至青春期开始发育;女性出生时,生殖细胞已处于初级卵母细胞阶段,至青春期后分批发育;②一个初级精母细胞经两次成熟分裂,变为四个精子细胞;而一个卵母细胞经两次成熟分裂,变为一个卵细胞和三个极体;③精子细胞需经历变态方形成精子,还需在附睾内成熟,在女性生殖道内获能后才能受精;而排卵时,排出的卵是第二次成熟分裂中期的次级卵母细胞,第二次成熟分裂是在受精过程中进行的;④卵子发生与成熟有周期性改变,而男性精子发生无类似女性的周期性。

第四节　受精的过程

受精是精子穿入卵子形成受精卵的过程。受精一般发生在输卵管壶腹部,排卵后的 12 小时之内。整个受精过程大约需要 24 小时。

一、卵子的运行

在排卵时处于第二次成熟分裂中期的次级卵母细胞连同周围的透明带和放射冠,由于输卵管上皮细胞纤毛的摆动和肌层的收缩,迅速通过腹腔进入输卵管壶腹部。如果卵细胞未能与精子相遇,一般在12~24小时内开始变性死亡。

二、精子的运行

人的成熟精子从生精小管出发,进入附睾,贮存于附睾尾部。射精时,精子必须穿过20~40cm长的男女生殖道(是精子本身长度的7万倍),方能达到输卵管的壶腹部。能完成这段路程的精子不到百万分之一,这不仅在于运行本身的困难,更重要的是精子在男、女性生殖道运行过程中还必须经过一系列变化,其中包括在男性生殖道中成熟和在女性生殖道中获能和活化。

精子主要是在附睾尾部逐渐发育成熟。在从附睾头流向附睾尾的过程中,约有半数精子死亡。剩下的精子中约有70%留在附睾尾,只有2%进入输精管内,直到射精时排出男性体外。长期储存在附睾尾和输精管的精子容易衰老,失去受精和运动能力,最后在输精管内分解。长期贮存在附睾中,可使精子染色体畸变,即使能受精也易发生流产。每次射精时有几亿个精子进入阴道,但能达到输卵管壶腹部的精子一般不超过200个。

(一)子宫颈的选择性屏障作用

精液射入阴道后第一个关口就是子宫颈管。精子穿过宫颈主要凭借尾部运动。另外,子宫肌层收缩可能也起了作用。子宫颈对精子选择性屏障作用主要表现为:①子宫颈充满黏液,只有活力强的精子才能穿过宫颈黏液;②在卵巢激素的调控下,宫颈黏液的量和理化性质有周期性改变。在排卵前期和排卵期,雌激素占优势。黏液由凝胶态变为水样溶胶,水分占黏液总量的92%~98%,有利于精子进入子宫腔。在分泌期,黏液变得黏稠,不利于精子通过,构成宫颈与阴道之间的屏障,阻止精子进入宫颈;③从排卵前期到排卵期,宫颈外口逐渐扩大,至排卵时直径可达3mm。此时宫颈松软,使精子容易通过。相反,排卵期后,宫颈口逐渐缩小至1mm,同时宫颈紧张度增加,不利于精子通过。宫颈除了贮存精子、保护精子免于在阴道中被吞噬以及分泌黏液影响精子穿透宫颈的能力外,还能排除有缺陷和不活动精子,为精子提供能量,参与精子获能。干扰宫颈功能可致避孕。

（二）精子在输卵管内的运行

输卵管是个大而长的贮存精子的场所。人输卵管黏膜上皮在月经周期中有明显周期性变化。输卵管分泌细胞的分泌物作为精子的载体，并为精子和受精卵提供营养。输卵管肌肉收缩使输卵管液主流是从子宫与输卵管交界处向腹腔方向流动，推动精子在输卵管内运行。但在输送受精卵时分泌液多流向子宫。输卵管具有同时以相反方向输送精子与卵子的功能。人排卵后约 30 小时，卵子到达壶腹部连接处并在此停留 30 小时，称输卵管封闭。此封闭控制和减少输卵管内的精子数量，为正常受精创造条件。卵子通过峡部受激素（雌激素和前列腺素）或某些药物对输卵管平滑肌的作用和影响，输卵管分泌的液流作用以及上皮的纤毛摆动亦有作用。精子通过输卵管的方式和速率主要受甾体激素及前列腺素的影响。受精卵在输卵管中的运行受雌激素和孕激素的调节。

精子在女性体内运行方式分快慢两种：一种是在射精后 5～10 分钟内，精子迅速穿过宫颈，在短时间内（1 小时左右）到达输卵管壶腹部，这一部分精子能否受精，取决于必要的精子数目（200 个左右）；另一种方式是大量精子进入宫颈隐窝，形成精液库，在射精后 10～150 分钟内从精液库不断释放精子，保证精子源源不断地进入输卵管，使卵子受精。

精子在女性生殖管道内存活时间：在阴道为 2.5 小时，在子宫颈为 48 小时，在子宫腔为 24 小时，在输卵管为 48 小时。一般认为，精子只能在性交后 20 小时内保持受精能力。损伤的精子都在阴道内淘汰，子宫腔、输卵管的多形核白细胞有吞噬作用。多数精子在宫颈、子宫峡部以及输卵管峡部等屏障有选择地被消灭掉。

三、精子获能

射出的精子虽有运动能力，却无穿过卵子放射冠和透明带的能力。这是由于精子头的外表有一层能阻止顶体酶释放的糖蛋白。精子在子宫和输卵管内运行过程中，该糖蛋白被女性生殖管道分泌物中的酶降解，从而获得受精能力。此现象称获能。精子获能时，质膜发生变化。精子的腺苷酸环化酶活性增加，环磷酸腺苷（cAMP）水平增加。进而刺激依赖 cAMP 的蛋白激酶，通过影响膜蛋白磷酸化，改变膜的结构和性质。

四、顶体反应

精子获能后，还要通过最后的活化过程，才真正具有受精能力。这是指精子获能之后，在穿透放射冠和透明带之前或穿透这些结构期间，在很短的时间内顶体所发生的一系列变化，称为顶体反应。从形态上可见精子顶体前膜与精子的质膜融合，继而破裂形成许多小孔，顶体内含的各种酶逐渐释放出来，如透明质酸酶，其功能为使精子穿透卵丘；卵冠穿入酶使精子穿过放射冠；顶体素使精子通过透明带，形成一个精子穿过的通道。

五、受精作用

只有发生顶体反应的精子才能与卵融合。在顶体酶的作用下，精子穿过放射冠，并与透明带上精子受体糖蛋白分子 ZP3 相作用，使精子释放顶体酶，穿过透明带进入卵周隙。受精开始时，人精子头侧面赤道部的胞膜与卵细胞膜接触。随即精子的细胞核和细胞质进入卵内。精子进入卵子后，卵子浅层细胞质内的皮质颗粒立即释放其内容物到膜周围间隙中，引起了透明带中 ZP3 糖蛋白分子变化，使透明带失去接受精子穿越的功能。与此同时，随着皮质颗粒的膜与卵细胞膜融合使细胞表面负电荷随之增多，从而制止精子质膜与卵膜的融合，称为皮质反应。透明带结构发生变化，称为透明带反应。此时，透明带对精子的结合能力下降，防止了多精受精的发生，保证了人类单精受精的生物学特性。通常情况下，虽然有数个精子穿越透明带，但只有一个精子进入卵细胞内，使之受精。在异常情况下，可以由两个精子参与受精，即双精受精。两个精子同时进入卵子形成三倍体细胞的胚胎，此种胚胎均流产或出生后很快死亡。精子入卵后，卵子迅速完成第二次成熟分裂，此时的精子和卵的细胞核分别称为雄原核和雌原核。两个原核逐渐靠拢，核膜消失，染色体融合，形成二倍体的受精卵。

第五节　受精的条件与意义

发育正常并已获能的精子与发育正常的卵细胞在限定时间内相遇是受精的前提条件。如果精液中精子数目太少，每毫升精液中所含精子少于 500 万个，或者小头、双头、双尾等畸形精子数超过 20%；或者精子活动力太弱，或者卵子发育不正常，受精的可能性都会减少。如果男性或女性生殖道不通畅，尽管精子数量和质量俱佳，精、卵不能相遇，受精也不能实现。避孕套、输精管和输卵管结扎或黏堵就是据此原理而设计的避孕或绝育方法。雌、孕激素是维持和调节生殖细胞发生、发育及其正常运输的重要条件。如果这两种激素水平太低，也会影响受精过程。

受精是两性生殖细胞相互融合的过程，是新生命的开端。受精使卵子代谢旺盛，从而启动受精卵细胞不断分裂，即发动卵裂。精卵结合，恢复了两倍体，维持物种的稳定。受精决定新个体的性别。胎儿的性别取决于与卵受精的精子带 X 还是带 Y 染色体。

受精卵的染色体来自父母双方，是双亲遗传基因随机组合的过程。加之生殖细胞在成熟分裂时曾发生染色体联合和片段交换，使遗传物质重新组成，使新个体具有与双亲体不完全相同的性状，有着比双亲更丰富多样的遗传特性和更强的生命力。

第六节 着 床

受精后 30 小时，受精卵借助输卵管蠕动和输卵管上皮纤毛推动，向宫腔方向移动。同时，开始进行有丝分裂，即为卵裂，形成多个子细胞，称为分裂球。受透明带限制，子细胞虽增多，并不增大，以适应在狭窄的输卵管腔中移动。受精后 50 小时为 8 细胞阶段，至受精后 72 小时分裂为 16 个细胞的实心细胞团，称为桑椹胚，随后早期胚泡形成。受精后第 4 日早期胚泡进入宫腔。受精后第 5～6 日早期胚泡的透明带消失，总体积迅速增大。继续分裂发育，晚期胚泡形成。受精后第 6～7 日，晚期胚泡透明带消失后逐渐埋入并被子宫内膜覆盖的过程，称为受精卵着床，也称为受精卵植入。受精卵着床需经过定位、黏附和穿透 3 个过程。定位是指着床前透明带消失，晚期胚泡以其内细胞团端接触子宫内膜。着床部位多在子宫后壁上部；黏附是指晚期胚泡黏附在子宫内膜后，滋养细胞开始分化为两层。外层为合体滋养细胞层，内层为细胞滋养细胞层；穿透是指合体滋养细胞分泌蛋白溶解酶，溶解子宫内膜细胞、间质及血管，完全埋入子宫内膜中且被内膜覆盖。受精卵着床必须具备的条件有：①透明带消失；②胚泡细胞滋养细胞分化出合体滋养细胞；③胚泡和子宫内膜同步发育且功能协调；④孕妇体内有足够数量的孕酮。子宫有一个极短的敏感期允许受精卵着床。受精卵着床后，子宫内膜迅速发生蜕膜变。按蜕膜与胚泡的部位关系，将蜕膜分为 3 部分：①底蜕膜：是指与胚泡极滋养层接触的子宫肌层的蜕膜，以后发育成为胎盘的母体部分；②包蜕膜：是指覆盖在胚泡表面的蜕膜，随胚泡发育逐渐突向宫腔。这部分蜕膜高度伸展，缺乏营养而逐渐退化。在妊娠 14～16 周因羊膜腔明显增大，使包蜕膜和真蜕膜相贴近。包蜕膜与真蜕膜逐渐融合，于分娩时这两层已无法分开，宫腔功能消失；③真蜕膜：是指底蜕膜及包蜕膜以外覆盖子宫腔其他部分的蜕膜。

第三章

不孕不育症与辅助生殖技术

第一节 女性不孕症

一、不孕症的研究概况

（一）不孕症的流行病学研究

男女双方同居一年以上，有正常性生活且均未采取避孕措施，仍未能受孕的，即被世界卫生组织（WHO）定义为不孕症。我国则将婚后两年未避孕而未孕定义为不孕症。婚后未避孕而从未怀孕定义为原发性不孕，曾经有过妊娠其后两年未避孕而未孕定义为继发性不孕。

近年来，由于社会、自然环境等各方面因素，不孕症的患病率有不断攀升之势。据世界卫生组织的统计，不孕不育夫妇已占育龄夫妇的 7%～15%。这一数据的地区差异悬殊很大。据 WHO 2001 年报道，发展中国家不孕症的患病率为 8%～12%。其中，非洲地区不孕症的患病率全球最高。例如撒哈拉沙漠以南 25～49 岁育龄夫妇，其继发性不孕症的患病率甚至高达 30%。部分发达国家显示其不孕症患病率也呈增长趋势。2007 年的报道显示，美国、俄罗斯不孕症的患病率分别为 7.4% 和 16.7%，而至 2013 年，美国不孕症的患病率已经达到 15.5%。而以相同方法调查法国，显示其不孕症患病率高达 24%。

中国由于其人口密度及经济、医疗卫生资源区域分布不均衡，至今缺乏全国性的大规模不孕症患病情况调查资料。据 20 世纪 80、90 年代零星的几份地方性不孕症患病率调查显示，北京不孕症患病率为 1.6%，上海纺织系统为 1.7%，江苏省农村地区为 5%。国家卫生部 1976—1985 年抽样，全国 2% 初婚妇女调查得到的数据为 6.89%。河北省抽样 20～40 岁汉族育龄夫妇，显示为 11.47%。河南省调查 45 岁以下育龄夫妇，得到原发性不孕症患病率为 1.96%～2.01%。山东省不孕症发生率为 3.35%，农村地区为 1.01%。21 世纪到来后,不孕症的患病率大幅上升,有关不孕症患病率方面的报道也逐渐增多起来。国家卫计委 2001 年组织的全国计划生育与生殖健康调查显示,原发性不孕症患病率高达 17.13%。2004 年青海一项多民族不孕症患病率调查显示,汉族、藏族、回族、土家族育龄妇女不孕症患病率分别为 11.45%、9.75%、9.60%、10.07%。同年,江西赣州的一项调查显示该地区的患病率为 5.17%,随后,湖北、山西调查其农村地区的患病率分别为 0.96%、1.57%。而 2007 年广东佛山高明区的调查则显示其患病率高达 18.7%。2009 年对广东省 2007 年结婚的夫妇进行横断面调查显示其患病率为 13.3%。以上资料显示,因我国不孕症发生率的全国性研究较少,只能从各地区的调查来推测全国不孕症的患病情况。总的说来,20 世纪 80 年代末大概为 2%~5%,到 21 世纪已逐渐上升到 10% 以上,且呈持续上升的趋势。而根据抽样调查对象的工种、文化层次、年龄、居住地区域分布的不同,调查结果差异也比较大。根据 WHO 预测,21 世纪不孕症将成为仅次于肿瘤、心脑血管疾病的第三大疾病。它不但关系到一个家庭幸福与否、生活质量高低,还是衡量一个地区生殖健康水平、医疗服务水平、经济、文化、生活水平等多个层面实际情况的重要标志。因此,研究不孕症致病因素,提高不孕症诊断水平和治疗技术刻不容缓。

(二)不孕症的病因探讨

怀孕是一个非常复杂的生理过程。男女双方任何一方在孕育后代的过程中,任何一个环节出现差池都可能导致不孕。WHO 20 世纪 80 年代中期的一项研究报告显示,所有不孕不育夫妇中,病因在男方的约占 20%,在女方的占 38%,属于夫妻双方原因的占 27%。另外,15% 属于不明原因。而我国近年的研究显示,女方因素占 40%~50%,男方因素占 30%,男女双方因素占 20%。因女性复杂的身体构造和生理工作机制,导致其致病因素更为复杂。本书也是重点关注不孕症的女方致病因素与针灸治疗。

女方成功受孕必须具备三个基本条件:①下丘脑 - 垂体 - 卵巢轴正常工作。即卵子能正常发育成熟,排卵及黄体功能健全;②生殖系统发育正常,性生活正常。输卵管通畅,功能良好,能正常拾捡卵子,使之进入输卵管,在壶腹部与精子相遇、受精,并将受精卵移至子宫腔;③子宫内膜发育正常,与内分泌同步。即有正常的月经周期性改变,适于胚胎着床与发育。而环境污染、饮食结构变化、地理环境、经济发展和文化程度等因素都会影响这三个基本条件,造成不孕症的发生。

　　现代医学对不孕症的认识已经由宏观走向微观，但是总结下来，不外乎这 8 大因素：①输卵管因素。输卵管是胚胎形成与输送的重要器官和场所，输卵管因素是导致女性不孕的最主要因素。有报道显示，40%～60% 女性因输卵管因素导致不孕。先天的输卵管发育异常与功能异常可导致原发性不孕。而感染性因素、子宫内膜异位症（EMT）所致的输卵管梗阻性病变是引起继发性不孕的主要因素。盆腔炎性疾病（PID）、不健康的性生活、既往宫腔操作史均是导致输卵管炎性感染的高危因素。Shah 等报道，女性一生中发生 PID 的概率为 11%，而因 PID 致不孕症的几率为 6%～60%。且不孕症患病率与 PID 患病次数呈正相关。不健康的性生活方式容易使生殖道黏膜受伤，让病毒、细菌乘虚而入，造成机体感染，发生宫颈炎、宫颈糜烂、阴道炎等疾病。而一些不洁的性生活方式，甚至会助长性传播疾病（STD）的发生，引起交叉感染，从而导致不孕。黄燕萍等报道，女性人流术后各种原因所致的不孕中，输卵管梗阻高达 61.45%，在所有因素中占第一位。EMT 引起不孕的机制极其复杂，可能会造成盆腔及输卵管解剖结构的改变，导致不孕。有报道称 35%～50% 的不孕妇女患有 EMT，而 30%～50% 的 EMT 患者并发不孕症。②排卵障碍。多囊卵巢综合征（PCOS）、高催乳素血症（HPRL）、卵巢早衰（POF）、卵巢子宫内膜异位症、未破裂卵泡黄素化综合征（LUFS）、小卵泡排卵（SFO）等引起卵巢功能紊乱的疾病均可引起排卵障碍，临床上以 PCOS、HPRL、POF 最为常见。全世界有 4%～18% 的女性患有 PCOS。其在不孕症患病率中占25%～30%，在无排卵性不孕症中占 65.9%，是导致无排卵性不孕症的最大元凶。有报道，HPRL 在普通人群中的发病率仅为 0.4%，而在不孕女性中的发病率则为 9%～17%。影响泌乳素（PRL）分泌的因素众多。生理反应、药物反应、病理因素、无明显诱因的特发反应均可引起泌乳素升高，进而抑制垂体促性腺激素的正常分泌，影响卵泡正常发育，排卵功能及胚胎移植。还可降低卵巢对促性腺激素的反应能力，减少雌、孕激素的合成而导致不孕。POF 是指女性生殖功能过早衰退、生殖内分泌表现异常的一种临床表现。病毒感染、盆腔手术、不良生活习惯均可能引起 POF，近年其发病率也呈上升趋势。该病 40 岁以前发生率为 1%～3%，30 岁内发生率为 0.1%。③子宫性因素。子宫因素有先天的子宫发育异常，包括无子宫、双角子宫、单角子宫、宫腔纵隔及移植子宫等；后天的子宫内膜异常，包括子宫内膜病变等器质性病变和子宫内膜对性激素敏感性降低等功能性病变。连方教授的数据显示，不孕症的子宫因素中，56% 属于子宫内膜异常，31.8% 属于子宫发育异常。④免疫因素。免疫因素是指女性受到外界不利因素刺激后，生殖系统的精子、卵巢、子宫内膜等抗原产生自身免疫抗体，引起不孕症。⑤社会心理因素。大部分不孕症患者处于一个社会舆论与自身精神世界的高压环境中，常常出现焦虑、抑郁、自卑等负面情绪。这些负性心理反应传入大脑皮质，通过下丘脑 - 垂体 - 卵巢轴干扰正常的生殖内分泌系统。有学者研究不孕症与抑郁症的关系时，认为二者常相互影响，形成恶性循环。⑥生活方式和环境因素。朱彤宇统计分析 216 例不孕女性后发现，过度节食，嗜好烟酒，食用甜食、煎炸食品，熬夜，睡前使用手机及接触重金属，毒物、农药等行为均是引起不孕症的高危因素。⑦微量元素与矿物质。随着生活水平及优生、优育意识的提高，维生素与矿物质对生殖功能的影响也引起了人们的重视。维生素 A 关系到胎儿的发育、流产或吸收；维生素 C 与卵母细胞及胚胎的发育有关；维生素 E 缺乏与自然流产密切相关。红细胞中的叶酸可以保护早期妊娠，血清叶酸水平低则更可能出现早期流产。锌能促进卵泡刺激素和黄体生成素的合成，铜能干扰卵巢排卵及胚胎着床等。⑧遗传因素。遗传因素主要指染色体异常。国内多项报道显示，一般人染色体异常检出率为 0.5%，而不孕症染色体异常检出率则为 5.2%～6.65%。

二、不孕症的诊疗程序

准确诊断是治疗的先导，也是正确治疗不孕症的关键所在。只要诊断得当，约 80%～90% 的不孕症患者在检查之后可以明确病因。但是在中国，尤其是农村，很多夫妇在发现不孕后，并不是在正规医院检查、治疗，而是在病因不明的情况下，盲目地找偏方，乱投医药。这样的治疗不仅无的放矢，还会弄巧成拙，扰乱正常的生理功能，错过最佳治疗时间。因此，普及正确的不孕症检查程序至关重要。正确的诊疗程序应按以下步骤进行。

（一）初步检查

此项检查需要夫妻双方同时进行。包括病史探寻、全身体格检查、妇科检查、精液常规分析等。经过此阶段，可以大致判断不孕的原因归于夫妻某一方或者某一个环节。例如根据是否有异位妊娠、结核病史或者宫腔手术史的，大致可判断其是否有盆腔炎症、宫腔粘连或者输卵管病变；有明显痛经史、卵巢体表投影区触摸有包块，阴道后穹窿指检触及痛性结节，可考虑为子宫内膜异位症；月经周期不正常、经间期出血的，可能有卵泡发育异常、排卵障碍等。

（二）特殊检查

在初步检查的基础上,进一步做一些特殊检查以明确病因。①如卵泡发育及排卵功能评价可做基础体温(BBT)测定、B超监测卵泡、诊断性刮宫、阴道细胞学检查、宫颈黏液检查。②输卵管因素可做输卵管通畅性检查。此检查一般在月经干净后3～7天进行,是不孕症检查中最重要的环节。目前有4种方法,包括B超引导下输卵管通液、输卵管碘油造影(HSG)、腹腔镜检查、输卵管镜检查。③宫腔因素可做宫腔镜检查。此项在月经干净后3天进行,是评价宫腔和确定相关病变的终极手段,适合多年未孕且原因不明的患者。④夫妻双方均无明显异常的,可做性交后试验,检测精子对宫颈黏液的穿透性和宫颈黏液对精子的接受能力。⑤内分泌检查(性激素六项、激素功能试验)是评价卵巢功能的重要实时指标,一般在月经周期第3天采血检查。卵泡刺激素(FSH)、黄体生成素(LH)、催乳素(PRL)、雌二醇(E_2)、孕酮(P)、睾酮(T)数值的异常既可以反映不孕的病因也会是不孕的临床表现。激素功能试验多适用于闭经患者。⑥对于原因不明的不孕患者则应男女双方共同检查免疫学相关指标。女性检查包括抗透明带抗体、卵巢自身免疫性抗体、血清内抗磷脂抗体、宫颈黏液精子抗体、子宫内膜抗体;男性则检查抗精子自身抗体。⑦染色体检查,适用于反复流产或产出畸形儿的不孕夫妇。还有一些其他检查,例如甲状腺功能、肾上腺功能、性传播疾病检查等则需要根据患者具体病史来决定是否需要筛查。

三、不孕症的现代医学治疗概况

现代医学对女性因素不孕症的治疗包括以下方面:①一般治疗。即控制体重、锻炼身体、改变不良生活习惯。②药物诱发排卵。利用氯米芬、芳香化酶抑制剂、促性腺激素释放激素(GnRH)激动剂与GnRH拮抗剂模拟自然月经周期,诱发排卵。③输卵管阻塞的治疗。传统的治疗方法包括输卵管通液术、通气术。这类方法比较盲目,多次使用还有可能造成宫颈损伤及感染。宫腔镜行输卵管复通术是目前比较推荐的方法。此法有抗炎,松解粘连,防止复粘的作用;④腹腔镜治疗。此法适合治疗盆腔粘连、多囊卵巢综合征、输卵管因素性不孕。腹腔镜也可以作为检查方法使用。用于诊断子宫内膜异位症、输卵管阻塞或者其他不明原因的不孕。⑤辅助生殖技术(ART)。目前,此技术已经发展成为治疗各种疑难性不孕不育最行之有效的医疗干预手段。包括诱导排卵与宫腔内人工授精(COH+IUI)、体外受精-胚胎移植(IVF-ET)、单精子卵泡浆内显微注射（ICSI）、输卵管内配子移植（GIFI）、输卵管内合子移植（ZIFI）、宫腔镜内配子移植（GIUT）、腹腔镜内人工授精（IPI）等。实际临床中则根据患者具体情况设计个体化的方案，灵活应用。

第二节　男性不育症

世界卫生组织规定，夫妇同房一年以上，未采取任何避孕措施，由于男方因素导致女方不孕者，称为男性不育。男性不育症根据临床表现，可分为绝对不育和相对不育两种。根据不育症的发病过程，又可分为原发不育和继发不育。前者指夫妇双方婚后从未受孕者，后者指男方或女方有过生育史（包括怀孕和流产史），但以后由于疾病或某种因素干扰了生殖的某环节导致连续三年以上未采取避孕措施而不孕者。男性生殖环节很多，主要有男性生殖系统的神经内分泌调节、睾丸的精子发生、精子在附睾中成熟、精子从男性生殖道排出体外并输入到女性生殖道内，精子在女性输卵管内与卵子受精等。其中，任何一个环节受到疾病或某种因素干扰和影响，都可导致生育障碍。

一、病因

男性不育的病因比较复杂，主要原因有以下方面：

（一）精液异常

1. 无精子或精子过少　精液中精子密度低于 2 亿/ml 时女方受孕机会减少，低于 0.2 亿/ml 时，则造成不育。这种不育可分为永久性和暂时性。前者见于性睾丸发育障碍或睾丸、精道严重病变者；后者多见于性生活过频导致生殖功能一度衰竭。一般为精子减少而不是全无精子。

2. 精子质量差　精液中无活力的精子和死精子过多（超过 20%~25%）、精子活动能力很差或畸形精子超过 30%，常可造成不育。

3. 精液理化性状异常　正常精液射出后很快凝成胶冻状，在以后的 15~30 分钟内又全部液化。如果精液射出后不凝固或液化不全，常提示前列腺或精囊有病变。细菌或病毒感染生殖道也可造成精液成分的改变以致不育。精液中致病菌大于 103 个/ml，非致病菌大于 104 个/ml 均可引起不育。

（二）生精障碍

1. 睾丸本身疾病　如睾丸肿瘤、睾丸结核、睾丸梅毒、非特异性炎症、外伤或精囊扭转后睾丸萎缩、睾丸缺如等，均可能造成生精功能障碍，发生不育。

2. 染色体异常 性染色体异常可使睾丸等性器官分化不良，造成真性两性畸形和先天性睾丸发育不全等；常染色体异常可致性腺及生精细胞代谢紊乱。

3. 精子发生功能障碍 长期食用棉籽油可影响精子发生，精子自身免疫也可造成精子发生功能障碍。

4. 睾丸局部病变 如精索静脉曲张、巨大鞘膜积液等疾病，影响了睾丸局部的外环境；或因温度、压迫等原因导致不育。

（三）精子、卵子结合障碍

1. 精道梗阻 如先天性输精管的缺如、闭锁等畸形；手术结扎输精管等；精道及其周围组织的慢性炎症等。

2. 逆性射精 如膀胱颈部曾受到损伤或手术后瘢痕挛缩使尿道局部变形；双侧腰交感神经切除术后或直肠癌会阴手术后；糖尿病引起的阴部神经损害；精阜囊肿；严重尿道狭窄；某些药物如肾上腺阻滞剂利血平等引起支配膀胱的交感神经功能改变等。上述情况均可导致逆性射精。

3. 外生殖器异常 如先天性阴茎缺如、阴茎过小、男性假两性畸形、尿道上裂或下裂、后天性阴茎炎症或损伤，阴囊水肿、巨大睾丸鞘膜积液等。

4. 男性性功能障碍 勃起功能障碍、不射精、早泄等。

（四）全身性因素

1. 精神和环境因素 生活环境突然改变导致长期精神紧张；进行高空、高温、超强度劳作以及从事放射线工作。

2. 营养因素 严重的营养不良，如维生素 A、E 缺乏，钙磷代谢紊乱等，可引起不育。

3. 内分泌疾病 如垂体性侏儒症、肥胖生殖无能综合征、垂体功能减退症、先天性性腺不发育症、先天性生精不能综合征、高催乳素血症、垂体瘤等，可导致不育症。

二、诊断

诊断男性不育症，至少需明确几点：①是男方不育还是女方不育，或双方都存在不育因素；②如男方不育是属于绝对不育还是相对不育；③是原发不育还是继发不育；④如为男性不育，应尽可能查明引起男性不育的确切病因，以便针对病因采取有效的针对性治疗措施。

男性不育的检查与诊断方法一般包括以下方面：

（一）病史采集

详细询问病史、既往病史、生活及饮食习惯、烟酒史、婚姻史、性生活情况（频率、姿势、勃起及射精情况、有无性欲高潮）、曾否检验过精液、女方健康及婚姻史。

（二）体格检查

全身情况注意有无特殊体型、有无全身性疾病，外生殖器检查注意阴茎发育程度、尿道外口、睾丸大小、附睾与睾丸的关系、精囊有无病变（如精索静脉曲张、输精管的病变等）；直肠指检注意前列腺及精囊，行前列腺按摩术并行涂片检查。

（三）实验室检查

1. 精液检查　我国精液常规检查正常标准为：精液量 $2\sim6ml$/ 次；液化时间<30 分钟；pH 值为 $7.3\sim8.0$；精子密度正常值为 $>20\times10^6/ml$，精子活动率 $\geq60\%$，活力 a 级 $>25\%$，或活力（a+b）$>50\%$，精子畸形率<40%。由于精子数目及精子质量经常变化，应连续检查 3 次后取平均值。

2. 尿液及前列腺液检查　尿中白细胞增多可提示感染或前列腺炎，射精后尿检发现大量精子可考虑存在逆行射精，前列腺液镜检白细胞>10 个 /HP，应做前列腺液细菌培养。

3. 生殖内分泌激素测定　包括睾酮 T、LH、FSH 等生殖内分泌激素，结合精液分析和体检，可以提供鉴别不育症的原因。如 T、LH、FSH 均低可诊断继发性性腺功能减退症；单纯 T 下降，LH 正常或偏高、FSH 增高即可诊断为原发性性腺功能衰竭；T、LH 正常，FSH 升高诊断为选择性生精上皮功能不全；T、LH、FSH 均增高，诊断为雄激素耐受综合征。

4. 抗精子抗体检查　免疫不育占男性不育症的 2.7%～4%。WHO 推荐混合抗球蛋白反应试验和免疫珠试验。不但可测出不育症夫妇血清和分泌物是否存在抗精子抗体，还可测出这些抗体能否与精子结合以及区分出何种抗体与精子哪一区域结合。在混合抗球蛋白反应试验中，微乳滴和活动精子结合的百分比应该小于 10%。免疫珠试验：把表面包被有 IgA 或 IgG 抗体的微乳滴和样本精子混合培养，抗体就会和精子抗体表面的 IgA 或 IgG 结合。免疫珠如果和超过 50% 的活动精子结合就可认为是阳性。

5. 睾丸活检　该方法对于判别不育症的病因有重大意义，分为穿刺活检和开放活检两种。对于睾丸体积<12ml，FSH 显著升高的无精子患者，考虑原发性睾丸萎缩可能性大，不必行睾丸活检。当睾丸体积>12ml 时，可行活检鉴别原发性睾丸萎缩和梗阻性无精症。对重症少精子症经过一段时间治疗后，精子质量不能提高的患者，可通过睾丸活检，对精子发生障碍作出定性和定量诊断。

6. 阴囊探查术　对于无精子症患者，体检发现睾丸发育较好，输精管未扪及异常，为鉴别是生精功能障碍还是梗阻性无精症，可选择该检查方法。

7. 输精管和精囊造影术　对于梗阻性无精子症患者可以判断梗阻部位以及输精管和精囊是否有发育异常。

8. 精子功能试验

(1) 精液宫颈黏液交叉试验：此试验是采集不孕夫妇的精液与宫颈黏液，分别与正常男女的宫颈黏液和精液进行体外精子穿透试验。以了解阻碍精子穿过宫颈黏液的原因在于精液还是宫颈黏液，进而了解不孕的原因在于男方还是女方。

(2) 性交后试验：该试验为测定宫颈黏液中活动精子数，借以评价性交后若干小时内精子存活及穿透功能的试验。正常情况下，在宫颈口黏液中每视野可见到 25 个以上的活动力良好的精子。如果每视野下精子数少于 5 个，特别是活力不好，精子数量不足，提示宫颈黏液有异常或精子活力低下。如果发现白细胞较多，说明女性生殖道有炎症存在，这些情况均可影响受精，导致不育。

另外，还有人精子 - 去透明带仓鼠穿透试验（SPA）、人精子低渗肿胀试验等。

9. 染色体检查已经成为常规检查之一。

三、治疗

1. 一般治疗　主要有心理治疗与避免可能引起不育的不良因素。如避免射线、吸烟、大量饮酒，避免不良生活习惯及充分而均衡的营养、性生活健康等。

2. 药物治疗　主要包括内分泌治疗和其他药物治疗。

3. 手术治疗　如精索静脉曲张、生殖器异常等。

4. 辅助生殖技术　已经成为治疗不育症的最重要手段之一。

第三节　常用辅助生殖技术

一、促排卵及超促排卵

（一）促排卵

主要用于女性因排卵障碍引起的不孕、闭经和功血等疾病。

1. 适应证

（1）下丘脑性排卵障碍：下丘脑性排卵障碍为低促性腺激素性性腺功能减退。患者因 GnRH 分泌不足，下丘脑 - 垂体 - 卵巢轴的相应功能受损。FSH、LH 水平处于低水平，无优势卵泡发育，E、P 水平也下降。

（2）垂体性排卵障碍：如高催乳素血症、垂体功能减退、席汉综合征、垂体肿瘤 / 腺体切除术、脑放射治疗等。

（3）卵巢性排卵障碍：如多囊卵巢综合征。

（4）其他内分泌疾病：如甲状腺功能低下和先天性肾上腺皮质增生。

2. 刺激药物　刺激药物有多种，如氯米芬（CC）、人绝经后促性腺激素（HMG）、尿源 FSH、基因重组 FSH、基因重组 LH、基因重组 HCG、GnRH 类似物、GnRH 拮抗剂及 GnRH 脉冲泵等。它们作用在下丘脑 - 垂体 - 卵巢轴的不同水平，并通过不同机制产生效应。有的药品价格昂贵，用药方法复杂，必须严密观察患者的反应，以调整剂量或改变方案。如应用不当，不但效果不好，有时还会产生不良反应。如严重的卵巢过度刺激综合征。另外，避免一个促排卵周期有多个卵泡发育而排卵，否则易导致多胎，其流产、早产、孕产期并发症明显增加，对母婴不利。因此，应用促排卵药必须有明确的适应证。

（二）超促排卵

月经的自然周期中，垂体释放 LH 和 FSH 刺激卵泡池中多个卵泡的生长，最终只有一个卵泡发育成熟并排卵。1981 年，澳大利亚专家首次报道使用氯米芬和人尿促性激素（HMC）的刺激方案进行超排卵获得大量的卵子从而提高了妊娠率。超促排卵又称控制性的卵巢刺激（COS），指的是在可控制的范围内刺激多个卵泡发育和成熟。基本原理是通过使用外源性的促性腺激素，增加在同一周期的卵泡募集，克服机体内在的选择单个卵泡的机制以及主导卵泡对次级卵泡生长发育的抑制作用，从而使多个卵泡同时生长发育并达到或接近成熟。超促排卵的目的是产生多个成熟的卵子。然后，利用深低温保存技术将多余的胚胎冷冻起来用于后续的胚胎移植。这样就不必每个周期都进行卵巢刺激并行穿刺取卵。目前，超促排卵技术在体外受精中的应用得到充分发展，已被临床常规使用。

1. 适应证　有效而安全的控制性超促排卵应包括两层含义：募集到适当数量的卵泡并促使其发育到排卵前卵泡；选择适当的时间注射 HCG 诱发卵子最后成熟，主动决定取卵时间。超促排卵的对象具有正常的排卵功能，这一点与诱发排卵不同。后者是对无排卵、不规则排卵的患者通过直接或间接地刺激卵泡发育，诱发排卵，获取单个或少量卵子。而前者是针对有排卵的妇女，通过刺激卵巢多个卵泡发育，以获得更多量的卵子，满足体外受精的需要。通常应用于未避孕至少 1 年不明原因患者。年龄较大的妇女不需要 1 年时间。要求女方有规律的排卵，正常的宫腔形态，通畅的输卵管，正常的激素水平。

超促排卵的适应证有：输卵管因素不孕、子宫内膜异位症、宫颈性不孕、男性因素不孕、免疫因素及不明原因不孕患者。

2. 治疗方案的选择　获得一定数量和质量的成熟卵母细胞是决定辅助生殖技术（ART）治疗周期结局的重要环节。这个环节是通过合理选择性控制性促排卵方案来实现的。临床对不同 ART 技术促排卵最终发育成熟的卵泡数目要求不一。控制性卵巢刺激（COS）方案强调个体化应用、预防并发症及冻存胚胎来提高生殖储备。超促排卵方案的选择应根据患者年龄、基础 FSH、LH、E_2 水平，基础状态下阴道超声检查双侧卵巢大小、窦卵泡数目及大小、既往促排卵卵巢的反应性等来综合判断。

由于 GnRH-a 激动剂在超促排卵中对垂体进行降调节，可以减少早发性 LH 峰出现、使卵母细胞不至于过早黄素化而影响卵子的质量；还可以降低 LH 水平，减少内源性 LH 的分泌，对 PCOS 有较高 LH 水平的患者更适合。对于卵子生长的同步化起到较好的作用、使卵泡相对发育同步，获取更多的卵子。没有内源性 LH 的出现，可以更好地安排取卵工作等。目前，临床应用的超促排卵方案通常根据 GnRH 激动剂的使用时间及适用与否分为超长方案、标准长方案、短方案、拮抗剂方案、微刺激方案等。

二、人工授精

人工授精（AI）是将男性精液通过非性交的人工方式注入女性生殖道内，以使卵子和精子自然受精达到妊娠目的。

（一）人工授精的分类

根据不同的分类方法有多种。如根据授精部位可分成六类：①直接阴道内人工授精；②宫颈内人工授精；③宫腔内人工授精；④腹腔内人工授精；⑤卵泡内人工授精；⑥经阴道输卵管内人工授精。

（二）人工授精的适应证

1. 夫精人工授精的适应证

（1）男方因素：存在阻碍精液进入阴道的解剖学及精神因素，如不射精、严重早泄、逆行射精、阳痿、严重尿道上裂等。

男性精液质量中度异常，如少精症、精液黏稠过度、精子活动率低于70%、精液液化不良等情况。

（2）女方因素

1）存在阻碍精子在生殖道运行的因素：如女性阴道狭窄、阴道内瘢痕粘连、阴道过于松弛不能贮存精液；

2）宫颈因素：宫颈黏液异常如宫颈炎症及黏液中存在抗精子抗体等。

（3）免疫性不育：夫妇双方或一方抗精子抗体阳性，性交后试验不佳。

2. 供精人工授精的适应证

（1）男性绝对不育：如经多方治疗无效的无精子症、畸形精子症、死精子症等。

（2）男性患有严重的遗传性缺陷或遗传性疾病，或男性携带不良遗传基因。

（3）夫妻间特殊的血型不相容或其他免疫性不相容因素，可致流产、早产及新生儿畸形或严重胎儿败血症情况。

（4）男性输精管阻塞、外伤或输精管结扎，术后无法再复通，致精子排出障碍。

（5）其他治疗无效之不明原因的不孕症等。

三、体外受精胚胎移植

体外受精胚胎移植（IVF-ET）又称试管婴儿，是指分别将卵子与精子取出后，置于试管内使其受精，再将胚胎移植回母体子宫的技术。即用人工方法让卵子和精子在体外受精胚胎发育，然后移植到母体子宫内发育而诞生的婴儿。

（一）IVF-ET 技术过程

1. 控制性超促排卵　一般是先用 GnRH-a，使体内 FSH 和 LH 降调，再给予 HMC 或 FSH 排卵药物，刺激卵巢中的卵泡生长。依据患者对药物的反应性来调整药物使用剂量。患者的年龄及药物的作用剂量不同，获得的卵子数目也不同。

2. 监测卵泡　为评价卵巢刺激效果与决定取卵时间，须利用阴道 B 超来监测卵泡大小，并配合抽血查 E_2 值，调整用药量。当 2、3 个以上的卵泡直径大于 1.8cm，且 1.4cm 以上的卵泡数与 E_2 值相当，便可注射人绒毛促性腺激素（HCG）促使卵泡成熟。在注射 HCG 34～36 小时后取卵。

3. 取卵　最常用的取卵方式是在局部麻醉下，经阴道 B 超引导，将取卵针穿过阴道穹窿，直达卵巢吸取卵子。并立即在显微镜下将卵子移到含胚胎保养液的培养皿中，置 37℃ 的培养箱中培养。

4. 取精　精子取出的时间与取卵的日子为同一天。取精前洗净双手，用自慰法留取精液。取出的精液离心处理。

5. 体外受精　取卵后 4～5 小时将处理后的精子与卵子放在同一个培养皿中，共同培养 18 小时后，可在显微镜下观察受精情况。若精子质量太差，无法自然受精，则必须以显微注射法强迫受精。即卵胞浆内单精子显微注射（ICSI）。

6. 胚胎体外培养。

7. 胚胎移植　受精卵在体外培养 48～72 小时可发育到 8～16 细胞期胚胎。此时，根据患者的年龄、曾经怀孕与否及胚胎的质量，决定移植胚胎的数目，多余的胚胎可冷冻保存。

8. 胚胎移植后补充黄体酮。

9. 胚胎移植后 14 天，可由验尿或抽血确定是否妊娠。

10. 妊娠后 14 天，B 超检查胎儿数及胚胎着床部位。

（二）IVF-ET 适应证

主要包括以下病症：①输卵管性不孕；②子宫内膜异位症和子宫腺肌症；③男方因素导致的不育；④顽固性多囊卵巢综合征；⑤免疫性不孕症；⑥原因不明性不孕；⑦遗传性不孕；⑧由于遗传性疾病需要植入前诊断；⑨其他。如卵泡不破裂综合征等。

四、卵胞浆内单精子显微注射（ICSI）

常规的 IVF-ET 技术帮助了许多因为输卵管因素而不育的夫妇解决了生育困扰。然而，在不育夫妻中仍有相当数量的患者因为男性因素或其他因素无法完成常规体外受精。因此，各种显微操作辅助受精技术开始引入试管婴儿的治疗之中。显微受精经历了借助显微操作仪器将部分透明带切除，精子直接注入卵周隙即透明带下以及最终的卵胞浆内单精子注射来实现受精等几个阶段的发展，成功地解决了男性少弱精患者因为精子不能有效地穿过卵母细胞透明带完成精卵融合而导致的受精效率低下问题。

ICSI 的主要适应证包括：少弱畸精症；临界性少弱精症；通过手术从睾丸或附睾中获得的精子；常规 IVF 受精失败史；不明原因不孕症；免疫性不孕；精液冻存；不成熟卵体外培养和冻融卵母细胞；植入前遗传学诊断。

五、胚胎移植前遗传学诊断（PCD）

PCD 是指通过 IVF 或 ICSI，对携带致病基因或染色体畸变夫妇的胚胎或卵子进行卵裂球或极体活检，做染色体和（或）基因学检测，将无疾病胚胎植入子宫妊娠，出生正常子代的技术。可看作是产前诊断技术的延伸。

目前主要用于有高风险生育染色体病、性连锁隐性遗传病、基因病后代的夫妇。

第四节　ART 的发展近况及影响其成功率的相关因素

一、ART 技术的发展近况

从 1988 年中国第一例试管婴儿在北京诞生，ART 技术在中国大陆已经走过 30 个年头。随着生殖医学理论、实验室技术的进步，临床医生的促排卵方案与观念也发生一些转变，更加重视促排治疗中的安全性评估。如通过抗苗勒管激素（AMH）、基础窦卵泡数（bAFC）、基础促卵泡素（bFSH）等一项或者多项指标来客观评价卵巢功能，从而进一步预测卵巢反应性。对促排卵方案也偏向选择个体化卵巢刺激方案（iCOS）。精准用药，预防和减少卵巢过度刺激综合征（OHSS）等严重并发症的发生；再如 GnRH 拮抗剂方案，一开始应用于卵巢低反应人群，因其节约治疗时间，对患者更方便、舒适、经济，具有降低雌激素，利于胚胎移植的优点，现在已经被推广应用于年轻、卵巢正常反应、卵巢高反应患者，且效果良好；再如黄体期促排卵方案的应用。上海九院生殖中心的匡延平团队结合卵巢反应不良患者的性激素特点，创造性地提出了一套高孕激素作用下的 COS 方案，即在黄体期促排。此方案进一步提高了卵巢反应不良患者的获卵率、成熟卵子数、受精卵数及冷冻胚胎数。

ART 技术至今已经发展至第三代。但这种发展不是新技术上的取代与优化，而是每一代的发展都是为了解决生殖中出现的不同问题。例如 IVF-ET 技术，也就是第一代试管婴儿技术。它的出现主要是为了治疗输卵管阻塞、子宫内膜异位症等疾病所致的女性因素不孕症；第二代试管婴儿技术——胞浆内单精子注射技术（ICSI），则是利用显微操作技术，将单个精细胞注射入卵细胞帮助卵子受精。显而易见，这个技术解决的是因少精、畸形精、克兰费尔特综合征（klinefelter syndrome）等男性精子原因导致的不孕；着床前胚胎遗传诊断（PGD），也就是第三代试管婴儿技术，又叫做胚胎筛选。它的原理则是根据解剖学、生理学、遗传学特征对体外受精的胚胎进行筛选，选出最安全的胚胎移植入母体。目的是为了避免存在遗传缺陷的胚胎植入人体，适用于高龄、反复移植失败、习惯性流产及本身患有高风险遗传性疾病的患者。PGD 的出现说明 IVF 技术已经不仅仅是解决不孕不育，已经包括优生优育概念了。另外，胚胎、配子及性腺组织冻融技术帮助一些因经济、教育、职业因素推迟生育年龄的女性及肿瘤放、化疗治疗的女性"储存生育力"；囊胚培养与移植技术，则是筛选体外培养至 8 细胞期的最具活力的胚胎择期移植入子宫。该方法不但解决了胚胎发育与子宫内膜"种植窗"期不同步的问题，提高了胚胎种植率与临床妊娠率，降低了多胎妊娠的风险。同时，也为 PGD 提供了诊断时间和更多细胞来源，进而提高了 PGD 的准确性；卵细胞体外成熟技术的应用则可以帮助 PCOS 患者，对促性腺激素不敏感或者拒绝使用者，肿瘤放化疗治疗患者及利用捐赠卵生育者，使她们在避免促性腺激素刺激的情况下获得更多的成熟卵子。以上种种，都显示人类辅助生殖技术在快速的发展中取得了可喜的成果。

二、影响 ART 结局的相关因素

尽管辅助生殖技术发展很快，但是其妊娠成功率仍在 40%～50% 之间徘徊，即一半以上的不孕夫妇仍未能通过 ART 达到生育目的。ART 的执行是一个多人员、多部门参与的医疗行为，执行过程中任何一个环节出现问题都会影响其最终结局。生殖中心实验室和医疗人员的技术水平是影响其结局的首要因素。一些技术发达地区，例如上海 2010 年统计周期妊娠率最高超过 60%，周期活产率也不低于 40%，华中地区某机构的统计却显示周期妊娠率低于 40%。其次，年龄因素也是目前影响 ART 成功率的一个无法逾越的障碍。

有学者采用多因素分析发现，年龄>40岁对临床妊娠率影响较大。40岁以上女性临床妊娠率仅为<25岁女性的43%。有研究表明，女性生育能力在37～38岁时明显下降，大于45岁则接近于零，而高龄助孕妊娠率仅为20%。胚胎因素与子宫内膜容受性是影响ART结局的两个最关键因素，它们相当于"种子"和"土壤"。如胚胎质量下降、基因异常（男性/女性/配子/胚胎染色体异常）、透明带硬化等都会导致胚胎缺陷，最终影响着床（种子因素）；宫腔畸形、子宫内膜厚度过薄、黏附因子表达异常、宫腔病变（炎症、息肉、肌瘤等）、内膜血流异常都会导致子宫内膜容受性降低（土壤因素）。另外，胚胎着床是一个受多因素影响的复杂过程，还有很多未知的和不可调控的因素影响其最终结局。所以，采用中西医结合疗法，在未能寻找到更具针对性的特异性疗法之间，以整体调节、刺激方式众多且安全无副作用的针灸疗法大有可为。

第四章

针灸在辅助生殖中的应用与机制研究

第一节　针灸在 ART 中的应用简史

上一章提到，虽然 ART 的出现为不孕不育患者带来了福音，但其成功率仍有待提高。进行 ART 治疗的患者，往往需承担昂贵的费用，配合医生繁琐的操作，同时承受巨大的心理压力。因此，提高 ART 的成功率对于医患双方而言，都是亟待解决的问题。这也为中医药包括针灸疗法在 ART 中的应用与研究提供了广阔的空间。

中国大陆首例试管婴儿出现在 20 世纪 80 年代末期，而早在 20 世纪 70 年代中医药就已经加入了研究辅助生殖技术的行列。最初有研究者将中医药运用于人工授精的过程中，通过这种相结合的方式治疗不孕症，发现其效果好于单纯采用中医或者西医治疗。随着 ICSI（俗称"第二代试管婴儿"）技术的出现，ART 貌似进入了一个"瓶颈期"，由于卵巢功能下降导致的周期取消和子宫内膜容受性低导致的着床障碍尚缺少有效的针对性方法。中医工作者利用中药、针灸与现代辅助生殖手段相结合所做的一些尝试已经获得一定效果，这为广大生殖研究者开辟了新的探索方向。

1996 年 8 月，全国中西医结合不育症专题学术研讨会在青岛市召开。来自上海医科大学妇产科医院的俞瑾教授对其团队完成的针刺促排卵的研究做了报告。这是国内学者首次通过西医可以接受的语言，从整体 - 器官 - 细胞 - 分子水平阐释了针灸对生殖内分泌的调控机制。他们研究发现，针刺后交感神经系统、血 - 内啡肽的反应与针刺前体内雌激素（E_2）的水平、黄体生成素（LH）、促卵泡激素（FSH）的脉冲分泌状态密切相关。该研究发现的针刺促排卵中枢内阿片肽（EOP）活动与血雌激素（E_2）水平成果，深化了针刺促排卵的中枢机制，为针刺促排卵的临床提供了科学依据。

针灸疗法作为一种绿色的补充替代疗法，在国内外医疗界均受到热烈的推崇。近 20 年以来,越来越多的临床与动物研究逐步开展,探讨了针灸在不孕症、ART 中的疗效与机制。

一、第一阶段:海外临床研究为主导的初步尝试阶段

1999 年,来自瑞典的 Stener Victorin 团队率先将针灸应用于 ART 中。其研究在取卵前 30 分钟开始使用针灸进行镇痛。结果显示,针刺镇痛效果与 0.25～0.5mg 阿芬太尼和 0.25mg 阿托品静脉镇静所引起的镇痛效果相同。同时,他们的研究还意外地发现针刺镇痛组取得更高的种植率、妊娠率与出生率。2002 年德国学者 Paulus WE 首次将针灸疗法应用于胚胎移植前后,其研究成果显示针刺能提高 IVF-ET 的临床妊娠率。他们在胚胎移植前 25 分钟针刺治疗内关、地机、太冲、百会、归来,移植后选择足三里、三阴交、血海、合谷穴,留针 25 分钟,10 分钟时捻转维持得气。同时还配合使用耳针疗法。耳穴取神门、子宫、内分泌、脑点。每耳穴刺两针,留针 25 分钟,胚胎移植后两耳针刺部位交换。研究结果显示,针刺治疗组临床妊娠率明显高于未针刺治疗组(42.5% VS 26.3%,P=0.03)。以上研究结果在当时的辅助生殖医疗界中引起较大反响。自此在国际上打开了针灸介入 ART 应用与研究的繁荣局面。

随后,2003 年分别由德国、瑞典、丹麦和美国的 4 家生殖中心分别实施多中心随机对照试验,治疗方案参考 Paulus 的研究进行。针刺在辅助生殖中的介入时间在移植前、移植当天以及移植后(3 天内)。同时设立了安慰针刺组。其中 3 项研究结果证明,临床妊娠率提高 10% 以上,具有显著统计学意义。尽管其中 1 项试验结果未达到统计学差异,但对 4 项研究的荟萃分析结果显示有显著统计学意义。

遗憾的是在这一阶段中,国内关于针灸介入辅助生殖的临床研究相对滞后。虽然在 4 项多中心随机对照研究中,有一项研究是我国华中科技大学同济医学院的张明敏、黄光英、陆付耳团队与 Paulus WE 团队在德国乌尔姆生殖医学研究中共同合作完成的。但是,国内医疗机构进行针灸在 ART 中的相关研究却是一片空白。

海外的这些研究结果中,虽然有部分研究证明了针灸对不孕症的有效性,但也有部分研究持怀疑结果。这些研究都推动了针刺介入辅助生殖的研究前进步伐。同时,也引发了我们对以下问题的思考:①盲法的试行。双盲在针灸临床研究中很难实现。针灸操作者必须分组明确,才能进行相应的治疗。患者之间可能会互相交流自我揭盲。②安慰针刺的方法。假针刺应尽量不产

生针刺效应，而当前几种常用的假针刺对照方法，如穴位浅刺、穴位按压、假穴位等方法都可能产生针灸效应，影响对真针刺疗效的评估。③针刺方案的选择。不孕症患者病因多样，病程冗长。这一阶段的研究方案中，针刺介入仅仅在移植前后几天内进行，简单几次针灸难以发挥出最佳效应。此外，针刺对改善黄体功能、排卵功能、胚胎着床等均有较好疗效。因此，在 IVF-ET 准备阶段、超促排阶段以及着床阶段等环节尚存在较大的研究空间。④观察对象的针对性。不孕症的病因、病种有很多，甚至还存在目前研究尚未明确的疾病。针灸对不同的疾病疗效也会存在差异。因此，在研究中应该明确观察对象的不孕原因，逐步建立各种不孕症疾病的针灸治疗方案。

二、第二阶段：国内临床研究逐渐参与的深化阶段

自 2006 年至 2010 年期间，美国生殖医学会便开始倡导全美各生殖中心在 IVF-ET 过程中实施针刺技术，以提高临床妊娠率。2009 年，第三十九届美国生殖医学会（ASRM）成立中医生殖特别小组。遗憾的是，小组成员主要是国际上从事该领域研究的国外学者。虽然针灸疗法源自中国，从古至今也有许多医家将针灸应用于不孕症的治疗中，并积累了丰富的临床经验。然而，直至 2007 年，才首次出现国内研究机构关于针灸在辅助生殖技术应用的相关报道，也逐步打开了国内针灸在辅助生殖中应用研究的热潮。2009 年黑龙江中医药大学中医妇科学团队在 Hum Reprod 上发表了针刺治疗中国患者 IVF-ET 的疗效评价临床结果。2010 年，ASRM 要求中医生殖特别小组在 10 月美国丹佛举行的年会期间筹备制定《IVF-ET 针刺治疗指南》，并邀请黑龙江中医药大学的吴效科教授和侯丽辉教授加入。这也表明国内学者在国际生殖领域研究中逐渐崭露头角。

从 2007 年至今的 10 年里，尤其在最近的 3～5 年内，国内学者在针灸与辅助生殖技术中的应用研究如雨后春笋般层出不穷。不断推动针灸疗法在辅助生殖技术领域的发展势头，也提高了针灸在生殖领域的学术地位。这个阶段的研究也从针刺的介入时间、选穴原则、针刺方法、联合用药以及机制探讨等方面逐步得到深化。

1. 针刺介入时期的延伸　早前的研究主要以针刺在胚胎移植前后应用为主。随着研究的不断深入，针灸被应用于 ART 的整个过程中。包括 IVF-ET 准备阶段、IVF-ET 阶段（包括卵泡募集期、取卵期及移植期等三期）以及妊娠期。

2007年山东中医药大学第二附属医院生殖科的孙伟教授团队在国内首次观察了针灸在辅助生殖中的作用。与先前海外研究中针灸方案不同的是，针灸治疗介入时间有所延长。研究中电针疗法贯穿至控制性超促排卵（COH）前及COH过程中。即从COH周期月经干净第2天便开始进行。每天治疗1次，直至取卵日。穴位的选择上也更符合中医辨证施治的原则。研究中主穴为关元、子宫、三阴交，根据患者的不同证型进行配穴。如肾虚型加太溪，痰湿内滞型加丰隆，肝郁气滞型加太冲、合谷。结果显示，电针治疗后，受精率及冷冻胚胎数优于未电针治疗，但临床妊娠率的改善尚未达到统计学差异。其团队2008年在后续研究中逐渐拉长针灸的介入时间，即在促排卵周期前一个月便开始针刺。结果显示，电针可明显改善患者的临床症状，显著提高胚胎种植率、临床妊娠率，降低流产率。研究者认为，这可能与电针调节干细胞因子介导的调节卵巢旁分泌和（或）自分泌的功能，进而改善卵巢微环境，提高卵泡质量有关。2010年，该团队继续观察了针药结合对子宫内膜异位症患者行IVF-ET妊娠结局的影响。针药治疗从COH周期前2个月开始介入。结果显示，针药结合组获卵数目、受精率、着床率、妊娠率均高于西药治疗组。2011年，该团队观察了电针对多囊卵巢综合征（PCOS）患者IVF-ET的影响，电针治疗在COH周期前一个月开始介入。综上可见，该团队在不断深入的研究过程中，将针灸治疗的介入时间从胚胎移植前后逐渐延长到IVF-ET的准备阶段。同时，根据不同的疾病，设立了不同的针灸治疗方案。这样更符合针灸临床治疗规律，也体现出针灸疗法在辅助生殖各个阶段的应用优势。

此外，兰州大学第一医院生殖医学中心的何晓霞团队研究发现，自COH周期月经第1天开始针刺至取卵前1天，可预防卵巢过度刺激综合征（OHSS）的发生。

2. 针刺方法多元化　针灸疗法博大精深，经过数千年的发展形成了一门包括几十种外治方法的学科。目前，已报道了手针、电针、温针、耳针、艾灸、火针、腹针、经皮电刺激等多种疗法在ART中的应用。

江苏省人民医院针灸科王茵萍团队（即本团队），最初仅将电针耳穴应用于取卵镇痛中。随着临床的不断摸索，根据女性气血阴阳呈周期变化的特点逐步形成了"针灸序贯疗法"的理论思想。针灸序贯疗法融合了电针、艾灸、火针、刺络拔罐、穴位注射等方法，将其灵活应用于辅助生殖的过程中，可谓针灸方法多元化的典范。该方法适用于卵巢功能减退、PCOS、黄体功能不全等月经周期紊乱的多种不孕疾病。自2008年以来，本团队采用该方法治疗了大量各类不孕症及反复IVF失败患者，临床疗效显著。在一项专门针对卵巢储备功能降低（DOR）患者卵巢功能及IVF-ET妊娠结局影响的观察中，我们对63例IVF、ICSI的DOR患者进行对照研究。研究组（30例）患者采用针灸序贯治疗至第2个月经周期取卵前，疗程结束后接受IVF-ET周期。对照比较研究组患者针灸序贯治疗前后卵巢储备功能指标，同时比较两组患者IVF-ET周期治疗结局（周期取消率、胚胎种植率、临床妊娠率）的差异。结果显示，研究组窦卵泡数、获卵数、受精数、优质胚胎数较之对照组均显著增加。胚胎种植率、临床妊娠率明显提高，周期取消率则低于对照组。提示该疗法能有效改善卵巢储备功能，提高卵巢反应，改善卵子质量，增加促排卵效果，并进而提高IVF-ET的临床妊娠率。

尽管治疗方法的多元化是针灸疗法的优势，但也容易导致相关研究结果的解读困难。每种治疗方法都存在其利与弊，针对某一疾病的某个阶段应该选择何种方法进行更有针对性的治疗是今后研究的重点与难点所在。

3. 针药结合　中药在ART中的应用研究早于针灸。但由于中药复方成分复杂的特点，一些西医学者并不建议在IVF-ET的过程中进行使用。当前的报道也以中医院校的附属医院为主。但任何一门医术都不是万能的。都或多或少不同程度地受到其自身条件的制约，各有不同的适应证范围。针药结合能够取长补短，为一些复杂性疾病提供更好的疗效。目前报道的针药结合在ART中的应用，包括子宫内膜异位症、卵巢早衰、PCOS等多种疾病。

4. 临床疗效与机制探讨结合　随着研究的不断深入，相关研究的观察指标也从最早的效应指标，如受精率、妊娠率、出生率等，逐渐发展到对相关机制指标的探讨。笔者从雌孕激素水平的调节机制角度探讨了针灸序贯疗法对卵巢功能减退患者IVF-ET的影响。华中科技大学同济医学院的高颖教授团队从改善卵巢血供以及子宫内膜容受性的角度，探讨了针刺治疗在IVF-ET中发挥的作用与机制。山东中医药大学第一附属医院中西医结合生殖与遗传中心的连方教授团队从卵泡液IGF-1、IGF-2因子及血清β-内啡肽的角度探讨了经皮电刺激对卵细胞质量的作用机制。

尽管针灸在ART中的应用研究在国内学者的推动下，从不同的角度得到了深化。然而，国内报道仍以小样本研究报道多见，尚需临床多中心、大样本试验验证。海外研究设计虽然能较严格地遵循循证医学的方法进行，但是却无法完整体现现实世界的针灸临床疗效。例如，假针刺对照方法的设立、辨病辨证的个体化治疗原则等。因此,在两种立场中取长补短、寻求平衡,建立一套符合针刺在 ART 中的应用研究方法,才能共同促进针灸理论的发展。

第二节　针灸介入 ART 的主要环节

一、取卵前针灸以改善卵巢功能,促进排卵,提高卵子质量

数年来,笔者联合使用针刺、灸法、电针、刺络拔罐等针灸疗法,形成分期针灸序贯疗法,在备孕期(进周前)和刺激周期(进周后)治疗了大量该类患者。我们的研究发现,经针灸干预后,患者窦卵泡数、获卵数、受精数、优质胚胎数均较未针灸治疗前显著增加。显示针灸疗法在预处理不孕基础病、提高取卵效果方面有明显的优越性。崔薇等在控制性超促排(COH)前一个月经周期,电针刺激 34 例肾虚型 PCOS 患者。结果发现,电针刺激组较之单纯西药治疗组,其受精率、卵裂率、优质胚胎率均有所提高,且中医肾虚症状也有明显改善,临床妊娠率则提高了 8.74%。张迎春等以针药结合干预 50 例卵巢储备功能下降的患者,发现治疗后患者血清性激素水平明显改善,卵巢直径(OVD)测定明显增大和窦卵泡计数(OVF)明显增加。徐铮铮观察卵泡期针刺对接受 IVF/ICSI-ET 患者的卵巢血供及妊娠结局的影响后发现,针刺相关穴位能明显降低卵巢动脉血流阻力,改善患者的卵巢血供,进而促进卵泡发育,提高妊娠率。一些国外学者也关注了针灸在 ART 过程中对卵巢功能的调节优势。如 Farnoosh Bidouee 采用电针和灸法联合治疗了 60 例接受 ICSI 治疗的不孕症妇女。发现针灸治疗 3 个月经周期后,患者卵泡数和卵母细胞数增多,取卵后第 3 天 I～II 级胚胎数明显提高。

二、取卵镇痛作用

取卵时取卵针机械性刺激盆底组织结构会使部分患者产生疼痛的感觉。目前,临床常见的做法包括静脉基础麻醉、宫旁阻滞、肌注镇静药物或不用任何药物。在 2007 年至 2008 年两年间,笔者采用耳针疗法进行了近千例 IVF-ET 治疗患者取卵镇痛的相关研究,并对其中 120 例资料比较齐全患者的镇痛效果与 40 例哌替啶肌内注射镇痛患者进行了对比观察。结果发现,耳针镇痛与哌替啶镇痛效果相当,但其可避免哌替啶药物导致的头晕、恶心、呕吐等不良反应。也有研究者比较了电针复合肌注哌替啶与单纯哌替啶肌注的取卵镇

痛效果。同样发现，针药复合麻醉组在疼痛等级、疼痛积分方面明显低于单纯哌替啶肌注麻醉组，且术中及术后不良反应的发生率也明显较低。另外，Sator Katzenschlager 等研究发现，电针药物复合麻醉具有术后恢复快、麻醉药物用量及手术费用支出减少等优点，认为针灸可作为取卵时一种常规的非药物麻醉辅助手段。

三、提高子宫内膜容受性

子宫内膜容受性是指宫腔对移植胚胎的接受能力。子宫内膜形态、厚度及子宫内膜血流改变是衡量子宫内膜容受性的三个重要指标。笔者观察了在月经周期特定时点进行火针干预对子宫微环境的影响。方法是将 68 例接受 IVF-ET 的患者随机分为研究组（n=35 例）和对照组（n=33 例）。研究组在应用针灸序贯疗法常规方案治疗的基础上，于排卵后及经前期末期这两个时点配合使用火针疗法干预。观察两组患者备孕期中医症状的改变，移植日子宫内膜厚度、形态及移植后生化妊娠率和临床妊娠率的差异。结果显示，研究组移植日的子宫内膜厚度优于对照组。提示月经周期特定时点火针干预可以改善不孕患者月经症状，增加子宫内膜厚度，进而辅助胚胎着床。Paulus 和张明敏等的研究也发现，用电针刺激不孕患者子宫 - 卵巢同一神经节段内的主要穴位，例如肾俞、膀胱俞、三阴交、承山等，能使相应脊髓节段的交感神经传出支释放降钙素基因相关肽或 P 物质，并作用于周围神经末梢产生逆行的神经冲动。从而降低交感神经兴奋性，使子宫螺旋动脉搏动指数（PI）和阻力指数（RI）明显下降，子宫动脉的血流阻抗下降，子宫动脉扩张、子宫内膜血流灌注增加。从而改善内膜形态，提高内膜容受性，为胚胎着床提供良好的条件。

四、调节内分泌与心理干预作用

接受助孕治疗，尤其是经历多次助孕失败的女性，常常伴过度紧张、焦虑、抑郁等不良情绪和心理状态。而这种不良情绪会引起下丘脑 - 垂体 - 肾上腺轴过度亢进，导致神经内分泌以及生殖内分泌功能紊乱，进而影响其 IVF-ET 妊娠结局。孙振高等观察了采用针药结合疗法对行 IVF-ET 患者焦虑抑郁情绪及手术结局的影响。发现该疗法能明显缓解患者焦虑、抑郁等不良情绪，有效改善手术结局。其作用可能与降低交感神经系统兴奋性，提高卵细胞质量和改善子宫内膜容受性有关。Smith 等也认为针刺治疗提高临床妊娠率可能与针刺后患者感觉良好、心情放松等密切相关。

另外,还有很多报道显示,针灸在治疗许多不孕基础病如子宫内膜异位症、多囊卵巢综合征、慢性盆腔炎等方面具有效果。因此,针灸可介入 ART 的多个环节并发挥有益的作用。

第三节 针灸在 ART 应用中的机制研究

随着针灸在 ART 过程中应用优势的逐步体现,针灸研究者开始不断地探索针灸的作用路径与机制。相应的临床机制以及动物基础研究工作相继得到积极开展,其成果主要有以下几个方面:

一、针刺在促排卵中的作用机制

实验研究结果发现,雌性大鼠在 COH 过程中接受针刺双侧三阴交穴可促进卵泡募集和发育。其作用机制可能是针刺促进卵泡刺激素(FSH)的释放,诱导 FSH 与颗粒细胞上的跨膜蛋白 -FSH 受体(FSH-R)相结合,结合后颗粒细胞分泌雌二醇(E_2),诱导优势卵泡的黄体生成素(LH)的表达,进而促进排卵。王少军等利用 SD 大鼠"炎症模型"探讨卵巢 - 脊髓神经节段相关性与经穴的关系时,认为针刺卵巢敏感穴区对生殖内分泌系统可能存在"针刺 - 中枢电兴奋 - 自主神经系统 - 内脏"以及"神经冲动又继发神经组织内的肽类物质释放和内分泌免疫系统的活动"两方面作用。而这种调节作用可以起到促进卵泡发育、提高卵母细胞质量、改善排卵功能、促使女性生殖内分泌系统功能恢复正常的作用。

二、针刺对子宫内膜容受性的作用

张维怡通过克罗米芬建立子宫内膜容受性不良状态的大鼠模型,采用针刺关元、子宫、三阴交等穴位治疗。结果显示,针刺能上调模型大鼠雌孕激素受体、子宫整合素 $\alpha v\beta 3$ 及 mRNA 表达,提高血清 E_2 及子宫内膜容受性的标志分子蛋白同源盒基因 A10(HOXA10)水平,改善子宫内膜容受性的状态,进而提高平均着床胚泡数和胚胎着床率。张明敏对米非司酮诱导的胚泡着床障碍模型大鼠进行针刺双侧后三里、三阴交 5 天的治疗。发现针刺能使子宫内膜血管内皮细胞生长因子(VEGF)的表达显著增加,改善米非司酮对子宫内膜的影响,从而促进胚泡成功着床。

三、针刺对内分泌的作用

李娜通过电针刺激自然围绝经期大鼠双侧三阴交穴 15 次后，观察发现电针不但可以有效升高围绝经期大鼠雌激素水平，抑制过分亢进的下丘脑 - 垂体 - 卵巢轴，还可以缓解围绝经期大鼠烦躁焦虑情绪，改善其生存质量。张化龙用针灸加推拿干预去卵巢大鼠模型，观察到类似的结果。李沛等研究针刺不同穴位和不同时间针刺对恒河猴内分泌的影响，发现在月经周期的卵泡期，针刺体穴石门、三阴交以及耳穴双"G4"区，均可以抑制 E_2 和 LH 高峰产生明显的抑制性影响，从而干扰排卵。但是，这种抑制性作用受针刺穴位特异性、针刺时机和针刺时效性的影响。该研究认为，针刺抑制 FSH、LH、E_2、T 的最佳时机在其峰值来临前，而针刺对生殖内分泌的时效性为 24 小时。

四、针刺对免疫因素的作用

何虹等采用中药配合针刺次髎、关元俞、肝俞、肾俞、太冲、三阴交等，结果表明，针刺可降低抗精子抗体阳性不孕症患者血清脑啡肽水平，提高受孕几率。貌扬萍通过针刺免疫模型大鼠的肾俞、三阴交、太溪，同时配合服用归肾丸，连续 4 周后对比观察。结果发现，针灸与中药可影响神经内分泌免疫网络调节生殖免疫功能，进而对免疫性不孕产生疗效。

五、针刺对机体细胞因子的调节作用

焦娇等采用中药消异方联合电针治疗患有子宫内膜异位症行 IVF 的患者。结果发现，针刺能降低患者体内血清、腹腔液中白介素(IL-6)的含量。从而降低其对机体巨噬细胞的各种趋化作用，减少异位子宫内膜的植入，最终提高机体的受孕几率。此外，张春雁等通过针药结合治疗子宫内膜异位症大鼠。结果显示治疗后，腹腔灌洗液中血管内皮细胞生长因子（VEGF）表达显著降低，可有效抑制子宫内膜异位症大鼠异位内膜组织的血管增生。

第四节　针灸在 ART 中的应用总结

综上可以看出，针灸疗法在国内外 ART 中的应用已取得了初步成果，但尚有很大的发展空间。针灸疗法凭借几乎无副作用、双向良性调节的特点获

得"绿色疗法"的称号，较之其他方法有着绝对的优势。而怎样更好地利用这些优势，则需要我们更深层次地认识进行 ART 的患者病情，以及我们所用疗法的作用特点。力求知己知彼，采取更针对性的治疗方法，这是我们针灸人今后努力要做的工作。

第五章

针灸与 ART 配合应用的辨证与辨病

第一节　针灸与 ART 配合应用的中医辨证

中医传统辨证理论十分丰富，有八纲辨证、脏腑辨证、经络辨证、六经辨证、卫气营血辨证、三焦辨证，等等。各种辨证方法在临床上相互补充，体现了整体性与局部特点的统一。一般认为，八纲辨证是辨证的基本纲领，表里、寒热、虚实、阴阳可从总体上分别反映证候的性质。而脏腑辨证、经络辨证、六经辨证，则是辨病位的具体深化。从不孕症与 ART 针灸配合治疗的特点分析，笔者重点阐述以下几种辨证方法。

一、十纲辨证

传统八纲辨证即阴、阳、表、里、寒、热、虚、实八个辨证纲领。它是指导医生分析归纳、判断病证的基本思维纲领。其基本内容是在阴阳理论指导下，以"表里"来分析、辨别病位，以"寒热""虚实"来分析、辨别病性，三者还共同包含对病变趋势以及病情严重程度即病势的分析。即以"阴阳"作总纲，统括其他六纲，将它们紧密联系在一起，成为一个不可分割的整体。八纲既着重于分析中医证候本质的共性即病位、病性、病势，同时也更强调证候之间的内在联系及其变化规律。因而，对于临床实践具有全面的、普遍性的指导意义。

从临床实际操作以及针灸本身的作用特点来分析，我们在此基础上略去了阴阳。因为阴阳作为总纲来分析辨别阴阳的偏盛偏衰，实际上已在辨寒热、虚实和表里之中具体体现。参考其他专家的意见，我们认为在表里、寒热、虚实这六纲辨证基础上增加"滞、瘀""湿、燥"这四大纲领对针灸临床现象进行辨证归纳，会更具有实用性和可操作性。

（一）表里辨证

"辨表里"或"表里辨证"，有两个层次的意义：一是由于"表里"病位的广泛含义,"辨表里"基本上可作为"辨病位"的代名词。即用来辨别病变部位所在何处,以及在疾病过程中由于病位的变化,而呈现的病势轻重与演变趋势。二是指"表里辨证"。即具体辨别表证或里证,以及表里之间病势轻重、深浅、进退的变化趋势。由于针灸科是以治疗方法而单立的科室,难免存在轻诊断、重治疗的现象。因此,我们认为针灸临床尤需强调"表、里"辨证。这里的表证更多的指病位浅、病因简单、病位局限,预后良好的病证;而里证则是指病位深、病因复杂、病位涉及广、预后相对较差的病证。所以,"表里辨证"实际上可视为防止误诊、漏诊的第一道防线。尤其要重视那些看似表证,但传变迅速的病证。如妇科病常见的多囊卵巢综合征,最初症状仅为月经延期而至。有些患者并无肥胖、多毛等雄激素分泌过多的征象。且因多发于青春期女孩,因生活、学习不规律而多发,也不会引起重视。但随着病程发展,双侧卵巢会逐渐增大,包膜增厚硬化。包膜下可见多个直径<1cm 的小卵泡,呈串珠样。但无成熟卵泡生长,更无排卵迹象,因而会导致不孕。由于长期受雌激素影响,无孕激素拮抗,子宫内膜的变化表现为增生期过长或腺囊型、腺瘤型增生,子宫内膜癌变几率会增高。因此,如能在月经不调的初期阶段及时治疗,便可能阻断其进一步发展。所以,在不孕症的辨证时,正确判别表证、里证,即是正确掌握疾病的发展动向,是防止疾病传变、及时选择最佳疗法的重要一环。按照中医理论,在正确辨别表里的基础上,结合寒热虚实,便可采取相对应的针灸疗法。如表证治宜取督脉、手太阴、手阳明、手少阳、足太阳经穴为主,宜浅刺。属表热证可少留针,表寒证可施灸,表虚证宜用补法,表实证用泻法等。

(二)寒热辨证

寒、热两纲,是辨别病变基本性质,认识病性的寒热变化趋势和规律的纲领。辨寒热着重于阴阳失调的基本性质,即病证的阴阳、寒热偏性。包括机体阴阳的偏盛偏衰,以及病邪性质的偏寒偏热。它直接影响到治疗原则的确立和具体治疗方药和针灸方法的运用。临证时,可从寒热喜恶、口渴、面色、二便、脉象等方面辨证。如寒热辨证不明则会严重影响治疗效果。曾有专家专门撰文提出防"冰伏"思想在妇科临床上的重要意义。所谓"冰伏"系指因过用寒凉之药清热泻火,使高热暂被压下,但病邪却隐伏体内的现象。"冰伏"应该包括几方面的含义:一是用药寒凉,气涩血凝,易致留瘀敛邪,出现邪热内困,变生坏病;二是寒凉太过,此腑之热未除,又伤彼脏之阳,顾此失彼;三是本虚标实,虽应急则治标,但过用寒凉,致本虚更甚,则病必不除。如冰伏内热，郁火内闭，气机不利，血脉失和，热炼湿滞，痰瘀互结，日久则容易导致癥瘕积聚等妇科疑难重症。如临床常见的急性盆腔炎、急性盆腔腹膜炎等，临床通常大量运用广谱抗生素，其性多归于寒凉。中医临床常宗寒者热之、实者泻之的法则，以苦寒清热、解毒、凉血中药配合治疗。患者或许能在较短时间内退却高热，但其后常常出现弛张热或间歇热，或低热不退、腹坠、腰痛等症状。此时，若以为热邪退却，正气损伤，加用温补，可能造成毒热余邪的死灰复燃，致病情反复发作或加重。但若继用苦寒之品，则无异于雪上加霜，使火郁冰伏，气血为之凝滞，造成痰核积聚、瘀血内阻之证。此类现象，不仅存在于中药诊疗过程中，在针灸临床也极为常见。有一项研究专门观察了子宫内膜病变与寒热辨证的关系。研究显示，随着病变进展，子宫内膜病变寒证逐渐减少，热证逐渐增多。良性病变以虚寒证为主，恶性病变以虚热证为主。子宫内膜单纯增生组以气虚证、气不摄血最为常见。气虚时机体会呈现一派阳气不足的虚寒症状，但日久气虚不能行血必然导致血瘀。瘀久化热，或感受湿邪毒邪，湿瘀化热，湿毒阻滞，则表现为热证。而失血病久者体必虚，阴血虚亏，水不治火，易变生虚热。故随病变进展，正确把握寒热辨证规律对于选择针灸方法十分重要。从针灸疗法来看，凡属寒证者，多选取任脉及三阴经穴。针宜久留，且针灸并用，以达散寒邪、温经络、培补阳气之目的；凡属热证者，应进一步辨虚实。实热证多取督脉及三阳经穴，针入疾出，只针不灸；或以三棱针点刺，以奏清热解毒、泻邪、开窍之功。如察之不慎，以寒为热，或以热为寒，治法不当，均会导致疗效不佳，甚至导致损伤其正气，加重其病情的后果。

（三）虚实辨证

虚实两纲，是辨别邪正盛衰的纲领，它同样是辨别病性，认识虚实变化趋势和规律的纲领。辨虚实着眼于分析病性的另一个侧面，即病证的邪正盛衰及其变化规律和发展趋势。现代医学是没有虚实概念的，因而在临床中有时会出现"治疗过度"的现象。笔者认为，虚实是特别能体现中医特色与治疗优势的辨证方法。因为同样的疾病在不同的患者身上，可能呈现"虚"和"实"完全不同的病性变化。如仅满足于治"病"而不考虑"虚"和"实"，则可能导致治了"病"却伤了"正"，导致"病"去而正亦亡的后果。轻者病情迁延，重者生命危险。成都中医药大学的邓琳雯等专家从"虚实"为切入点，以"扶正祛邪"立法治疗盆腔炎性疾病后遗症获效，正是展示虚实辨证优势的很好范例。邓氏认为，慢性盆腔炎病因源于正邪相搏，邪胜正负。经期正气不足是慢性盆腔炎发病的基础。常因妇女经期、血室正开而摄生不慎；或经期同房，或宫腔手术消毒不严等导致湿热之邪入侵胞宫、胞脉、胞络、冲任，阻滞气血而致。若病邪缠绵日久不愈，正气受损，正邪相搏，邪实正虚，湿热瘀滞遏伏不去，则导致慢性盆腔炎的发生。而经前、经期血海由盛而满（经前期），由满而溢（行经期），由溢而渐虚，气血变化较剧，更易为湿热等外邪所犯致病。其病机则为邪正相争，正虚邪恋。湿热内蕴日久，流注下焦，阻滞气机，瘀积冲任；或经期产后，余血未尽，湿毒之邪乘虚直犯阴中，留连日久，盘踞胞脉。而经期血室正开，血海由盛实而骤虚，气血变化较剧。正虚邪实，气血阴阳失调，更会致疼痛加剧。这和现代医学的理论是一致的。现代医学认为，经期盆腔充血，于来潮时宫颈黏液被冲出，经血中和了阴道的酸度，使阴道内 pH 值发生变化，而利于阴道菌丛繁殖活跃与上升，使得部分盆腔炎症状加重。所以，根据月经周期的不同阶段，因势利导进行治疗十分重要。中医学认为，经前期当顺应胞宫除旧生新，因势利导，驱邪外出，使气血调和，阴平阳秘；经期攻邪"贵乎察得其真，不可过也"。此时扶正，使正气旺盛，抗邪有力；同时，经期邪有出路，病易痊愈。而从现代医学认识，月经期盆腔充血，盆腔内毛细血管扩张，渗透性增强。该时用药或适当的针灸疗法有利于药物渗透或针灸取效，使感染的内膜脱落，形成无感染的新生子宫内膜。而平时起居则应"法于阴阳，和于术数，饮食有节，起居有常，不妄作劳"，方可"正气存内，邪不可干"，有助于预防该病的复发。所以，正确掌握"虚""实"辨证，是不但治之有效，还能收其全功的关键。针灸临床辨属虚证者，治疗多取任脉与手足三阴经穴为主。针用补法，并可用灸。临证根据阴阳、气血、脏腑的不同，分别采用补阴、补阳、补气、补血及调补脏腑的方法治疗。实证者治宜取督脉和手足三阳经穴为主，针用泻法。临床根据气血寒热的不同，分别采用破气、活血、温寒、清热的方法治疗。

（四）滞和瘀的辨证

1. 滞、瘀现象在妇科临床的普遍性　滞，即气滞。叶天士云："妇科杂病，偏于肝者居半。"张山雷也有言："肝家气滞，则血病皆从此而生。"所以，本书特别将"滞"和"瘀"作为其重要的辨证纲领。不孕症很多源于气滞与血瘀。李梴《医学入门》所言："人知百病生于气，而不知血为百病之始也。"机体一旦发生病变，不是因于气，便是因于血。因此，可以用气血的运动变化来说明人体生命运动的全过程。而情志变化是影响妇科疾病的主要因素。七情之中，以忧思、郁怒为甚。忧思伤脾，郁怒伤肝。若肝气郁结，使五脏气机不畅，结聚而不得发越。当升者不得升,当降者不得降,当变化者不得变化。转化失常,使有形之血不生,无形之气不化,则气血失调,妇科诸病由此而生。如临床最常见之痛经一症。朱丹溪云:"经血将来作痛者,血实也,曰气滞。临行实,腰痛腹痛,乃是郁滞有瘀血。"再者"气为血之帅,血为气之母"。气行则血行,气滞则血瘀。血瘀胞宫,使冲任经脉受阻,若复为情志所伤则壅滞更甚,故"不通则痛",发为痛经。从临床来看,气滞甚于血瘀者,腹胀过于腹痛,且两胁痛或经前乳胀同时并见;血瘀甚于气滞者,痛过于胀,痛势亦较剧。故气滞、血瘀二者常常同见。有学者对子宫内膜异位症与中医体质类型的相关性进行了研究。结果显示,在 150 例子宫内膜异位症患者辨证分型中,以气滞血瘀型多见,占 40.7%;其次为气虚血瘀型占 22.0%,寒凝血瘀型占 18.7%。可见,气滞血瘀证是该病主要证型之一。

2. 气滞、血瘀是妇科疾病的不同阶段 从临床很多不孕症的传变规律分析可以发现,往往初病在气,以气滞为主;久病在血,以血瘀为主。而对"滞"与"瘀"的精细辨证又可以分为单纯气滞期、气滞为主期,气滞、血瘀并见期,或血瘀为主期。这几个阶段可以视为疾病由表入里,由轻变重,由功能性向器质性变化的过程。而如果能详辨其气滞与血瘀的不同阶段,早期干预,便可未病先防或既病防变。以临床最常见的乳腺小叶增生为例。该病中医称之为"乳癖"。"癖"同义于"痞"。痞是形容气机不畅,在人体任何部位出现的胀满疼痛。症状时轻时剧,疼痛时隐时现,这和乳癖的临床表现基本一致。肝气郁结是导致乳腺炎和乳腺增生的重要原因。但最初的乳腺小叶增生多在月经前出现,大多为单纯性增生,月经来潮后症状便明显减轻。此时如能及时治疗,病情会在早期控制。而肝郁日久,则可能气血搏结不畅而成瘀。此时的增生可能呈腺瘤样改变。而如长期压抑、焦虑、精神紧张或突然受到剧烈的精神刺激,久而久之则无形之气滞化为有形之凝结成块。气滞痰凝、瘀血阻络、血脉不利,痰瘀互结于乳络则可能形成乳腺癌癌前病变。日久则可进一步化毒为岩,变为乳腺癌。所以,气滞与血瘀的精确辨证有助于我们更为细致地把握疾病的发展变化。

3. 针灸疗法改善气滞、血瘀证的优势 针灸疗法的基本功能之一便是疏通经络。所以,行气活血是其疗法的最主要特点与优势。针灸刺激方法众多。毫针等刺激方法偏长于疏通,而放血等方法则更擅于活血。如痛经一症多因气机不利,气滞血瘀,阻于胞宫所致。气滞重于血瘀者,我们可以用八脉交会穴理气行经止痛。八脉交会穴之公孙通于冲脉,不但通调冲脉经气正常运行,而且对十二经之气运行都有直接或间接联系，并使"血海"起到溢蓄双向调节作用；八脉交会穴之列缺则通于任脉，可沟通胞宫。再配以太冲疏肝解郁，调理气血；中极调理冲任，有疏通胞脉之功效，可以对原发性痛经迅速见效。若属继发性痛经，病程长，瘀血明显者，则可在上述基础上加用膈俞、腰阳关、十七椎等穴刺络拔罐，以加强活血化瘀的效果。如果证属阳虚寒凝，则可以火针点刺拔罐，加强温通效果。使阳气旺盛，气血流通，尤适用于癥疾。因此，无论是对"无形之气"，还是"有形之血"，针灸都有其独特的效果。

（五）湿和燥的辨证

1. 湿与燥致病的普遍性与特殊性　"湿"是中医学中最有特色的概念之一。湿邪为患，在妇科尤为常见。女性有经孕产乳等生理活动，而这些活动均以血为物质基础。而气血的生成、输布及功用，与五脏六腑的功能是分不开的，尤其与肝脾肾三脏功能的正常与否密切相关。其中，肝主疏泄以行津液，脾司运化而主水湿，肾为水脏而主五液，肺通调水道而主制节，四者均与水液代谢的正常与否有关。女子生理上数伤于血，以致气分偏盛，性情易于波动，易致气滞湿停、痰湿内生。妇科的疑难重症，尤见湿瘀并现。从临床上看，初病气滞，其调节机体水液代谢功能失常，可致水湿停滞，重浊不运；气滞血液运行不畅，湿瘀蕴阻下焦，则可致月经稀发，量少，甚至经闭；湿瘀阻于胞脉，两精不能相合，则可致不孕；湿瘀阻塞经脉，冲任不利，胞宫藏泄失司，血不归经，可见月经过多，甚至崩漏；湿瘀内蕴，气血受阻，累及带脉，可见带下量多如脓。或如豆腐渣样，或夹血而下，气味秽臭，并伴见下腹胀、坠、痛诸症；湿瘀郁久，化热生虫，虫蚀阴中，则见阴痒灼热；病情迁延，肝肾虚损，冲任不固，督脉失统等则易变生多病。而燥有外燥、内燥之分。妇科病尤多内燥。经带胎产均易伤阴血，而致阴亏血少，阴损阳动复又伤阴。现在很多药物或针刺艾灸方法，也易温阳劫阴。所以，湿与燥的辨证在妇科临床尤需详察。

2. 微生态与妇科湿热证本质　缪江霞教授认为，微生态学与中医妇科学在对生殖道的生理认识上有很多相似之处，其失衡与湿热证病机有着共同的规律性。因此，缪教授设想可通过测定妇科湿热证患者微生态指标（阴道菌群及神经内分泌免疫指标），来探讨湿热证的部分实质以及与妇科病的特殊关系。女性生殖道的防御机制是由生殖道内的微生态菌群和机体内分泌调节、解剖结构共同组成的。阴道褶、阴道穹窿，是细菌得以栖息的良好空间结构。子宫颈外口也是正常微生物群的栖身地。阴道内黏膜虽无腺体，但来自宫颈分泌的黏液，使阴道内保持湿润状态。阴道上皮细胞随雌、孕激素的变化发生周期性改变。排卵前，在雌激素作用下，上皮底层细胞增生，逐渐演变成中、表层细胞，表层细胞增生并角化，细胞内糖原储存丰富；排卵后，在孕激素作用下，上皮细胞脱落，糖原释放，加上宫颈黏液及子宫内膜剥脱和出血，都是细菌生长的营养源。一般认为，健康妇女阴道菌群包括常住菌、过路菌及偶见菌种，并随着年龄、妊娠等的变化，发生着不同微生物种群相续、交替过程。阴道内菌群之间，不但存在着共生的关系，如乳酸杆菌、表皮葡萄球菌、粪链球菌等都参与糖原分解产酸，也存在着拮抗关系。这种阴道腔内微生物与宿主、环境保持着的生态平衡，起着以下生理作用：①生物屏障作用。有层次、有序地定植在阴道黏膜上皮的微生物群，犹如一层生物膜，对宿主起占位性保护作用；而且，直接影响定植力，使外袭菌无法立足于宿主的黏膜。尽管菌株中有许多成员具备潜在致病作用，但只要菌群处于平衡中，生态优势的常住菌就可使之保持为相互牵制、相互制约，又彼此协调、彼此和谐的生态社会。②维持酸性环境。如前所述，乳酸杆菌使脱落上皮中糖原分解成单糖，进而酵解为酸性代谢产物，使阴道环境维持在偏酸性，有利于抑制许多微生物生长，而维持阴道自净作用。③免疫作用。和其他部位正常微生物群一样，对宿主的体液免疫和细胞免疫的形成有一定的影响，有利于抵御外袭菌的入侵。④防止黏膜上皮细胞化生。如果乳酸杆菌明显减少，阴道环境渐成中性或碱性，极有利于腐败菌生长、繁殖。阴道内有毒物质易于积蓄，极易导致宫颈非典型鳞状上皮化生。而阴道内的微生态平衡能防止黏膜上皮化生。所以，女性特殊的解剖结构与生理现象可以说是易于产生"湿"的基础，而在微生态平衡情况下的定植抗力和阴道的防御功能、自净功能则都是"正气"的重要内容。只有在生殖道微生态平衡的状态下，正气方能抵御湿热之邪。当人体在受到某种异常影响（如生活环境突变、手术、外伤、情绪激动等）时，可使微生态受到干扰和破坏，出现微生态失调。影响女性生殖道生态环境的因素，除寄生于阴道的细菌自身相互制约外，其赖以生存的阴道内环境又受到许多因素的调节和影响。包括机体免疫功能、性激素、避孕药具、性生活、糖尿病、药物、感染等。此时微生物发生定性、定量和定位的改变。生殖道微生态系统的生物屏障作用被削弱，微生物的一些作用由生理性转变为病理性，形成微生物致病的机制，从而引起宿主发病。如特异性阴道炎、非特异性阴道炎等。并可进一步顺解剖结构向上扩散，引发一些妇科感染性疾病，如附件炎、盆腔炎及妇科术后感染等。妊娠期，则可引起不良围产期结局，包括绒毛膜羊膜炎、羊水感染、胎膜早破、子宫内膜炎等。所以，"正盛"即是微生态平衡状态，"邪盛"即是微生态失衡状态。而湿热致病，也存在正与邪两方面因素。湿热之邪外侵或内生致病，生殖道微生态即处于失衡状态，二者在发病机制上极为相似。综上所述，加强"湿"邪辨证，将有助于我们更深入地了解女性的生理与发病特点，而作出更精确的临床判断与治疗方案。具体治疗时，证属寒湿者可温寒祛湿，治宜多选取任脉及三阴经穴，针宜久留，且针灸并用，以达散寒邪、温经络之目的；凡属湿热证者，应进一步辨虚实，多取督脉及三阳经穴，或以三棱针点刺，以奏清热解毒、活血化瘀之效。尤其适用于顽症痼疾。但湿证大多病程较长，病势缠绵，所以，需详细观察病情变化以求选择最恰当的穴位刺激方法。

3. 阳常有余，阴常不足 《傅青主女科》中有"不损天然之气血，便是调经之大法"。《景岳全书》"妇人规"中亦谈到妇人"阳非有余、阴常不足"。这两位妇科大家均强调了妇女的生理、病理特点以及治疗妇科病应遵循的原则。女子以血为本，经孕产乳等生殖活动均以血为基础，所以，不单是不孕症、带下、胎产疾病以及妇科杂病的治疗，均应注意气血阴阳的培补与保存，忌攻伐过度而致气血损伤。作者认为，"燥"是妇科针灸临床尤其需要注意的证候。原因有三：其一精血易损难补。人之精血，源于先天及后天。肾所产生的精在妇女的成长和发育过程中具有至关重要的作用，肾精充足，则天癸如期而至，冲任二脉通盛，才能有月经来潮和孕育胎儿的可能。肾主藏精，肾之精气宜固秘，忌耗泄。大多妇女因经血不调及胎产失血而耗血伤阴，使肾精不充，肾气亏虚。肾精不足或者肾气不充可引起经血不调，严重时可发生崩漏，或者出现带下量多。孕育胎儿时可发生胎元不固或妊娠肿胀。重则可至滑胎，也可导致不孕症、阴挺等疾病；脾胃为后天之本，精血化生之源。《女科经纶》引程若冰说摘要："妇人经水和乳，俱由脾胃所生……变化赤而为血，血有余则下注冲任而化为经水。冲为血海，任主胞胎……流注于乳房变白而为乳……"药物攻伐，脾胃失调，均可致脾胃虚弱，生化无源。而妇人气有余而血不足，肝藏血，血伤则首先累及肝。尤其行经、产后阴血损耗，肝阴不足，肝阳偏旺，则身体百病发生。再加上妇女本身属阴，阴性凝聚，则易于发生忧郁。郁结难解，导致气机不利。气机不利则诸病发生，此为妇科疾病的又一重要发病机制。以上种种都说明精血为女性之根本，易损难补。二是失治、误治，常致阴血亏损。临床上，我们经常可以看到，闭经、痛经的患者常常连用活血化瘀药，肥胖的患者常用燥湿化痰药，盆腔炎症患者常用清热解毒药，等等。这种简单的辨证用药方法，不仅疗效欠佳，反而伐伤气血，加重病情。盖因理气活血药物药性多芳香辛燥，极易耗气伤阴。如虚证肝郁气滞者用了药性较强的理气(破气药)，症状可能因气机暂得疏通而暂时有所缓解。但因肝阴更亏，继而可能会更加重病情。而肥胖者则不宜一味燥湿。妇科临床上见到肥胖者如多囊卵巢综合征(闭经)的患者，医家往往辨证其有痰湿存在，治疗时常常必用燥湿化痰药。理论依据是"肥人多痰"。而燥湿化痰药物药性多辛温燥烈，也易伤阴耗气，而致气血耗伐。反之，寒凉药物阻遏或内伤阳气易造成胞宫虚寒，阳气受损。久之阳损及阴，阴阳两虚。妇科的许多炎症，虽概以"炎症名称"，但病程迁延，证候复杂。即使是火，亦多是虚火，非实火可比。治疗当以滋阴清虚热为宜。而过用寒凉，则犯"虚虚之诫"损伤阴血。三是针刺泻偏于补，灸则更易伤阴。汪机很早就提出"针刺浑是有泻无补"，虽有些偏颇，但长期的针灸临床我们能体会到，针刺疗法其效果确实"通"优于"补"。对于多种原因造成的精亏血少，单纯的针刺疗法往往难获良效，而往往要辅助中药或其他疗法。而由于艾灸疗法的普及与推广，很多不孕症都被概以"宫寒"名称而大用灸法。对于阳虚血瘀者，艾灸疗法确实有其他方法无法比拟的优势，但长期不顾体质的滥灸，极易耗伤阴液。所以，作者认为，根据针灸的作用特点，加强"燥"的辨证，对于正确运用针灸的"法"和"量"以及掌握针灸与其他方法的综合运用十分必要。对于"内燥"明显的患者，针灸多取任脉及三阴经穴为穴，针刺易轻，并慎用灸法。切忌破血伤气，并应及时配合其他疗法。

综上所述，笔者认为，十纲辨证当是针灸妇科临床首先要确立的辨证方法。与中药等疗法不同，针灸的穴位归经并不意味着纯粹的"定位"概念。针灸通过体表尤其是远离病位的体表刺激所完成的一系列效应很难归结于某一特定组织器官，更大程度上是通过周围末梢刺激，中枢整合后发生的全身效应。所以，对机体整体、综合、大趋势的把握对于确立针灸的治疗原则与方案十分重要。如果真能做到对"十纲"辨证心里有数，或许可以做到大的方针不致偏离，误诊、漏诊可以减少，基本效果也可保证。

二、脏腑辨证

脏腑辨证是在认识脏腑生理功能、病理特点的基础上，将四诊所搜集的症状、体征及有关病情资料，进行综合分析，从而判断疾病所在脏腑部位及其病性的一种辨证方法。它的意义在于能够准确地辨明病变的部位，并能与病性有机结合，从而形成完整的证候诊断。脏腑辨证是中医辨证体系中的重要内容，是临床辨证的基本方法，是各科辨证的基础，具有广泛的适用性。针对妇科病特点，本书重点讨论肝、脾、肾三脏辨证。

（一）肝之辨证论治

肝居胁下。主筋，藏血，开窍于目，其脉络胆，而为之表里。上系目系，交于巅。其性刚强，喜条达而恶抑郁。凡精神情志之调节，与肝有密切关系。

1. 肝主疏泄　肝主疏泄的功能主要体现在以下几个方面：①疏通气机。气机即气的升降出入运动。机体的脏腑、经络、器官等活动，全赖于气的升降出入运动。而肝的生理特点又是主升，主动的。所以，肝的疏泄功能是否正常，对于气的升降出入之间的平衡协调起着调节的作用。肝的疏泄功能正常，则气机调畅，升降适宜，气血和调，经络通利，脏腑器官功能正常。如果肝的疏泄功能异常，则可出现两个方面的病理现象：一是肝的疏泄功能减退。即肝失疏泄，则气机不畅，肝气郁结，出现胸胁、两乳或少腹等某些局部的胀痛不适。若"木不疏土"还可出现肝胃（脾）不和等症。可见食欲不振，脘腹痞满等脾胃功能失常之症状。在妇女则可出现经行不畅，痛经、闭经等。日久气滞血瘀，则可形成子宫肌瘤、癌变等症。此外，气机郁结，还会导致津液输布代谢的障碍。产生水湿停留或痰浊内阻，出现乳腺小叶增生等症。二是升发太过，气的下降不及，则肝气上逆，出现头目胀痛，胸胁胀痛，面红目赤，烦躁易怒等。甚则可出现卒然昏不知人的"气厥"证候。若肝气横逆"木旺克土"，则出现脾胃功能失常之食欲不振，脘腹痞满，疼痛，嗳气吞酸，大便异常等症。②对情志的影响。肝性如木，喜条达舒畅，恶抑郁，忌精神刺激。肝疏泄正常则气机调畅，气血和调，人的精神愉快心情舒畅；若肝失疏泄则气机不畅，精神抑郁。肝经所循行之部位气血不利。可出现乳房、胸胁胀痛，会阴部胀痛，如痛经、乳腺增生、子宫肌瘤等。疏泄不及，气机不畅，血行瘀滞，会导致冲任不通或不畅，出现月经先期、月经量多、经期延长、崩漏等月经不调现象。不孕不育症的发生、发展与肝郁关系密切。不单单是女性，有研究显示，5%的男性不育症也与精神抑郁有明显的相关性。针灸临床辨属肝气郁结者，治宜取足厥阴、少阳经穴为主。配足太阴、阳明经穴，可以平补平泻法；肝火亢盛者取足厥阴、少阳经穴为主。针泻不灸，并可酌用放血疗法。

2. 肝主藏血　肝主藏血的含义主要有两个方面：①调节血量。当人体处于相对安静的状态时，部分血液回肝而藏之。当人体处于活动状态时，则血运送至全身，以供养各组织器官的功能活动。故有"肝藏血，心行之。人动则血运于诸经，人静血归于肝脏"之说。若肝藏血功能失调，则血液逆流外溢，可出现呕血，衄血，月经过多，崩漏等出血性疾病。②滋养肝脏本身。肝脏要发挥正常生理功能，其自身需要有充足的血液滋养，即所谓"肝需血养"。若肝血不足，则出现眩晕眼花，目力减退，视物不清。因肝脉与冲脉相连，冲为血海，主月经。故肝血不足，冲任受损，女子出现月经不调，量少色淡，甚者经闭。"女子以血为本"，女子月经的来潮、胚胎的孕育均建立在"以血为用"的基础上。故叶天士指出"女子以肝为先天"。一方面，肝藏血，主疏泄，调节血海，使之按时满盈，子宫定期藏泄；另一方面，足厥阴肝经与冲脉交会于三阴交，与任脉交会于曲骨，肝藏血充盈则冲脉盛满。肝疏泄正常，肝气条达则任脉通利，使月经定期来潮；若妊娠后则聚血以养胎。所以，调肝法是临床基础治法。对于肝血不足、肝阴亏虚者，针灸治宜取足厥阴、少阴经穴为主，针补不灸或少灸，并可酌以其他方法配合。

（二）脾之辨证论治

脾与胃同居中焦，其脉与胃相联络而为表里。在体为肉，开窍于口。脾胃包含有受纳、腐熟、消化、吸收及输布的功能。

1. 脾主运化　脾主运化是指脾具有把水谷化为精微，并进一步转输至全身各脏腑组织器官的作用。具体体现在运化水谷和运化水液两个方面。

（1）主运化水谷：是指脾对饮食物的消化、吸收作用，以及输布水谷精微以营养全身的功能。饮食入胃，经小肠的进一步消化吸收，脾的转输作用，将水谷化为精微，上输于心肺，并经心肺输布全身。脾运化功能的正常进行，为化生精、气、血、津液提供了物质基础，亦为五脏六腑及各组织器官提供了充分的营养。若脾气健运，则营养充足，脏腑功能旺盛，身体强健。若脾失健运，消化吸收功能失常，则见腹胀、便溏、食欲不振、消瘦、倦怠乏力以及气血生化不足等病理表现。在女性则引起月经延期，月经过少，痛经，甚至闭经等症。对于该类证候，针灸治疗取本脏俞募穴及足太阴、阳明经穴为主，针补重灸。对于脾虚日久，气血不足明显者，可酌情配合其他养血补血方法。

（2）主运化水液：是指脾对水液具有吸收、转输和布散的作用，是人体水液代谢的一个重要环节。水入于胃，经脾转输作用上输于肺。经过肺的宣降作用，外达皮毛以润泽肌肤，化生汗液，下输于肾。经肾的气化作用，化生尿液排出体外。因此，脾是水液代谢的一个重要组成部分。若脾运化水液的功能强盛，可以防止水液停滞。否则，就会导致水湿停留，产生痰、饮、水湿等病理产物，而见腹泻、便溏、水肿等病理表现。妇科病尤其与湿关系密切。湿凝聚而成湿浊，流注下焦、冲任二脉，冲任受损而不固，带脉失约可成带下。若脾气亏虚，脾阳不振，运化失权，水湿停聚又可化为痰浊，壅塞胞脉，导致月经后期、闭经、经行泄泻、浮肿、经期头痛等疾病。且多病势缠绵日久。针灸治疗取本脏俞募穴及足太阴、足阳明、任脉经穴为主，针补重灸。对于病久湿瘀化热者，则需合用督脉、足太阳、少阳经穴，并配以刺络拔罐等方法。

2. **脾主统血**　统，即统摄、控制、约束之意。脾主统血，是指脾能够统摄、控制血液在脉管内运行，而不致溢出脉外的作用。脾统血的作用是通过气的摄血来实现的。脾气充盛，不仅使气血生化有源，且能约束血液，使之行于脉管之内。若脾气虚衰，统摄无权，则血溢脉外，即"脾不统血"。可致冲任失约，血不循常道而外溢。女性可见痛经、月经先期、月经过多、经期延长、崩漏等病症。针灸治疗时，取本脏俞募穴及足太阴、阳明、任脉经穴为主，针补重灸。对于脾气虚甚，失血明显者，当配合其他益气养血方法。

3. **脾主升清**　脾主升清是指脾的生理特点而言。升，上升、输布和升举；清，指水谷精微等营养物质。脾主升清，指脾具有将水谷精微上输于心、肺以及头目，并通过心肺化生气血，以营养全身。其运化的特点以上升为主，故说"脾气主升"。脾主升清，是和胃的降浊相对而言。脾气的升举作用，可以维持内脏的相对恒定。脾能升清，则水谷精微能够正常吸收和输布，且内脏不致下垂。若脾气虚弱，清气不升，则水谷不化，气血生化乏源，而见神疲乏力、头晕目眩、腹胀、便溏等症；或使脾气下陷，子宫下垂等症。针灸治疗时多取本脏俞募穴、任脉及足太阴、阳明经穴为主，针补重灸。视病情严重程度，可配合手术等其他方法。

（三）肾之辨证论治

肾左右各一，位于腰部，主水，藏精，主骨，生髓，其脉络膀胱而为表里。肾开窍于二阴，为先天之本，水火之脏。主统摄一身之水而封藏精液，为生长发育之源。其病变主要表现在水液代谢、生殖、纳气等方面。

1. **肾主藏精，为水火之脏**　肾藏精有两种含义，一为男女生殖之精，是生育、繁殖的最基本物质，所谓"人始生，先成精"；一为"后天水谷之精"，是人体赖以生长、发育的物质基础。如《素问·上古天真论篇》说："肾者主水，受五脏六腑之精而藏之。"《素问·上古天真论篇》有"丈夫八岁，肾气实……二八肾气盛，天癸至，精气溢泻，阴阳和，故能有子……七八天癸竭，精少，肾脏衰，形体皆极；八八则齿发去。女子七岁，肾气盛……二七而天癸至，任脉通，太冲脉盛，月事以时下，故有子……七七任脉虚，太冲脉衰少，天癸竭，地道不通，故形坏而无子也。"所以，肾气的盛衰是人体生殖、发育和衰老的根本。所谓"天癸"，乃是一种能够促进、维持生殖功能的物质。由先天之精所化，在后天之精的滋养下成熟。随着"天癸"的发生、发展和衰减，人体的生殖器官和生殖功能出现发育、成熟及衰退的同步变化。从青年期男子出现排精现象，女子月经按时而下，男女性功能初步成熟，并具备一定的生殖能力；到中老年期，生殖能力的逐步丧失，是肾中精气盛衰直接影响人体生殖功能的结果。而肾又为水火之脏，肾阴亦称"真阴"或"元精"。人体五脏六腑和各组织器官都要依靠肾阴的滋养。肾阴是人体阴液的根本；肾阳又称"真阳"或"元阳"，人体各脏腑均有赖于肾阳的温养才能发挥其功能活动，是推动机体生理活动的动力。所以，肾阴肾阳对于人的一生十分重要。

对于女性而言，由于在解剖上具有胞宫和女阴，经、带、胎、产几乎贯穿女性一生最重要时期。所以，与肾的关系尤为密切。生理上，"胞络系于肾"，"肾司二阴"。而女性的月经正常与否、生殖能力的强弱和有无，皆取决于肾气的盛衰；病理上，妇科疾病的产生，不外乎在气、在血，属肾、属肝、属脾，但关键还是在肾。气血不和、脏腑功能失调是导致一切疾病的基础。但气血、脏腑功能失调，如气虚、血虚、脾虚、肝郁虽然可引起某些中医病证，但不一定出现妇科方面症状。只有导致肾之阴阳亏损后，才会出现妇科疾病；或者说，在妇科疾病的某一阶段，临床表现可能以肝脾见证为主。但其根本原因往往由于肾阳不足，不能上温脾阳；或因肾水不足，不能涵养肝木所致。因此，治疗上在调肝健脾的同时，仍须兼以调补肾阴、肾阳，标本同治，才能获得理想疗效。

《女科经纶》中云："月水全赖肾施化，肾水既乏，则经水日以干涸……"月经不调诸疾，如月经先期、后期、量多、量少、崩漏、闭经、痛经等，虽多寒热虚实之分，但肾功能失调往往是其根本的原因。故有"经血不调，病多在肾"之说。再如不孕症，虽有阳虚、阴虚、血瘀之证，甚至有的无证可辨。但从临床观察可见，不孕的人多数伴月经错后或量少甚至闭经，B超多见子宫发育不良，辨证多由肾阳不足，胞宫失于温养所致。再如妇科常见的带下一证，病因有脾虚、肾虚、湿热下注、热毒郁结等，通常以健脾燥湿可取效。但如在健脾燥湿同时加入温肾疗法，促其温化水液则疗效更佳。对屡孕屡堕的滑胎，无论辨证为何型，必加补肾疗法以固冲任安胎。所以，在辨证为先的基础上，或以补肾为先，或以补肾合他法同用，可以治疗妇科许多疾病。临证时当首辨阴阳。肾阴不足者，针灸治疗多取背俞穴、足少阴经穴为主，配足厥阴、手太阴经穴，针补不灸。并视肾阴亏损程度，配合中药等其他方法；肾阳不足者，针灸治疗取背俞穴、任督及足少阴经穴为主，针补多灸。临症同时需随时观察阴阳之转化，注意护补肾阴。

2. 肾虚水泛　肾主水液，与膀胱相表里。肾虚水泛，指肾阳虚衰，不能温化水湿引起水肿的病机。临床可见周身漫肿，下肢尤甚，按之凹陷不起，大便溏泄，舌苔润滑，脉沉迟无力，多见于妇科较为严重的病症。针灸治疗取背俞、任脉及足少阴、太阴经穴为主，针补重灸。

三、经络辨证论治

经络辨证论治是以经络学说为主要依据的辨证方法。主要是依据经络的循行分布（包括经络的交接、交叉、交会关系），属络脏腑、联系器官、生理功能、证候特点等来确定疾病的经络归属，从而选择相应的经络治疗方法。经络在生理上可以运行气血，协调阴阳，抗御病邪，保卫机体；在病理上可传播病邪，反映病候；在诊断上可辨别病证的部位和虚实；在治疗上可依据部位定经选取穴位。这便是经络辨证论治的基础。《灵枢·官能》说："察其所痛，左右上下，知其寒温，何经所在。"明·张三锡《医学准绳六要·明部定经》认为"脏腑阴阳，各有其经，四肢筋骨，各有所主"，这些都说明了经络辨治的重要性。

与脏腑相比，经络有深入浅出的循行方式。分布于肢体的一定部位，联系一定的组织器官，具有浅行体表的特点。经络辨证临床需主要抓住两个方面，一是经络循行部位与病变的关系；另一个便是与其所络属脏腑之间的病理联系。尽管很多妇科病与全身经络状况相关，但与十二经脉中的足阳明胃经、足太阳膀胱经，与足三阴经辨证及奇经八脉中的冲、任、督、带关系尤为密切。所以，本章节主要介绍这些经络的辨证论治。

（一）足阳明胃经辨证论治

1. 足阳明胃经循行部位　起于鼻翼旁（迎香穴），夹鼻上行，左右侧交会于鼻根部，旁行入目内眦，与足太阳经相交。向下沿鼻柱外侧，入上齿中，还出，夹口两旁，环绕嘴唇，在颏唇沟承浆穴处左右相交。退回沿下颌骨后下缘到大迎穴处，沿下颌角上行过耳前，经过上关穴（客主人），沿发际，到额前。

本经脉分支从大迎穴前方下行到人迎穴，沿喉咙向下后行至大椎，折向前行，入缺盆，下行穿过膈肌，属胃，络脾。

直行向下一支是从缺盆出体表，沿乳中线下行，夹脐两旁（旁开二寸），下行至腹股沟外的气街穴。

本经脉又一分支从胃下口幽门处分出，沿腹腔内下行到气街穴，与直行之脉会合，而后下行大腿前侧，至膝髌，沿下肢胫骨前缘下行至足背，入足第二趾外侧端（厉兑穴）。

本经脉另一分支从膝下 3 寸处（足三里穴）分出，下行入中趾外侧端。又一分支从足背上冲阳穴分出，前行入足大趾内侧端（隐白穴），交于足太阴脾经。

2.足阳明胃经辨证论治 足阳明胃经其病变主要为风寒湿邪。常见痹阻经脉或邪热壅阻经脉之实证和胃阳不振，气血亏虚，经脉失养之虚证。临床表现为本经循行部位感觉异常和运动障碍及有关脏腑的病理改变。

由于足阳明胃经循行自上而下，先后经过胸部、腹部、下肢，循行路线既长分支又多，其所关联的脏腑"胃"与"脾"合称为"后天之本"。所以，与妇科临床关系密切。如位于胸部的乳房相关病变，包括乳腺小叶增生、乳腺炎、乳腺肿瘤等；位于腹部的病变，如盆腔病变（急慢性盆腔炎、盆腔结核等）、子宫卵巢病变（子宫内膜异位症、多囊卵巢综合征、卵巢功能衰退等），均可根据足阳明胃经循行部位及脏腑之虚实辨证论治。临床辨属实证者，针灸治疗宜取足阳明经穴为主，针用泻法，不灸或轻灸；辨属虚证者，治宜取足阳明、太阴经穴为主，针用补法，可灸。

（二）足太阴脾经辨证论治

1.足太阴脾经循行部位 起于足大趾内侧端（隐白穴），沿内侧赤白肉际，上行过内踝的前缘，沿小腿内侧正中线上行，在内踝上 8 寸处，交出足厥阴肝经之前。上行沿大腿内侧前缘，进入腹部，属脾，络胃。向上穿过膈肌，沿食道两旁，连舌本，散舌下。

本经脉分支从胃别出，上行通过膈肌，注入心中，交于手少阴心经。

2.足太阴脾经辨证论治 足太阴脾经其病变主要为外邪入侵。如痹阻经脉或湿热内蕴，循经上扰之实证和脾虚气弱，血不养经之虚证。临床表现为本经循行部位感觉异常和运动阻碍及有关脏腑的病理改变。

由于足太阴脾经循行自下而上，先后经过下肢、腹部、胸部，其所关联的脏腑"脾"与"胃"合称为"后天之本"。所以，脾与妇科临床关系密切。如位于腹部的盆腔病变（急慢性盆腔炎、盆腔结核等）和子宫卵巢病变（子宫内膜异位症、多囊卵巢综合征、卵巢功能衰退等）。尤其是各种带下病变、月经不调等，均可根据足太阴脾经循行部位及脏腑之虚实辨证论治。临床辨属实证者，治宜取足太阴、阳明经穴为主，针用泻法或平补平泻法，不灸或轻灸；辨属虚证者，治宜取足太阴、阳明、少阴经穴为主，针用补法，可灸。

（三）足厥阴肝经辨证论治

1.足厥阴肝经循行部位 起于足大趾爪甲后丛毛处（大敦穴），沿足背内侧向上，经过内踝前 1 寸处（中封穴），上行小腿内侧（经过足太阴脾经的三阴交），至内踝上 8 寸处交出于足太阴脾经的后面，至膝内侧（曲泉穴）沿大腿内侧中线，进入阴毛中，环绕过生殖器，至小腹，夹胃两旁，属于肝脏，联络胆腑。向上通过横膈，分布于胁肋部，沿喉咙之后，向上进入鼻咽部，连接目系（眼球连系于脑的部位），向上经前额到达巅顶与督脉交会。

其目系分支：从目系走向面颊的深层，下行环绕口唇之内。

肝部分支：从肝分出，穿过横膈，向上流注于肺，与手太阴肺经相接。

2. 足厥阴肝经辨证论治　足厥阴肝经病变主要为外邪痹阻经脉之实证和气阴两虚、经脉失养之虚证。临床表现为本经循行部位感觉异常和运动障碍及有关脏腑组织器官的病理改变。

足厥阴肝脉过阴器，抵小腹，布胁肋。肝脉受邪，经气不利，则胸胁胀满、少腹疼痛，并可有疝气；肝脉上行者循喉咙，连目系，上出额至巅顶。本经经气不利则巅顶痛，咽干，眩晕。尤其是肝主疏泄，肝气郁结，郁而化火则口苦，情志抑郁或易怒。同时，肝主藏血，女性生理尤需气血协调。所以，生殖系统与肝经关系尤为密切。临床须根据足厥阴肝经循行部位及脏腑之虚实辨证论治。临床辨属实证者，治宜取足厥阴、少阴、任脉经穴为主，针用泻法，可灸；辨属虚证者，治宜取足厥阴、少阴、任脉经穴为主，针用补法，可灸。

（四）足少阴肾经辨证论治

1. 足少阴肾经循行部位　起于足小趾下，斜走足心（涌泉），出于舟骨粗隆下，沿内踝后，进入足跟，再向上行于腿肚内侧，出于腘窝内侧半腱肌腱与半膜肌腱之间，上经大腿内侧后缘，通向脊柱，属于肾脏，联络膀胱。还出于前（中极，属任脉），沿腹中线旁开 0.5 寸、胸中线旁开 2 寸，到达锁骨下缘（俞府）。

肾脏直行之脉：向上通过肝和横膈，进入肺中，沿着喉咙，夹于舌根两侧。

肺部支脉：从肺出来，联络心脏，流注胸中，与手厥阴心包经相接。

2. 足少阴肾经辨证论治　足少阴肾经病变主要为风寒湿邪，痹阻经络之实证和肾虚不能温养经脉之虚证。临床表现为本经循行部位感觉异常和运动障碍及有关脏腑组织器官的病理改变。

由于足少阴经脉由下而上，经小腿内侧、大腿内侧后缘，通向脊柱，属于肾脏，联系膀胱。肾又为"先天之本"，与生长、生殖、衰老关系密切。所以，女性疾病与肾关系密切。如妇科常见的原发性痛经、功能性子宫出血、卵巢早衰、各种不孕症等都可从肾辨治。临床可根据足少阴肾经循行部位及脏腑之虚实辨证论治。临床辨属实证者，针灸治疗宜取足少阴、足太阳经穴为主，针用泻法或平补平泻法，可灸；辨属虚证者，治宜取足三阴、任脉经穴为主，针用补法,可灸。

(五)足太阳膀胱经辨证论治

1. 足太阳膀胱经循行部位　起于内眼角(睛明穴),上过额部,交于督脉直至巅顶(百会穴)。

巅顶部的分支:从头顶(百会穴)分出至耳上角。

巅顶向后直行分支:从头顶下行(至脑户穴)入颅内络脑,复返出来下行项后(天柱穴)。

下分为两支:

其一,沿肩胛内侧(大杼穴始),夹脊旁,沿脊中线旁一寸五分,下行至腰部,进入脊旁筋肉,络于肾,下属膀胱。再从腰中分出下行,夹脊旁,通于臀部,经大腿后面,进入腘窝中。

其二,从肩胛内侧分别下行,通过肩胛,沿脊中线旁三寸下行,过臀部,经过髋关节部(环跳穴),沿大腿外侧后边下行,会合于腘窝中,向下通过腓肠肌,经外踝后面(昆仑穴),在足跟部折向前,经足背外侧至足小趾外侧端(至阴穴),与足少阴肾经相接。

2. 足太阳膀胱经辨证论治　足太阳膀胱经其病变主要为邪阻经脉,气滞血瘀之实证和膀胱气弱,不能温煦经脉之虚证。临床表现为本经循行部位感觉异常和运动障碍及有关脏腑组织器官的病理改变。

足太阳膀胱经起于目内眦,下行项后,一支夹背抵腰,下行经股入腘窝;一支循背下行,至腘窝后又下行,至外踝折向前,至足小趾。其循行路线长,背部第一侧线的背俞穴及第二侧线相平的腧穴均为与脏腑密切相关的腧穴。在临床上可以发现很多妇科病变都可在背部相关腧穴找到阳性反应点。因而,也是临床治疗各种妇科病如子宫、卵巢病、盆腔病的重要部位。临床可根据足太阳膀胱经的循行部位及脏腑之虚实辨证论治。辨属实证者,治宜取足太阳经穴为主,针用泻法或点刺出血,可灸;辨属虚证者,治宜取足太阳、少阴经穴为主,针用补法,可灸。

(六)任脉辨证论治

1. 任脉循行　起于小腹内胞宫,下出会阴毛部,经阴阜,沿腹部正中线向上经过关元等穴,到达咽喉部(天突穴)。再上行到达下唇内,左右分行,环绕口唇,交会于督脉之龈交穴,再分别通过鼻翼两旁,上至眼眶下(承泣穴),交于足阳明经。

2. 任脉辨证论治　任脉循行于腹部正中,腹为阴,故任脉对一身阴经脉气具有总揽、总任的作用。同时,足三阴经在小腹与任脉相交,手三阴经借足三阴经与任脉相通。所以,任脉对阴经气血有调节作用,而有"总任诸阴"之说。而"任"又通"妊",有调节月经,妊养胎儿之意,具有促进女子生殖功能的作用。所以,很多妇科疾病如带下、月经不调、不孕症、卵巢功能减退、绝经期综合征等都与任脉相关。临床可根据任脉的循行部位及证情之虚实辨证论治。辨属实证者,治宜取任脉、足阳明、足太阳经穴为主,针用泻法或点刺出血,可灸;辨属虚证者,治宜取任脉与足三阴经穴为主,针灸并用。

(七)督脉辨证论治

1. 督脉循行　起于小腹内胞宫,下出会阴部。向后行于腰背正中至尾骶部的长强穴,沿脊柱上行,经项后部至风府穴,进入脑内,沿头部正中线,上行至巅顶百会穴,经前额下行鼻柱至鼻尖的素髎穴,过人中,至上齿正中的龈交穴。

2. 督脉辨证论治　督脉的循行路线与肝肾关系密切。督脉之海空虚,不能上荣充脑,髓海不足,则头昏头重,眩晕,健忘;督脉虚衰经脉失养,则腰脊酸软;督脉为"阳脉之海",主司生殖。督脉阳气虚衰,推动温煦固摄作用减弱,男子则背脊畏寒,阳事不举,精冷薄清,遗精;女子则小腹坠胀冷痛,宫寒不孕。临床辨属实证者,治宜取督脉、足阳明、足太阳经穴为主,针用泻法或点刺出血;辨属虚证者,治宜取督脉、任脉与足少阴经穴为主,针灸并用。

(八)冲脉辨证论治

1. 冲脉循行　起于胞宫,下出于会阴,并在此分为二支。上行支:其前行者(冲脉循行的主干部分)沿腹前壁夹脐(脐旁五分)上行,与足少阴经相并,散布于胸中,再向上行,经咽喉,环绕口唇;其后行者沿腹腔后壁,上行于脊柱内。下行支:出会阴下行,沿股内侧下行到大趾间。

2. 冲脉辨证论治　冲脉与妇科关系尤为密切,其原因有三:①冲脉上至于头,下至于足,贯串全身,为总领诸经气血的要冲。当经络脏腑气血有余时,冲脉能加以涵蓄和贮存;经络脏腑气血不足时,冲脉能给予灌注和补充,以维持人体各组织器官正常生理活动的需要,故称为"十二经脉之海"。②冲脉起于胞宫,又称"血室""血海",有调节月经的作用。冲脉与生殖功能关系密切,女性"太冲脉盛,月事以时下,故有子","太冲脉衰少,天癸竭,地道不通",这里所说的"太冲脉",即指冲脉而言。③冲脉可调节气机升降。冲脉在循行中并于足少阴,隶属于阳明,又通于厥阴,及于太阳。冲脉有调节某些脏腑(主要是肝、肾和胃)气机升降的功能。这些经脉均与妇科病变关系密切。冲脉辨治宜取任脉、足阳明、少阴、厥阴经穴为主,针用平补平泻法。

（九）带脉辨证论治

1. 带脉循行　起于季胁，斜向下行到带脉穴、五枢穴、维道穴，横行腰腹，绕身一周。

2. 带脉辨证论治　带脉是人体唯一的横行经脉，其功能可概括为"总束诸脉"，健运腰腹和下肢。腰腹为胞宫和下焦之位，约束诸脉，也就能固摄下元。故带脉配合冲、任对男女生殖器官的关系尤为密切。《儒门事亲》说："冲任督三脉，同起而异行，一源而三歧，皆络带脉。"根据带脉分布和文献记载，带脉病候主要表现为"带脉不引"，即约束无力所致各种弛缓、痿废诸证。如腰部酸软、腹痛引腰脊、下肢不利及男女生殖器官病症，包括阳痿、遗精、月经不调、崩漏、带下、少腹拘急、疝气下坠等。临床对于月经不调，闭经，赤白带下，附件炎，盆腔炎等，多从带脉论治。治宜取足少阴、太阴经穴为主，针灸并用，随证补泻。

第二节　针灸与 ART 配合应用的辨病要点

上一节笔者阐述了针灸与 ART 配合应用的中医辨证方法。所谓辨证，是运用望、闻、问、切四诊所得到的资料，全面了解患者所出现的证候，进行分析，明确疾病发生的原因、部位、性质，探察其邪正对比，从而掌握疾病发展过程中某一阶段的实质。它是中医学认识疾病的精髓所在。与辨证不同，现代医学对于疾病的认识着重于辨病。所谓辨病，则是运用现代医学各种诊查手段，获得临床资料及其病理改变，对疾病整个过程的本质作出正确诊断。证候是疾病反映出来现象的归纳统一，疾病则是证候产生的本质。因此，证和病是一种因果关系，有不可分割的联系，是矛盾的对立与统一。从针灸与 ART 配合应用来看，应该尤其重视辨病与辨证的辩证关系。结合我们的临床体会，我们提出以下观点：

一、针灸与 ART 配合应用当以辨病为先

疾病是现代医学中的基本概念。由于各种疾病的病因、病状、病机、病程各有不同，因而冠以特定的病名，以代表该病本质及特征。因此，每一个具体的病名实际上是医学上对该具体疾病全过程的特点（病因、病位、病机、主要临床表现）与规律（演变趋势、转归、预后等）所作的病理概括与抽象，是对该疾病的本质认识。从历史与临床现实来认识，我们当首先确认辨病在不孕症

或 ART 配合应用针灸诊疗中的核心地位。

（一）辨病有助明确病因，防止误诊与漏诊

辨病论治建立在现代自然科学发展基础上，其以生理学、解剖组织学、生物化学、病因学、病理学、病理生理学等为基础，以临床症状、体征表现和实验室检查为依据，宏观、微观并重，比较详细、具体，特异性强，其在临床治疗上针对性也更强。完整的现代医学诊断至少包括 3 个方面内容：病因学、病理形态学及病理生理学内容，能更深层地揭示疾病的本质。如以针灸临床最常见的痛经为例。尽管痛经实际已成为针灸科的常见病种之一，但由于针灸是治疗学科，多数针灸临床医生对缓解痛经症状均有一定效果，但对其现代病因、病理学研究、临床诊断与鉴别诊断却可能知之甚少。实际上，这是非常有害于该类疾病的明确诊断与正确治疗的。因为，痛经作为许多疾病的共有症状，根本无法完整反映病变本质。原发性痛经其生殖器官无明显病变者，多见于青春期、未婚及已婚未育者，此种痛经在正常分娩后疼痛多可缓解或消失。继发性痛经则多因生殖器官有器质性病变所致，子宫内膜异位症、慢性盆腔炎、子宫腺肌病等都可引起。如果不明确诊断，既可能影响疗效，也可能错失治疗时机。即便是子宫内膜异位症，因其异位位置和程度不一样，其痛经的程度也不一样。如子宫骶骨韧带附近的病灶即使较小，也常有明显的痛经。这是因为子宫骶骨韧带组织较致密，神经末梢比较丰富，因而痛经明显，患者的误诊率也较低。而大的卵巢内膜异位囊肿的病程较长，囊壁纤维组织增生，瘢痕皱缩，使得周围的神经末梢缠结而降低其兴奋性。同时，局部血供减少使异位内膜对激素反应逐渐减弱，病变趋向静止，可以毫无症状。文献报道，妇科检查和超声检查对子宫内膜异位症的诊断准确率，最低为 20.35%，最高为 83.8%，多数报道为 60% 左右。可以说明确诊断并不容易。因此，存敬畏之心，以认真负责的态度对待每一种临床现象（症状），力求对疾病的局部解剖、生理、病理，产生的原因，病变的具体位置，作出较为深入与细致的判断十分重要。尽管进行 ART 的患者，均经过严格的各项检查，误诊、漏诊的可能性不大，但明确疾病病因对于选择正确的针灸方案同样十分重要。

（二）辨病有助于正确判断病位

现代医学的病名在很大程度上尚明确包括了病位概念。如子宫内膜炎就是病位在子宫内膜的炎症性病变；宫颈上皮内瘤变这一病名明确了病变位置是宫颈上皮内，而病理是瘤变。这样，一旦病名确定，对其病因、病变位置、病理变化和治疗方法乃至预后判断便十分清晰。以不孕症为例，不孕症的原因

十分复杂。就女性而言,病变的位置可能在输卵管、子宫、卵巢、宫颈等不同部位。输卵管因素所致不孕的比例可达 30% 以上。通过不同的检查方法,如输卵管通水试验、子宫输卵管碘油造影术(HSG)、宫腔镜、腹腔镜等可以相对明确输卵管病变的位置、病因与病理,这样可以采用更有针对性的治疗措施。再如 HSG 是一种最常用的判断输卵管阻塞原因和位置的方法,对输卵管轻度粘连且具有一定分粘作用。在注射碘油过程中,碘油对子宫、输卵管腔壁具有较为均匀的压力作用,可使轻度粘连分离、松解,为妊娠提供条件。但近年来研究发现,输卵管阻塞的原因大多数是由于输卵管子宫角处痉挛、分泌物固化与内膜碎片阻塞以及腔内粘连形成。如果应用传统的输卵管通水试验或碘油造影,结果可能显示输卵管不通。但在宫腔镜直视下将导管插入子宫角部输卵管的开口处,通过导管注入稀释亚甲蓝液,可清晰地观察有无宫腔溢液。这既排除了因子宫输卵管角部痉挛及内膜碎片的干扰,而判断其阻塞与否也更为可靠。宫腔镜直视下将硬外管作为内套管直接插入输卵管内机械扩张,并注入疏通液,其产生的液体静压可达 106.7～133.3kPa,加上疏通液的药物松解作用,可大大提高扩张和疏通治疗的效果。但是,因受术者输卵管粗细、阻塞部位、程度和性质的差异,一般硬外管插入的深度为 8～12cm。尽管注入的疏通液能达到一定的静压,但也有部分患者无法达到完全通畅。这时,就应考虑配合腹腔镜下行粘连松解,或在腹腔镜监护下行宫腔镜输卵管插管效果会更为肯定。仅以此病为例就可看出,只有正确判定病变位置与性质,才能选择更有针对性的治疗方法。而只有方法得当,才可能更好地针对病因解决问题。

(三)辨病有助于明确病理分期,选择最佳治疗方法

不孕症病因众多,而进行 ART 治疗的患者往往病程冗长,病情复杂,以慢性病变为主,但也不能排除慢性病的急性发作。所以,必须明确疾病不同阶段的病理特点,才可能有的放矢。例如,当机械力的作用、物理因素、化学性因素、生物性因素等,只要达到一定的强度,都可以造成炎症、损伤、内分泌紊乱及其他病理变化。而各种机械、物理致伤的因素决定了损伤的性质。但其损伤后的病理变化在急性期与慢性期,基本上是一致的。其急性期通常表现为:①充血和水肿。动脉性充血是机体局部组织对损伤的一种暂时性反应,是由于神经兴奋性提高,血管扩张,使较多的血液流入毛细血管所致。由于血液内还原血红蛋白含量增高,皮肤和组织常呈蓝色。当组织出现持续性静脉充血时,因缺氧血管壁的通透性增高,造成血清的大量渗出,而使组织和

细胞含水量增加，造成局部水肿。②渗出。组织在遭受急性损伤后，受损区域内出现短暂的血管收缩（5～10分钟左右）。紧接着便是小动脉的扩张，血流量增多与流速加快，致使血液的血浆成分和白细胞等固体成分渗透到损伤的组织内。随着损伤局部渗出的增多，其血管活性物质，如组胺和五羟色胺等也随之增加。加上组织分解和代谢的中间产物乳酸等的蓄积，促进了激肽类物质的形成和增高，进一步增加了血管壁的通透性，引起大量液体的外渗。而形成血液淤滞和血流受阻，肿胀加重。③局部贫血。多由于组织受压、严重创伤失血、寒冷等因素的刺激和动脉血管痉挛、栓塞所致。④变性。表现为组织的浊肿和水样变性。由于损伤时局部代谢障碍造成组织缺氧，引起细胞内钠离子、氯化物及含水量增加，钾离子含量降低。使胞体肿大。严重者细胞明显肿胀。⑤坏死。如损伤范围大而严重，则可导致局部组织和器官一部分细胞死亡。而慢性期的病理变化则表现为：①变质。病变区的组织细胞受致炎因子的影响，代谢发生障碍，功能和形态改变。实质细胞的改变是玻璃样变性；间质细胞则是纤维肿胀、黏液变性、纤维素变、纤维断裂、坏死和崩解。②增生与粘连。病变组织内的炎症细胞通过分裂进行繁殖，称为增生。这些细胞主要为组织细胞、成纤维细胞和血管内皮细胞。组织细胞主要起吞噬作用，多作用于炎症初期；成纤维细胞附着于嗜银纤维上变为胶原纤维；血管内皮细胞则形成血管芽，向前延伸。三者一起构成肉芽组织。久之，炎细胞和血管数目减少，成纤维细胞产生多量胶原纤维形成瘢痕。增生使炎性病灶局限化，但过度增生又特别容易造成粘连。复修过程中的骨骼、肌肉、血管、神经、腱膜、肌间膜之间的粘连，如不能得到有效逆转，粘连加重，机化与结疤，便会导致局部疼痛与功能障碍。从以上分析可以看出，组织损伤在急性期与慢性期，有着不尽相同的病理机制。前者以充血、水肿、渗出为主，所以，治疗方法当以抗炎、抗渗出，止血消肿为主。而后者则多为变质、增生、结疤与粘连。如不加强局部刺激，则不能松开与分解粘连组织，难以改善功能障碍状况。临床上，由于多种机械或物理损伤导致的妇科病变并不少见。如反复流产清宫形成的子宫内膜瘢痕，手术后修复形成的组织机化，因为各种感染而导致的各种粘连等。因此，通过对致病病因与病程的分析，更准确地把握其病理变化，以尽可能采用更到位的处理方法将更有利于疾病的康复。

（四）辨病有助于正确判断疾病预后

由于历史的原因，传统中医病证名称相对粗糙、笼统，其内涵不清，而外延又很广泛。尤其是在患者无证可辨时或患者主观反应不敏感或迟钝时，均使临床治疗及疗程确立更为困难。因而,单纯中医病名诊断很难正确判断疾病的预后。再以痛经为例,原发性痛经多发于青春期少女,由于子宫尚未发育完全,宫颈内口或宫颈管狭窄,子宫位置过度后倾后屈,经血流通不畅,使子宫必须加强收缩才能排出经血。因而,子宫肌肉痉挛性收缩,导致组织缺血引起疼痛,常在大量经血排出后疼痛才消失。因而,痛经多发生在经期的第 1~2 天。而精神过度紧张、敏感、劳累、受寒、生活习惯突然改变、健康状态不良等,也可引起子宫的痉挛性收缩,导致痛经发生。原发性痛经与年龄及生育有很大关系。因为随着年龄的增长,子宫发育渐渐完全。而有过足月妊娠分娩史的妇女,其痛经发生率及严重程度会明显低于有妊娠史及有妊娠但自然流产或人工流产者。这是因为随着胎儿发育,尤其近足月时,子宫支配平滑肌细胞的肾上腺素能神经几乎全部消失,子宫去甲肾上腺素水平也降低。产后这些神经末梢仅部分再生,子宫去甲肾上腺素水平不再恢复到孕前水平。因而,妊娠及足月产后痛经会明显减轻或消失。懂得这一原理,对原发性痛经的病因与病程就会有比较清晰的判断。而继发性痛经则是由于手术、分娩、流产、经期剧烈运动等原因造成女性生殖器官的炎症、粘连、子宫内膜异位症等病变而引起的,多与盆腔器质性病变有关。如子宫内膜异位症,子宫腺肌症,子宫内膜息肉,子宫肌瘤,黏膜下肌瘤,宫腔粘连,宫颈狭窄,子宫畸形,盆腔炎症(急性、慢性),盆腔充血综合征,宫内节育器放置不当,处女膜闭锁,阴道横膈,等等。对于这类痛经,针灸有时也能取得一定的止痛效果,但要获得比较好的疗效,还是需要明确诊断与治疗原发病。否则即使取效于一时,也容易复发与加重。再如中医之"阴痒",西医则有滴虫性、霉菌性、衣原体、支原体、淋菌性阴道炎之分。其症状类似,但病因有很大差异。必须采用不同的治疗方法方可取效。针灸可能在某些原因导致的"阴痒"中起到效果。但若不加以辨析仅仅按症状治疗,往往只能缓解病情,或症状在一段时间内已经消失而病变尚未痊愈。因此,只有对疾病的内涵、外延、病因、病理都有较严格的界定和深入全面的认识,才能在临床治疗时比较准确地判断疾病的预后,把握方向。

(五)辨病治疗有助于客观评价疗效

在很多的针灸文章中,常常对于某种症状采取不同的治疗方法并比较方法的优劣。但是,在疗效评价标准不统一的基础上进行的比较是没有意义的。如针灸治疗尿潴留被认为是非常有效的方法。但引起尿潴留的原因很多,不同原因导致的尿潴留,针灸效果会大相径庭。如产后尿潴留的好发原因通常是这几方面，如因胎儿压迫或多次阴道检查，导致膀胱、尿道黏膜充血、水肿，尿道内口水肿明显；或因为产程过长过分疲劳，再加腹壁松弛，膀胱肌张力差，产妇对尿涨不敏感，未能及时排尿；还可能应用了大量的麻醉剂或止痛剂，抑制了膀胱张力及收缩功能等。所以，针灸有助于改善膀胱和尿道的黏膜水肿，并有松弛膀胱和尿道括约肌的作用。同时反射性地刺激膀胱括约肌的肌壁，使膀胱逼尿肌收缩，从而引起排尿。因此，针灸对于产后尿潴留效果是比较好的。而对某些机械性梗阻如前列腺增生、尿道损伤和尿路狭窄引起的尿潴留，针灸疗效自然不佳。因为必须首先解决梗阻病灶。而对膀胱尿道无器质性梗阻病变，由于排尿功能障碍引起的动力性尿潴留，如神经源性尿潴留。其病因源于中枢和周围神经损伤及炎症刺激等，导致骶髓排尿中枢（上运动神经元损伤），和骶髓排尿反射弧被切断，膀胱充盈感消失，逼尿肌过度伸张、无力，而引起尿潴留。对于这类尿潴留针灸则很难取效。可见，只有确立同样的观察标准，才能正确判断其效果的优劣，客观评价其效果。

（六）辨病治疗是发展针灸学术和时代的需要

现代临床针灸的辨治方法吸收了现代自然科学的研究成果，充实和完善了传统针灸学的理论、知识和方法。从临床角度进一步用现代医学的方法阐明了针灸治疗疾病的科学价值，促进了针灸学术的自身发展，并使其更具有鲜明的时代特色。随着科学技术的迅猛发展和人类社会进入信息时代，针灸学不但面临着难得的发展机遇，同时也面临着严峻的考验。如何使传统的针灸学既能保持其独特的魅力，又能恰如其分地与时代相接，跟上时代前进的步伐，这是一项艰巨的系统工程。辨病治疗方法是实现这一目标的有益尝试和探索。这种方法可使针灸临床的诊断、治疗、疾病转归、预后等都趋于规范化、科学化、实用化。在每一个疾病都有了统一的诊疗标准基础上所进行的学术交流将更有效率与意义。如现代生殖医学已经发展到一个新的高度，对不孕不育症的诊断与治疗也越来越微观与个体化。如果不在明确病因、病理的基础上，去谈论中医药或针灸治疗不孕症的效果，以某些个例的成功推演为某些病种甚至多个领域的成功这是非常有害的。尽可能在整个辨病治疗过程中，都应用现代科学的术语描述疾病的治疗过程、判断疾病的治疗效果、阐述疾病的发病机制和治疗方法的作用机制，才可能使得针灸学逐步地与时代接轨，使针灸学走向世界成为可能。而由于接受 ART 的患者整个过程均有相应严格而客观的检测，这在很大程度上是可以做到的。

二、针灸与 ART 配合应用时辨证的重要性

（一）辨证的重要性

辨证论治是中医学的特色与精华，也是中医诊治疾病的基本原则。辨证重在从当前错综复杂的疾病表现中判断病变的位置与性质，抓住当前的主要矛盾。只要辨证准确，据证而立法处方，选择合适的针灸刺激方法，一般都会获得满意疗效。辨证又有助于辨病的个体化、针对性。重点在现阶段，证是人体与疾病相互作用过程中所表现出一种内在属性，是一种与疾病病理密不可分的有着更高层次的组织方式，是疾病所致多种生理、病理变化间相互影响、相互作用所形成的综合效应。它反映的是机体整体状态，直接影响了疾病的进程和治疗，是对疾病内容的很好补充。所以，在辨"病"基础上的辨"证"，充分显示了中医药诊治疾病的理论优势与思维高度，使得诊疗医学更为丰富、个体、准确与实用。而成为中国特色医学的重要组成部分。

（二）疾病的整体性与辨证论治

如果将临床上的某个症状进行分类，实际上每个症状都可从中西医学两方面找到局部因素与全身因素。随着现代医学的进展，诊断技术的提高，对症状的局部因素分析现代医学占有明显优势，对症状的全身性因素分析也有了突破性进展。而由于历史的局限性，辨证的思维过程主要为以外察内。所以，会特别注重观察人每一部位所能表现出来的异常特征以及这些特征之间的整体联系。但并不是每种疾病过程都会有"证"的产生，也不是每个患者身上都有"证"的出现。证的形成及发展与患者体质、疾病的性质及外界各种因素有关。如果疾病的表现仅是其各自病理作用的直接结果，这样一组证候不能称为"证"。只有在疾病过程中有出现了不同于原先的作为整体出现的新组织方式才形成了"证"，这种作为整体出现的新组织方式就是"证"本质，也是"病"与"证"的根本区别。证是对一定疾病群诊疗经验的总结。医生经验越丰富，认识疾病越多，所能得到临床资料越完善，对疾病"证"的判断越准确。在此基础上的论治方法也越趋准确，疗效也就越好。例如，妇科常见的慢性盆腔炎，其病程迁延日久，病情容易反复。该病多为急性期未得到彻底治疗而致慢性迁延。由于病变长期不能清除，炎症积滞于盆腔器官缝隙之间，导致组织水肿，纤维粘连，瘢痕硬结；或韧带缩短等使盆腔内器官变位、下移或脱垂，从而刺激或牵拉压迫了神经；或阻滞了血液循环，导致迁延反复发作的慢性盆腔疼痛，常常在经前期盆腔充血时加重或复发。从现代医学来看，当急

性盆腔炎经抗菌治疗后进入迁延期，其病理变化主要为慢性炎症，病理已变为机化、粘连为主。而如果单纯从辨病着手，看到炎症便滥用清热解毒药物，或一味针刺采用攻伐之法。或能取效于一时，但仍极易复发。而辨证来看，该病多表现为小腹及腰骶部酸痛、冷痛、喜暖喜按，劳累后加重，舌体黯淡，苔薄白，脉沉细。从中医角度分析，久病必虚，久病必瘀。气虚则运血无力，血流不畅，必滞而为瘀。长期使用苦寒或攻伐之法，则会导致更虚、更寒。所以，气虚、阳虚虽是慢性盆腔炎的外在表现，却是疾病之"因"之"本"。气滞血瘀虽是慢性盆腔炎局部、基本的病理变化，却是疾病之"果"之"标"。故应根据整体辨证，采用益气、温经、化瘀的治疗大法。当以促进组织血液循环、改进组织营养，提高机体新陈代谢，促进炎症及增生组织的吸收、软化、消散为治。从临床上看，针灸可先以刺络拔罐疗法以活血化瘀，再以艾灸以温阳通络，并佐以一些扶正的中药增加机体抗病能力。这样往往能获得很好的临床效果。所以，辨证源于对其病情的整体把握，对于某些看似局部的病变从整体分析论治，会更容易抓住治疗关键。

（三）疾病的复杂性与辨证论治

现代医学的发展使我们对很多疾病的病因、病理都有了进一步的认识，也为我们"辨病论治"提供了很好的基础。但是，疾病并没有想象得那么简单。一些老的病种或许对其认识与治疗还需不断深入。而当新的疾病出现的时候，人类要认清它的真面目，更是颇费周折。即便是病因明确，但能否找到安全有效的方法，也是一个很大的问题。所以，这种情况下，现代医学往往只能对症处理。而中医药尤其是针灸疗法，其独特的判断辨证方法与丰富而安全的治疗手段却会大放异彩。如临床常见的妇科术后发热，其发生一般有两种情况。手术后感染所致的创口局部化脓，或并发其他部位感染而发热。大部分的患者用抗生素治疗能够控制，但仍有少数患者会高热持续不退。这时，按照中医辨证，在用抗生素控制感染及输液支持疗法的同时，采用清热解毒、凉血化瘀的方法治疗，往往能明显缩短病程，使患者早日康复。妇科术后发热的部分患者局部或其他部位感染不明显，血象正常，但低热持续不退。虽用多种抗生素治疗却难以取效，表现为朝轻暮重，迁延不愈。这种情况按中医辨证，主要源于四方面：①长期月经过多或手术创伤，术中出血，气血津液损耗。治疗时应补气养血、滋阴清热。②因术后气血虚弱，运血无力，致使瘀血形成而发热，治疗当以补气、养血、化瘀为主。③阴血亏损，邪乘虚入，居于肝胆，少阳之气不和，营卫失调所致。治疗当以和解少阳，滋阴养血为主。

④术后肠胃功能失调，常会误认为术后体虚，一味滋补。使之运化失司，影响输布与升降，致使饮食停滞而发热。所以，术后发热用抗生素治疗无效者，不仅仅因为存在邪毒，还可能是由于正气亏虚或余邪未清，脏腑功能失常所致。所以，临床证候的出现，常常不是单纯或典型的。各证型之间既有相互联系，又可互相转化，辨证的思维方法有助于根据患者的实际情况，在复杂的症状群里抓住疾病的本质。

三、针灸与 ART 配合应用时辨病与辨证的结合

疾病变化万千，有时当辨病为主，有时则须辨证。而有时则需辨病与辨证相结合。在辨病的基础上进一步辨证，则既有全局观念和整体认识，又有阶段性、现实性和灵活性认识。从而可以动态把握疾病发生、发展的变化规律，准确辨别疾病性质、病位，从而明确所患何病、何证，并据此进行更有针对性的治疗。

（一）辨病基础上的宏观与微观辨证结合更利于深化疾病认识

现代中医学研究更倾向于辨病基础上的宏观与微观辨证相结合。有学者研究了子宫肌瘤患者接受腹腔镜手术中所见到的镜像特征，并与临床症状、体征和舌脉所得出的中医证型进行相关性分析。临床观察内容包括患者的一般情况、症状、经带胎产史、体征、舌脉、妇科检查、辅助检查结果以及腹腔镜检查所见等内容。在此基础上，作出中医临床证型的判断。结果显示，在研究的病例中证型分布最多的是气滞血瘀证，其次为肾虚血瘀、痰湿瘀结与湿热瘀阻者。而子宫肌瘤四个证型的子宫颜色数据则显示差异有统计学意义。如湿热瘀结的患者子宫颜色多为红色，肾虚瘀结的患者子宫颜色多为淡红色，痰湿瘀结的患者子宫颜色多为白色，而气滞血瘀证的患者子宫颜色为黯紫色。痰湿瘀结型患者较其他三组证型更易出现多发子宫肌瘤。而肾虚血瘀型患者，子宫表面血管迂曲不规则的表现上则不如其他三个证型明显。这说明即便同是子宫肌瘤，但反映在不同的患者身上，仍有着很大的证型差异。提示我们在临床上遇到同一疾病的不同患者，精确辨证十分重要。

（二）辨病基础上结合辨证思维有利于精确治疗

在妇科理论中，下丘脑-垂体-卵巢轴（HPOA 轴）的相互关系可以很好说明辨病基础上结合辨证思维的重要性。月经周期的调节是极其复杂的过程，主要涉及下丘脑、垂体和卵巢，它们之间相互调节、相互影响，形成一个完整而协调的神经内分泌系统。下丘脑弓状核神经细胞分泌的促性腺激素释放

激素（GnRH）是一种十肽激素。其分泌受垂体促性腺激素和卵巢性激素的反馈调节，包括起促进作用的正反馈和起抑制作用的负反馈调节。反馈调节则包括长反馈、短反馈和超短反馈。长反馈是指卵巢分泌到循环中的性激素反馈作用；短反馈是指垂体激素对下丘脑 GnRH 分泌的负反馈；超短反馈是指 GnRH 对其本身合成的抑制。卵巢也是通过激素的反馈作用来作用于 HPOA 轴的。卵巢性激素对下丘脑 GnRH 和垂体促性腺激素的合成和分泌具有反馈作用。小剂量雌激素对下丘脑产生负反馈，抑制 GnRH 的分泌，减少垂体的促性腺激素分泌。而大剂量雌激素既可产生正反馈又可产生负反馈作用。排卵前，卵泡发育成熟，大量分泌雌激素，刺激下丘脑 GnRH 和垂体黄体生成素（LH）、卵泡刺激素（FSH）大量释放，形成排卵前 LH、FSH 峰。排卵后，血液中雌激素和孕激素水平明显升高，两者联合作用，FSH 和 LH 的合成和分泌又受到抑制。而从中医来认识，这一反馈控制系统相当于肾 - 天癸 - 冲任 - 胞宫生殖轴。这一轴系理论是中医妇科学有关女性生殖生理的轴心理论，它显示了女性经期不同阶段的阴阳气血转化。妇科疾病中某些与月经、妊娠有关的重症，如崩漏、闭经、不孕等，常通过调控这一生殖轴而取得治疗效果。中药人工周期疗法及针灸序贯疗法就是按照这一理论，并结合月经周期在经后、经间期、经前期和行经期等不同时期的阴阳转化、消长节律，采用周期性用药或针灸治疗方法。由此可见，根据现代医学的生殖生理，对应中医学的基本辨证方法，可对包括不孕症在内的多种妇科病取得明显效果。使中药运用与针灸治疗更为精确化。

综上所述，我们认为，在"辨证"的同时必须与辨病相结合。只有"辨病"，才能了解疾病发生、发展的基本规律，掌握其基本矛盾，确定该病的基本疗法。不致于因为症状的变化而改变基本治法；而只有"辨证"，才能抓住疾病在某个阶段的主要矛盾，治疗方案的整体性更强，疗效也更有保证。所以，掌握好妇科疾病的"辨病"与"辨证"关系，是我们面对每一个具体病种首先要确立的正确思维方式。只有这样，我们的大方向才不会错，也才可能在此指导下更好地去处理错综复杂的临床现象。

第六章

针灸序贯疗法在不孕症与 ART 中的应用

本章节将重点探讨中西医学对月经周期生理与病理的不同认识，以及"针灸序贯治疗"概念的提出过程。针灸序贯疗法借鉴了现代医学的序贯疗法。所谓序贯治疗又称"转换治疗"，是 20 世纪 80 年代由美国和欧洲学者提出的一种治疗方法。序贯疗法涉及的范围较广，包括抗菌药物的序贯治疗、抗病毒药物的序贯治疗和抗肿瘤药物的序贯治疗等。在妇科方面，主要是雌、孕激素序贯疗法，即人工周期。它是模拟自然月经周期中卵巢的内分泌变化，将雌、孕激素序贯应用，使子宫内膜发生相应变化，引起周期性脱落。临床用于青春期功血或育龄期功血内源性雌激素水平较低者。针灸序贯疗法则是在西医人工周期疗法的基础上，结合中医辨证论治的原则提出的。即根据中西医学对月经产生与月经失调机制的一些共同认识，以中医辨证论治为指导思想，按"异病同治""同病异治""治病求本"的原则，结合现代医学相关理论，在月经周期各个不同阶段，针对不同病理变化特点，选用不同治法与针灸方案。这样周而复始，序贯治疗以期恢复"肾气 - 天癸 - 冲任 - 胞宫"（类似在大脑皮质控制下，下丘脑 - 垂体 - 卵巢 - 子宫）的功能，从而治疗与月经周期关系密切的相关疾病。

第一节　中医学对月经生理学的认识

月经是指有规律的、周期性的胞宫出血。中医学又称为月水、月信。它是女性特有的伴随其一生最重要时间段的生理现象，与妇科病的发生、发展有着密切的联系。中医学认为，月经是脏腑、天癸、经络、气血协同作用于胞宫而产生的生理现象。其中尤与肾气、天癸、冲任二脉有着直接的关系。

一、月经周期分类与生理

中医妇科名家夏桂成教授在临床上将月经周期划分为七个时期而提出相

应的治法即补肾调周法。调周法在调经基础上发展而来，却又不同于调经。它基于对月经周期各阶段生理特点的深入认识，根据月经各期阴阳消长、转换的特点，通过对病理状态下产生的气血阴阳变化的辨证分析，因势利导，推动月经周期的正常转化，以达到规律月经周期、协调气血阴阳的目的。补肾调周法的主要理论包括以下方面：

（一）行经期生理

行经期（重阳必阴）：从经血来潮开始，到整个经期结束，称之为行经期。月经来潮表示旧月经周期的结束，新月经周期的开始。旧周期的结束，就得排出子宫血海内残剩的一切陈旧性物质，以利新生与新周期的开始。

月经之所以来潮，经血之所以能够顺利排泄，与子宫之泻、太冲脉盛、血海充盈、任脉通达、胞脉胞络畅利、气血活动显著有关。但子宫之所以泻，气血之所以活动，与重阳必阴的转化有着密切的联系。重阳者，是阳长至重的高水平阶段，也是阳长阴消不平衡状态所达到的生理极限。如果没有重阳必阴转化的调节，则阴阳之间的相对平衡必遭破坏，月经周期中的生理平衡也遭到破坏。因此，月经如期排出的前提是重阳必阴。重阳必阴的转化也影响着排泄经血的量、色、质是否正常。行经期必须排出经血。所以，行经期的治法在于活血调经，目的在于排出应泄之经血。夏老根据病情、病变程度的不同而采用相应治疗方法。如活血调经法：为行经期的主要治疗方法，正所谓"经期以调经为要"。调经法多用轻量的活血化瘀药物，加强气血活动，以顺利排出子宫冲任等有关部位的陈旧性有害物质；活血化瘀法则所用药物的活血力量较活血调经法更大，通瘀能力也强。常用于经量少、疼痛不畅等月经病症；逐瘀通经法则除了活血化瘀药物之外，更加入三棱、莪术等消瘀散积之品。常用于月经过少、闭经、剧烈痛经、膜样痛经、子宫内膜异位痛经等；化瘀止血法则是对活血化瘀与止血固冲两法的有机结合。常用于经期延长、血块偏多的患者。夏老认为，经期延长是重阳转阴的转化功能太过、太速所致。化瘀止血法既有推动气血，排出陈旧性瘀浊的功能，又可控制出血量，保留力量，此乃动静间的对立统一。

（二）经后期生理

经后期，是指经净之后，到经间排卵期的一段时期。现代医学认为这个时期是卵泡发育趋向成熟的时期。血、阴、精共同组成了经后期生理演变的重要物质基础。经血排泄之后，血海空虚，故此期体内呈现"不足于血，有余于气"血气偏颇的状态。阴主要指天癸之水，亦包括肾阴。癸水仰赖先天肾水的涵养与转化,精即生殖之精。夏老认为血、阴、精三者互相依存,互为统一。月经排出仰赖于天癸,天癸之水滋养精卵。精卵在癸阴的滋养下发育成熟是经后期生理演变的主要目的。经后期最大的特点,在于阴长阳消,尤以阴长最为重要。夏老在长期的临床观察中,又将经后期阴长运动分为三个阶段,即初、中、末三个阶段。经后早期,是阴长的开始阶段,阴的水平很低;经后中期,阴的水平有所升高;经后末期,与经间排卵期相连接,是排卵期的前期,阴长的水平已将临近重阴的准备时期。这三个时期中,经后初期和经后中期的阴长运动是缓慢而平稳的,呈现相对性静息状,略有起伏波动。从经后中末期起,阴长运动开始明显起来,起伏波动也较为活跃,有的呈突然上升状。因此,本时期阴长运动的特点是由非常缓慢平稳的上升到突然上升的跃升。经后期的生理特点中,阴长固然重要,但阳消亦不能忽视。由于阴长赖阳,阳转为阴,必然出现阳消,这是阴阳之间建立在互根统一基础上的对抗消长。阳消的重要性一方面主要表现在阴长方面,另一方面表现在阴长运动的波动起伏方面。总的来说,经后初期,阴长缓慢,阳消也缓慢,消长之间趋向平衡;进入经后中期,阴长见快,其波动起伏较明显。阴长达到中水平阶段,阳消亦见快。经后中期末 12 天至经后末期,阴长进入近高水平阶段,波动起伏加快加大。原本阴愈长,阳愈消,但由于生理上要维持高强度的活动和高水平的阴长,所以阳反见长,且阳长程度超过之前的消,使阳达到一定高度的水平。

　　1. 经后初期　一般指月经干净后的 3～5 天时间内,有的可达到 7 天,甚至更长。这个时期,治疗应以滋阴养血,以阴扶阴,促进阴长为主。由于天癸之阴水溶于血液之中,故治疗上应以滋阴为重点,以养血为基础。

　　2. 经后中期　夏老根据临床上的深入观察,发现阴长的运动形式有三种:①阴长运动有所缓慢者。阴长运动呈小波浪式的渐进运动,基本上是正常的生理式。但动态力度不够,阴长运动缓慢地由低向中水平运动。虽然运动缓慢,但持续向前,呈正常的生理活动。出现白色带下,有时偏少,说明运动的力度不够。在治疗中,一般可按经后中期的常规处理,即滋阴养血,佐以助阳。②阴长运动间或倒退情况。指进入经后中期 1～2 天后,有一定量的带下分泌物,但随即又迅速退回到经后初期带下分泌缺少的情况,过 1～2 天以后又再次进入经后中期。一定量的带下再次出现,有的可反复出现,2～3 次后开始完全进入经后中期。这种情况下,滋阴养血相间使用助阳药物。③超前倒退运动不协调情况。临床部分患者在进入经后中期后,带下量多,并有少量锦丝状带下,似乎阴长运动明显,跃进至近重的水平。但忽然带下突然减少，甚至缺如，似乎阴长运动倒退，返入经后初期。这种阴长活动不协调的大波动，带下时有时无，时而增多呈锦丝状，时而减少甚至全无的情况说明阴长运动极其不稳定。不仅肾之阴阳有所失衡，而且心肝脾亦失调。在治疗中当以滋肾为主，佐以调理肝脾。

3. 经后末期　经后末期，是指经后期的结束阶段，与经间排卵期相连，时间偏短。一般2～3天，偶有延长至4天的，也有仅有1天的。本时期的主要标志是：带下量多，色白质稀略黏，或夹有少量锦丝状带下。无臭气，色不黄，无脓稠状。这个时期，阴长水平趋高，阴长基本到达近重水平，阳消反长。其运动特点是阴长波动性大，有时可能突然性上升。夏老根据近年来的临床系统观察，发现其表现形式主要有以下三种：①阴长运动稍弱者。其波动性稍欠力度，阴长运动稍差。其带下虽亦较多，夹少量锦丝状带下，或者带下质量稍有所差。临床上虽无明显症状，但毕竟有所不足，反映到经间排卵期的转化欠顺利。滋阴助阳，阴阳并调是本时期最重要的治法。滋阴以保持阴长，同时助阳以维持阳的中等水平，才可以促进阴长至重，以及重阴必阳的顺利转化。②阴长较迟缓或倒退者。阴长运动不快，波浪起伏的动态不多，使经后末期有所延长，或又倒退到经后中期。表现出带下分泌较多，忽而又转少。患者头昏腰酸，纳欠腹胀，表现为肾阴阳不足。③阴长运动或前或后不协调者。临床表现为带下或多或少，经后末期有所延长。从表面看，似是阴长有余，实际是阴之不足。心肝气火有余，促之使然。该种现象亦与肾虚阴阳失衡、肝脾失调有关。故临床多使用补肾调理肝脾，清肝滋阴解郁等法。

（三）经间排卵期生理（重阴必阳）

经间排卵期，指大部分女性排卵之时。测量基础体温（BBT），可有助于观察排卵。经间期的到来，对于整个月经周期来说，具有非常重要的意义。其最大的生理特点，是排出精卵。其主要生理现象是阴道出现一定量的锦丝状带下，俗称蛋清样带下，或称之为拉丝状带下。有的较多，且能维持一定时间。在出现锦丝状带下的同时，一般亦可出现少腹或少腹一侧轻度的作胀或作痛，以及胸闷烦躁，乳房或乳头胀痛，这些均为氤氲状气血活动，这种状态为排卵受孕的最佳时期。经间期之所以到来，排卵之所以顺利，与氤氲状气血活动有关，但必须以重阴为前提。重阴者，是指阴长至重的高水平阶段，即阴长阳消的不平衡状态已达到生理极限。如不通过转化调节，排泄有余之阴，让位于阳长，则阴阳间的消长对抗运动将会被破坏相对性的平衡无法维持，必然形成病理变化。排卵是否顺利，排出卵子是否健康，卵子的成熟程度等，均取决于是否能达到重阴，以及"必阳"转化是否顺利。临床排卵障碍者，绝大多数与阴阳失衡，重阴或阳有所不足有关。①阴虚阳弱，阴阳失衡者，一般表现为锦丝状带下略少，头昏腰酸，治以滋阴助阳，稍佐活血；②肾阴亏虚者：月经量少、月经后期，甚至闭经的患者经治疗后已出现锦丝状带下，但仍伴头昏腰酸，烦热口渴。治疗上当以滋阴养血、交济心肾、稍佐活血通经。③肾虚偏阳，脾肾不足者：一般表现脾肾不足的症状，如头昏腰酸，腹胀矢气，大便溏泻。治当健脾补肾，活血通络，以促排卵。

（四）经前期生理

经前期，是指从经间排卵期后，到行经期前的这一段时间。相当于现代医学的黄体期，应见于基础体温（BBT）处于高温相上升时期。经前期最大的生理特点在于阳长阴消，是阳长运动的重要时刻，是整个月经周期的后备阶段。阳长是本时期最主要的生理特点，临床上可见患者胸闷烦躁、乳房作胀、乳头触痛等阳气盛长的情况。伴随阳长而来即是阴消。阴消与阳长虽处于对立面，但又相互统一，相辅相成。阳长运动不同于阴长运动，阳主动。在经前期的前半期，阳长上升很快，到前半期末，一般为6～8天时，就可以达到重阳的高水平。阳长至重可通过血查孕酮（P）来了解。由于阴阳运动受月圆运动生物钟的制约，阳长运动仍需要在相当日期内维持重阳的高水平，然后阳气下泄，重阳转阴，排出月经，进入行经期。所以，经前期的最主要治法是补肾助阳，以维持阳长的顺利。①阴有所不足，以致阳长不及者，当补肾助阳，维持阳长。助阳又分为三法，即水中补火，血中补阳，气中补阳。②阳长有余，阳长过盛者，当以清热泄阳、滋肾清火，为反治法；③阳长不及与阳长过盛交替发作者。当采用燮理阴阳与协调肝脾气血相结合。经前期中，夏老特别将经前后半期作为一个特定时期单独提出。经前前半期，其阳长是天癸中的阳水为主。经前后半期属于重阳维持期，为癸水之阳至重阳程度后，已开始下降，由阳气起而代替，从而维持总体上阴阳相对性的平衡。月经之所以顺利来潮，重点在于"重阳必阴"，首先必须保证重阳。有了重阳的条件，才可能有正常转化，出现气血活动的情况。故经前后半期的治疗上当以助阳和理气为主。阳有所不足者，常伴有一定血虚，治疗应采用血中补阳合理气疏肝法。凡BBT高温相欠稳定、偏低偏短、缓慢下降者均宜补肾助阳、理气疏肝。

以上便是夏老对月经生理、病理认识的具体内容。尽管临床上夏老偏重中药治疗，但其对女性月经生理的精辟认识与治法方略同样可对针灸在ART配合应用方面起到指导作用。

第二节　月经周期与临床常见妇科病

如本书第二章所述，月经周期是由于卵巢周期性排卵而出现的子宫内膜周期性脱落以及出血。在不同的月经周期（如卵泡期、黄体期），呈现出许多生理学和病理学上的变化。女性激素在这些变化中起着直接或间接的作用。内源性的女性激素主要包括：雌激素、孕激素、卵泡刺激素（FSH）和黄体生成素（LH）。其中，雌、孕激素主要由卵巢合成与分泌，两者均为甾体类激素。由于甾体化合物的化学结构类似胆固醇，故又名类固醇。FSH 和 LH 是由腺垂体促性腺激素细胞分泌的与生殖调节直接相关的激素，它们均为糖蛋白。正常的女性激素水平随着月经周期呈现出周期性的变化。在卵泡期早期，血浆中的雌、孕激素，FSH 和 LH 水平都在最低点；卵泡期的中、晚期，卵泡分泌的雌激素逐渐增加，并于排卵前达到高峰。这又反馈性地刺激垂体大量释放 LH 和 FSH，使它们在排卵前形成高峰。黄体期早期，血浆中的雌激素水平下降，到排卵后 1～2 日，黄体开始分泌雌激素，才又逐渐上升。但是，雌激素的第二高峰低于第一高峰。而孕激素则是持续地上升直至最高峰。黄体期的晚期，雌、孕激素水平迅速下降，而 FSH 水平上升直至下个月经周期开始。很多研究者认识到，女性激素除了有关调节生殖行为的功能之外，对于人体的各个系统都起着相应的作用。如对心血管系统，它能够产生内源性 NO，扩张血管降低血压；对呼吸系统，它能刺激呼吸，加大通气量；对泌尿系统，它能增加尿钠的重吸收，改变渗透压等。临床上表现更多的则是随着月经周期的不同阶段，女性生殖生理与病理呈现很大的变化。

一、月经周期与盆腔炎性疾病

盆腔炎性疾病是指女性上生殖道及周围组织的炎症，包括子宫内膜炎、输卵管炎、输卵管卵巢脓肿、盆腔腹膜炎等。引起盆腔炎的病原体主要来自于原寄居于阴道内菌群感染和性传播疾病的病原体，如沙眼衣原体、支原体、淋病奈瑟菌等。因此，对于急性盆腔炎的患者，需注意查找病原体，针对病原体予以相应治疗。对于白细胞升高明显者，可给予相应抗生素治疗。而对于急性症状得到控制，表现为白带增多，下腹疼痛，月经不规则者，在月经期用药，往往可达事半功倍效果。这是因为女性月经期间，盆腔处于充血状态，局部血液循环加快。此时用药能够使血药浓度达到最佳，治疗效果更好。另外，月经期是阴道内细菌繁殖的高峰期，此时进行药物治疗能够更好地达到消灭和清除效果。且月经期间的子宫内膜会产生脱落,在抗生素营造的良好环境下,可以促进形成新的无感染子宫内膜,促进患者恢复。对于急性盆腔炎失治误治迁延成慢性者,且合并月经过多、经期延长等月经失调者,在治疗盆腔炎的基础上,配合月经周期疗法则效果更为明显。如经后期偏于滋肾养阴;排卵期辅以温肾活血以协助阴阳转化,促进排卵;经前期加用少量补阳之品;经期则理气活血调经。这样可促进盆腔血液循环,改善组织营养状态,以利炎症吸收和消退,从而缓解症状,改善生活质量。夏老在临床上即以补肾调周法结合清利化瘀治疗慢性盆腔炎。治疗后患者总体症状、主症、体征均明显改善,其效果较单纯使用清利化瘀之品为好。究其机制即是通过对体内激素水平的调节,调节机体内环境,增加盆腔血流,改善微循环,从而明显缓解了慢性盆腔炎患者的局部及全身症状。

二、月经周期与多囊卵巢综合征

多囊卵巢综合征是一种发病多因性,临床表现多态性的内分泌综合征。以雄性激素过多及持续无排卵为临床主要特征,是导致生育期妇女月经紊乱最常见的原因之一。PCOS患者中有高胰岛素血症及胰岛素抵抗状态的比率达50%～70%,FSH相对不足以及异常的激素微环境,使卵泡发育到一定程度即停滞,导致多囊卵巢形成,并出现PCOS患者特征性的生殖内分泌改变。中医辨证认为PCOS的主要病变机制为心-肾-子宫轴失衡,进而表现出生殖轴异常的种种病态反应及外在表现。临床表现为卵泡成长停滞或排卵障碍,锦丝状带下偏少或缺如,BBT呈现单相等。卵泡发育不良而致周期冗长,诸多不良因素综合作用下导致不能排卵。唯有调整月经周期原有的节律,进而诱导排卵才能从根本上解决问题。夏老认为,经后期“阴长运动失常”为PCOS主要的病理阶段。肾阴亏虚、癸水不足,卵子不能发育成熟。日久阴虚及阳,阳虚则痰湿蕴阻,故卵巢呈多囊样改变;由于阴精不足,以致经后期漫长,阴长运动障碍。没有肾阴癸水“重阴”的上传,就没有心气传递“转阳”的下达。不能重阴转阳,反馈机制丧失,则致卵泡发育变差,甚至无法排卵。所以,治疗本病必须根据月经周期阴阳的变化规律,调整“偏阴”和“偏阳”药物和方法的比例。夏老的临床观察显示,补肾调周法可明显改善PCOS的月经周期及症状评分、BBT双相;对于降睾酮(T)值、改善痤疮和多毛情况均与达英35疗效相近;降低黄体生成素或卵泡刺激素(LH/FSH)比值疗效略低于达英35。可见,补肾调周法对于改善青春期PCOS患者内分泌激素水平的疗效十分确切。

三、月经周期与不孕症

不孕症原因复杂，有些不孕症源于排卵功能障碍。中医辨证多属于肾阴亏虚。肾阴不足、癸水不足，不能滋养精卵。癸水与肾阴既能共同涵养精卵，又可以涵养子宫内膜。一方面使精卵发育成熟，另一方面充盈血海。故血、阴、水三者不足，均能影响精卵的发育。临床上，提高肾阴癸水水平，促进卵泡发育成熟、促发排卵是本病治疗的关键。所以，中医会通过月经周期的不同阶段选择相应的用药方法。夏老在临床上主张顺应阴长运动规律，适量的加入补阳药物，使阳生阴长互相促进。如经后期选用归芍地黄汤为主方，目的在于促进卵泡发育，尽早成熟；促发排卵时可通过活血化瘀的方法，选用活血化瘀的药物，如当归、赤芍、桃仁、红花、泽兰等。同时，加熟地、川断、鹿角片等药。资料显示对排卵障碍性不孕症能取得很好效果。再如黄体功能不全性不孕症也可通过补肾调周，黄体期加重温补肾阳而获效。

四、月经周期与原发性痛经

原发性痛经为妇科常见病。中医学认为，究其根本原因是经间期阴阳消长转化不利或经前期阳长不及所致。肾阳亏虚，冲任胞宫失于温煦，阴寒内生，血凝成瘀，导致经期冲任胞宫气血运行不畅，发为经行腹痛。故寒凝血瘀为病之标，肾阳不足为病之本。夏老认为痛经虽病发于行经期，但其病根多在于经间排卵期和经前期，故治疗时需抓住这两个关键时期。其治疗重点则放在排卵期。排卵期的生理特点是重阴必阳，阴向阳转化的时期。在此期促进阴阳转化，维持高温相的时间与形式。阳足则助瘀浊排清，经行通利，通利则不痛，较之行经期用化瘀止痛药为佳。经间期治疗上滋阴助阳、调气血促排卵，用补肾促排卵汤治之；经前期治疗上采用养血助阳佐以疏肝理气，方选张景岳之毓麟珠加减。如此治疗3～6个月，痛经可明显改善。

第三节　针灸序贯治疗与ART的配合应用

一、传统针灸方案与ART配合应用的局限性

（一）病证结合不足

长期以来，我们在妇科疾病的针灸治疗上，并没有充分强调"辨病为先"

的概念,所以,临床上并没有确立比较完善的,针对某种疾病的相对特异性治疗方案。如针灸在 ART 中的应用即是一个很明显的案例。如临床最为棘手的反复种植失败,这是一个全新课题,其诊治方案并无现成经验可以借鉴。因此,绝大多数的针灸治疗方案仍来源于中医学、针灸学对妇科病及不孕症的认识。如常用腧穴有任脉之关元、中极、气海、大赫;十二经穴之脾俞、肾俞、命门、三阴交、足三里;以及经外奇穴之子宫穴和卵巢穴等。刺激方法多随证采用电针、温针等,疗程很多也只是依照传统隔日一次。并未能系统地根据在促排卵和移植不同阶段的生殖生理采用适当的针灸方案,这必然会影响针灸疗效。所以,在 ART 的配合应用中,用精确与细致的方式去分析每一种妇科疾病的特性,研究、比较针灸各种方法与疾病的对应关系,才可能更为有效地达到治疗目的。

(二)针灸时机局限,未能分期治疗

由于针灸治疗不孕症的经验远远少于针灸治疗运动神经系统疾病,目前绝大多数的针灸治疗方案,并未能根据妇科疾病特定的生理周期变化以及其特殊的解剖特征进行适时调整。但妇科病的经带胎产与其伴随一生最重要时间段的月经周期是有很大关系的。同一种疾病在月经周期的不同时间段,机体会呈现很大的差异。采用相同的治疗方案或方法,自然不能获得良好效果。尤其是进行 ART 的患者,需要随时关注治疗方案与机体反应。所以,必须分析 ART 不同时段的生理、病理特征,制订更为完善的针灸方案。

二、针灸序贯治疗方案的提出

我们在十年前开始进行针灸配合 ART 相关研究。资料显示,既往针灸配合 ART,往往围绕于取卵与胚胎移植这一时间段。但进行 ART 的患者往往病程绵长,病情复杂,基础病变众多,如多囊卵巢综合征、子宫内膜异位症、卵巢储备功能低下、宫腔粘连、各种原因导致的子宫内膜损伤等。期望仅通过几次针灸迅速改变其病理状态,显著提高其妊娠率是很困难的。因此,我们借鉴现代医学的雌孕激素序贯疗法提出了针灸序贯疗法。我们的方法是,除了已进入刺激和自然周期者,对于未进入周期,有相对规律月经来潮的患者,我们即按月经周期中的行经期(卵泡期),经后期,排卵期,经前期(黄体期)分期采用针灸序贯疗法治疗。一般我们根据 LH 峰确定排卵后第三天开始首次针灸治疗,该时段至下次月经来潮,大约有 10~15 天,为月经期的黄体期。这时,孕激素(P)生成加速,血液中 P 浓度达高峰。同时,雌二醇(E_2)也达第二

高峰。至排卵后第 9～11 天，黄体快速退化。随着黄体萎缩，血液中 E_2 和 P 的浓度降至最低点，引起促性腺激素释放激素（GnRH）脉冲式释放频率进行性快速增加，促进促性腺激素的分泌增加。其中促卵泡激素（FSH）增加的幅度高于 LH。FSH 促进卵泡发育并分泌 E_2，至排卵前 E_2 达第一高峰，与 P 协同作用，正反馈促使 LH/FSH 峰形成。LH 峰促进颗粒细胞黄体化和 P 的持续升高，P 确保颗粒细胞充足的 LH 受体生成以形成下一个黄体期。所以，黄体期正常的激素分泌对于卵泡的生成、发育、成熟至关重要。自然周期排卵后，机体需要适量的 E_2 以诱导孕激素受体（PR）的生成。如 E_2 分泌不足，可引起 PR 减少，致黄体功能不全；而 IVF 时，GnRHa 对垂体的降调节作用可以抑制内源性及早发 LH 峰，促使多个卵泡募集和发育。但与此同时，黄体期内源性 LH 分泌也受到抑制，导致黄体功能不足。所以，选择在黄体期开始针灸序贯治疗，再根据月经不同时期的特点，规范地进行针对性治疗可以更好地达到治疗效果。这十年来，我们采用此方案治疗了数以万计的不同妇科疾病，获得了很好的效果。

三、针灸序贯治疗方案

行经期（卵泡期）取穴：十七椎、命门。

经后期取穴：三阴交、太溪、肾俞、膈俞。

排卵期取穴：气海、关元、子宫、足三里，复溜。

经前期取穴：气海、关元、阳陵泉，太冲。

行经期上穴加用刺络拔罐；经后期针刺以平补平泻法，留针 30 分钟；排卵期针刺后，腹部置艾灸箱以两段 2cm 长艾灸点燃灸腹部；经前期前半段针刺后加用温针灸，后半段留针期间则加用电针治疗，采用疏密波，频率 2/30Hz，电流强度 1～2mA，以患者局部有酸胀而无疼痛感为度。每周治疗 2 次，重复两个月经周期为一疗程。临床可根据患者具体的证候而作相应的微小调整。

四、针灸序贯治疗方案的中医机制

（一）行经期活血调经，重在祛瘀

行经期是新旧交替的时期，一方面排泄月经，祛除陈旧性的瘀浊，另一方面已开始生新，为新周期服务。所以，选用十七椎、命门穴，以刺络拔罐疗法以促进血行，活血化瘀；当患者表现为经量少，血色黯，血虚重于血瘀者，刺络的点宜少,针刺宜浅,使出血量少,刺络重在养血活血;而经量较多,血块明显,痛经较重,血瘀重于血虚者,刺络的点宜多,针刺宜深,出血量可大,刺络重在祛瘀活血。

（二）经后期滋阴养血,阴阳并调

经后期阴血有所不足,胞宫急需调养。所以,选用背俞穴肾俞、膈俞以补肾调血,三阴交、太溪以健脾补肾,使气血旺而荣养胞宫,卵泡顺利发育;经后期前半段血海空虚,刺激宜轻,后半段,阴升阳长,刺激宜重。

（三）经间排卵期补肾活血,重在促新

排卵期为氤氲期,是重阴必阳的转化阶段。阳长才能顺利排出卵子,基础体温呈高温相,阳旺阴固。所以,选用气海、关元、子宫、足三里,复溜等穴;局部以艾灸以温经通脉,使阴阳转化,黄体功能健全。刺激量则视卵泡发育情况,如卵泡发育良好,雌激素水平分泌正常则刺激宜轻,而卵泡发育迟缓,雌激素水平偏低,则刺激宜重,而灸量则需根据患者证型。如脾肾阳虚明显,则灸量宜重,而阳虚不显,反以阴虚火旺者,则灸量宜轻,以阳中求阴。

（四）经前期补肾助阳,补理兼施

经前期的前半段往往阳长不及,如基础体温高温相偏低、偏短,或高温相缓慢上升,可用气海、关元,并辅以灸法;而经前期后半段常心肝气火偏旺,见烦躁头痛,乳房作胀等,可选阳陵泉,太冲穴,并加用电针以清心宁肝理气。

五、妇科疾病针灸序贯疗法的主要适应病种

由于许多妇科疾病均与月经周期紊乱有关,或者在月经周期的不同阶段呈现出不同的病理变化,所以,针灸序贯治疗临床应用十分广泛。如各种月经不调,多囊卵巢综合征、卵巢早衰、子宫内膜异位症、子宫肌瘤、卵巢功能减退、盆腔炎、阴道炎等。适用于多种因素的不孕症与 ART 不同方法的配合治疗中。

第七章

ART配合应用中的常用针灸疗法

第一节 毫针刺法

毫针为古代"九针"之一，是目前临床应用最为广泛的一种针具。在ART的配合应用中，要达到好的临床效果，除了在某一穴位（某一部位）按常规毫针刺激外，精确定位病变部位，灵活运用毫针，加大其刺激力度，可以使刺激量更大，效果更为快捷。以下简单介绍笔者在临床上常用的针法。

一、滞针法

滞针法是指针刺到穴位内一定的深度后，单向捻转针柄，使针尖与周围组织缠紧，针下出现"滞针"感，以扩大针感、激发经气的手法。

滞针法是由传统搓法改变而来。搓法见于明代徐凤《金针赋》的下针十四法中的"搓则去病"。其操作方式是将针单向旋捻，如搓线状。《针灸大成》又有"指搓"之法。"转针如搓线之状，勿转太紧，随其气而用之。若转太紧，令人肉缠针，则有大痛之患"。

滞针法在临床上，可根据刺激强度，分为轻搓和重搓两种。轻搓法，针柄搓动180°，缓缓而行，以患者感到针下有柔和针感为宜；重搓法，针柄搓动360°，较快搓动，使患者有明显针感，术者指下有显著阻力为度，3～5次即可。滞针手法也是以单向捻转为基础，但其强调针尖与周围组织缠紧，其捻转角度和针感强度方面都大于搓法。

滞针手法因其得气快，且针感强而持续，因而具有广泛的适应证。临床上可用于各种神经麻痹、痛证及软组织粘连等疾病。行滞针手法时，由于单向捻转导致肌纤维缠绕针身（物理刺激），使得穴位处产生无菌性炎症和水肿（化学刺激）。这种先物理后化学对穴位的双重刺激，加大了对生物体的调整作用；又由于滞针致局部组织的轻微损伤，使得穴位局部组织的修复过程稍长，积蓄的作用也较久，使患病部位得到更好的调整和修复。故滞针手法比常规针法获效持久，而疗效也更优。

笔者在临床上常常使用滞针疗法。如治疗原发性痛经时，在腰阳关、次髎等穴位常规针刺后，向一个方向捻转至感到针下沉紧转不动针。此时，患者可感到明显的得气感向小腹扩散。滞针法在治疗子宫脱垂上也有较好疗效。取穴以子宫、提托、带脉等穴位为主。在滞针手法后，可配合提拉针身，以加强刺激。滞针法在起针时应注意。需先将针体回转数圈，待针下松弛方可出针。以防肌纤维缠绕针，过度损伤组织。

妇科疾病因为病程长，慢性炎症多发，出血或修复导致的组织粘连极为常见。采用滞针法，可以增加毫针捻转达力度，使针感更为强烈与持久，更有利于破坏病灶，是一种较为实用而方便的刺激方法。

临床报道：颜慧使用滞针疗法配合心理疏导治疗产后缺乳。针刺取穴：主穴取肩井、天宗、膻中、少泽。配穴，肝郁气滞型配期门、太冲、合谷；气血两虚型配百会、中脘、气海、足三里。操作方法：先令患者取坐卧位，取天宗穴向下或外下方平刺 1 寸，单方向捻针待有紧涩感后提拉数下，将针柄按于肩胛骨后皮肤上用胶布固定，然后覆盖清洁纱布。再令患者仰卧，取肩井穴向前下方斜刺 1 寸，单方向捻针待有紧涩感后提拉数下，将针柄向后按于皮肤上用胶布固定。膻中穴向左右乳头方向平刺 1.5 寸，用平补平泻法，使针感放射至双侧乳房部。少泽穴斜刺 1 分或点刺出血少许。肝郁气滞型配穴针刺用泻法；气血两虚型配穴针刺用补法。得气后留针 20～30 分钟。天宗穴、肩井穴及少泽穴不再行针，其余各穴每隔 5 分钟行针 1 次。每日 1 次，7 次为 1 疗程。

二、多针刺法

多针刺法，指在施术部位采用 2 支以上的毫针刺入，施以一定的手法，治疗疾病的刺法。由于多针刺法在施术部位刺入的针数较多，刺激量较大，可改善局部的血液循环与组织营养，促进针刺感应的扩散与传导，起到了行气活血，疏通经络，扶正祛邪的作用。因此，效果较一般单针刺法显著，受到古今医家的重视。

（一）傍针刺法

傍针刺法出自《灵枢·官针》：“傍针刺者，直刺、傍刺各一，以治留痹久居也。”即先在患部痛点正中（或某一腧穴）直刺 1 针（主针），得气后施捻转提插手法 1 分钟。再在该针旁 0.5 寸处向痛点中心斜刺 1 针（辅针），以针尖接近主针为佳。得气后施捻转提插手法1分钟，留针20～30分钟。隔5～10分钟行针1次，以促进针感扩散传导，待针下松滑空虚后出针。

本法临床上多用于病位局限、病灶较小、缠绵难愈的疾病。如乳腺小叶增生、输卵管不通、附件炎、慢性盆腔炎等都可在痛点或局部阳性反应处施傍针刺法。不孕症子宫内膜偏薄等也可在子宫、中极等穴处施傍针刺法。不仅可以加强针感和刺激量，还扩大了受刺部位的作用面积，使治疗范围扩展，增强了通经活络的作用。可更快消除局部的无菌性炎症，改善血液循环，缓解临床症状。

（二）对刺法

对刺法是在某病变处取上、下两个穴位（多为同一经脉），针尖朝病所刺入。得气后轻柔、均匀捻转行针1～2分钟。然后，双手持上下两针针柄，同时使暗力顶按1分钟以上。务必使针感连成一线，然后留针30分钟。隔5～10分钟按上法施术1次。敏感者在针感连成一线后，患处可出现热感。不适感即可明显减轻；感觉迟钝者即使患处无热感，疼痛亦可减轻。

对刺法具有通经接气的作用。临床上多用于病变范围较为局限的病症。如妇科盆腔或宫腔病变。在局部形成阳性反应点，均可施对应刺法以扩大刺激面，提高治疗效果。

（三）齐刺法

齐刺法出自《灵枢·官针》："齐刺者，直入一，傍入二，以治寒气小深者。"方法是在患部中心直刺1针（主针），得气后行捻转提插手法1分钟。再用2支毫针在其附近（上下或左右）1～2寸处向痛点中心斜刺（辅针），得气后行捻转提插手法1分钟。留针20～30分钟，隔5～10分钟行针1次，促使针感持续并向深层扩散传导，待针下松软后出针。

临床上多用于病位较深、病程较长的病症。三针并用，直达病灶，更能有效改善患者的局部气血循环，较快速地减轻患者的临床症状。例如慢性盆腔炎者，可在中极或关元穴采用齐刺法，捻转得气使针感向盆腔扩散。

临床报道：贺君等采用齐刺子宫及关元穴，配合温针灸治疗寒湿凝滞型慢性盆腔炎。患者取仰卧位，常规消毒后，在子宫、关元两个穴位左右两侧1寸处选用0.30mm×（25～40mm）毫针行单手进针法直刺进针。透皮后针尖朝向子宫或关元穴刺入0.8～1.0寸，针身与皮肤夹角为60°。再取关元、天枢穴施灸。将清艾条切成长20mm小段，插在针柄上点燃施灸，连灸2小段。待艾段燃完后，继续留针10分钟后出针。

（四）排刺法

排刺，顾名思义，是在人体某一局部行较为密集而排列成行的多针刺法。排刺是现代医家在古代针法基础上，结合临床实践创立的针刺之法。方法为在同一经脉或同一水平面选 3 个以上的穴位或穴点刺入，得气后捻转提插行针各 1 分钟。留针 20～30 分钟，隔 5～10 分钟行针 1 次，待针下松软后出针。若选同一经脉的穴位排列，尽量使针感相互传导，使之接通连成一线；若选同一水平面的穴点排刺，务必使针感向四周扩散，使各穴点连成一片。

排刺法是在《内经》齐刺启示下摸索出来的刺法，具有加强与扩大针刺感应，通经接气的作用。临床上多用于一些顽固性疾病。在妇科临床，如附件部位的条索状隆起等，即可采用该法治疗。此外，还有学者观察了妇科开腹手术后，阳明经腹部腧穴及手术切口进行排刺法配合艾灸，能改善气血运行，预防感染，促进手术切口恢复。

临床报道：唐文龙等通过排刺法配合温针灸治疗阴阳两虚型卵巢储备功能下降。方法：从月经周期的第 10 天开始，连续针刺 10 天为 1 疗程。1 个疗程结束休息至下个月经周期的第 10 天再进行下 1 疗程。总疗程 6 个月。主要穴位：a 组：下腹部任脉、肾经、脾经排刺。肾经、脾经，每条经各选 5 个穴。第 1 个穴在经脉平脐处选取，第 5 个穴在平耻骨联合处选取，其余 3 个穴均匀分布；任脉：第 1 个穴在脐下 1 寸处选取，第 5 个穴在平耻骨联合处选取，其余 3 个穴均匀分布；b 组：膀胱经排刺，在后正中线双侧 1.5 寸和 3 寸处各取5 穴。第 1 个穴在经脉平第 2 腰椎处选取，第 5 个穴在平尾骨底端处选取，其余 3 穴均匀分布；c 组：血海、三阴交、肾俞、足五里、秩边、太冲、内关、神门。a、b 两组穴每两月交替使用；c 组穴随症加减。操作方法：穴位常规消毒，用0.3mm×40mm 不锈钢毫针直刺 25～40mm。每个穴位提插捻转使之得气，留针 40 分钟。每 10 分钟行针 1 次，每日治疗 1 次。结果，a、b 两组排针刺者均获得明显疗效。

（五）扬刺法

扬刺法出自《灵枢·官针》："扬刺者，正内一，傍内四而浮之，以治寒气之博大者也。"操作时先用 1 支短毫针（1～1.5 寸）在患部病变中心直刺 1 针，在浅部得气后捻转行针 1 分钟；再用 4 支毫针（1.5～3 寸）在其上下左右各 1～2.5 寸处朝病变中心斜刺或沿皮刺。得气后捻转行针 1 分钟，使针感向周围扩散，留针 20～30 分钟。隔 5～10 分钟捻针 1 次，亦可接电针代替捻针。

扬刺用于病位较浅、病灶较大的疾病。如乳腺小叶增生，即可在增生突出的中心点直刺 1 针，周围以 4 支毫针朝向病变中心斜刺。通常对肿块缩小和疼痛有很好效果。痛经寒凝血瘀者，可在关元穴采用扬刺法。同时，配合温针灸也具有较好的疗效。

临床报道：彭心选取天枢、子宫穴进行针刺后，以左侧子宫穴为中心，采用扬刺法结合温针灸干预卵巢囊肿模型大鼠。发现温针扬刺后大鼠卵巢体积、重量、血清性激素水平均接近正常水平，获得很好效果。

（六）围刺法

围刺法是在病灶中心直刺 1 针，在其四周边缘处向中心斜刺或平刺 4～8针（根据病灶面积确定针数，多采用长针）。得气后捻转行针，留针 20～30 分钟。隔 5～10 分钟捻针 1 次。亦可接电针代替捻针。

围刺法是在扬刺法基础上发展起来的多针刺法。由于局部多针刺激，扩大并加强了针刺感应，可改善局部的血液循环与组织营养，促进炎症恢复，尤其适用于面积较大的病症。如外阴白斑，即可采取围刺法治疗。再如，妇科肿瘤者，通过 B 超结合腹部触诊后，也可定位肿块的腹部投影位置后，在局部采用围刺法。

临床报道：钱玲琳通过超声影像介导确定卵巢囊肿中心位置。针尖朝向中心位置，围刺 6 针。在 B 超介导下缓慢推针刺向卵巢囊肿内或其周围，不行针。配合常规针刺天枢、中极、归来、足三里、三阴交等穴。结果显示，可使囊肿明显缩小，效果良好。

多针刺法是根据疾病需要，采用不同方式组合来运用多根毫针刺激，达到加强刺激量的效果。毫针只是古代"九针"之一。而且，由于工艺的发展，现代的"毫针"较之古代的"毫针"又纤细柔软了许多。虽然现代的毫针工艺使患者接受针灸治疗时的疼痛感明显减轻，但同时也降低了刺激量。对于顽症瘤积，便不能发挥相应的治疗作用。多针刺法通过增加针数，配合相应的针法，较为集中地针对某个病灶达到一个较强的总刺激量，是既安全又损伤小的刺激方法。笔者临床体会到，借鉴针刺疗法在其他疾病中的经验积累，再结合现代医学对妇科病的病因、病理认识，灵活运用多种毫针刺激法式，可使临床效果更好。

第二节 灸 法

灸法主要是借助灸火的热力给人体以温热性刺激，通过经络腧穴的作用，温通气血，扶正祛邪，调整人体生理功能的平衡，从而达到防治疾病目的。

《灵枢·官能》"针所不为，灸之所宜"，"阴阳皆虚，火自当之"，《医学入门·针灸》"药所不及，针之不到，必须灸之"等都说明灸法可以作为针、药之外的另外一种防治疾病方法。《扁鹊心书》："妇人产后，热不退，恐见老成疾，急灸脐下三百壮。"记录了灸法在妇科疾病中的独特疗效。随着生活水平的提高和社会的发展，自然疗法在世界范围内流行起来，灸法也因此备受推崇，尤其被广泛运用于妇科治疗与保养。

一、灸法的原料

施灸的原料很多，火热灸法的原料有艾叶、硫黄、黄蜡、烟草、灯心草、桑枝，桃枝等；非火热灸法原料有毛茛叶、吴茱萸、斑蝥、白芥子、甘遂、大蒜等。但灸法主要以艾叶作为主要灸料。艾属草菊科多年生草本植物，我国各地均有生长，以蕲州产者为佳，故有"蕲艾"之称。艾叶气味芳香，辛温味苦，容易燃烧。火力温和，能穿透皮肤，直达深部，经久不消。可起到温通经脉，祛散风寒的作用，故为施灸佳料。

《名医别录》载："艾叶苦，微温，无毒，主灸百病。"选用干燥的艾叶，捣制后除去杂质，即可制成纯净细软的艾绒，晒干储藏，以备应用。《孟子·离娄》里说："七年之病，求三年之艾。"《本草》载"凡用艾叶，须用陈久者，治令软细，谓之熟艾；若生艾，灸火则易伤人肌脉"，可见好的灸料对于防治疾病至关重要。

艾叶苦、辛、温，归肝、脾、肾经。有通经活络、散寒止痛、温经止血、除湿开郁、生肌固胎、回阳救逆的作用，艾叶内服可治宫寒不孕、行经腹痛、崩漏带下。外用灸治百病，尤其适于阳虚寒盛或风寒湿邪所致者。故《本草》中亦有"艾叶能灸百病"的说法。

二、特色灸法及其在妇科疾病中的应用

历代针灸医学在应用灸法方面，积累了丰富的经验，也发明了多种特色灸法。

（一）神阙灸

神阙又名"脐中"，为先天之本源，后天之根蒂，属"诸阴之海"任脉之要穴。明·万全称："脐在两肾之间，任、冲、督脉之所系也。"冲为血海，任主胞胎，督为阳脉之海，与女子任、带、胎、产关系密切。所以，神阙穴灸疗可以治疗很多妇科疾病。

1. 不孕症　取食盐末 15g 敷脐，取艾炷放于食盐上点燃灸 7 壮。每壮间隔 1～2 分钟。每日或隔日 1 次，10 天为 1 疗程。或取当归 10g、川芎 6g、丹参

10g、续断 10g、桑寄生 10g、茺蔚子 12g、菟丝子 10g、川椒 6g,共研成药末适量填脐,以生姜薄片盖于脐上,将艾炷置于脐上灸 7～10 壮,每日或隔日 1 次,10 天为 1 疗程。

2. 痛经　取肉桂、炮姜、茴香各 15g,将上述药研成药末并用米醋或黄酒调成糊状,做成药饼。上以细针戳数小孔后敷于脐中,上置艾炷施灸。每次5～7 壮,每日 1 次。可于月经前一至两日施灸至月经经期止。连续三个月经周期。

临床报道:王晓燕等观察了该法治疗原发性痛经的临床疗效。方法是在患者温针灸同时,以细白盐适量炒至温热,纳入脐中。或于脐周围一湿面圈,再填入食盐。然后,于盐上放一薄姜片,上置艾炷施灸,每次灸 6 壮。治疗时间为经期来潮前 1 周左右进行,每日 1 次。每次治疗时间约 1 小时,一直治疗到经期来潮,为 1 个疗程。治疗 3 个疗程后评定疗效。结果,87 例患者中,治愈 26 例,占 63.4%;好转 13 例,占 31.7%;未愈 2 例,占 4.9%,总有效率达95.1%。

朱英等将原发性痛经分型,并以不同药物敷脐施灸。气滞血瘀型药物:乳香 10g、没药 10g、白芍 50g、当归 50g、吴茱萸 50g;寒湿凝滞型:肉桂 20g、吴茱萸 20g、小茴香 20g、赤芍 20g、炮姜 10g、桃仁 10g。将药物打碎成粉备用。操作步骤:患者仰卧,取神阙穴。将备用药物填平于神阙穴中,上置鲜姜片(直径约 3cm,厚约 0.3cm,中间用针扎数个小孔)后,将大艾炷(底直径2cm,高 2.5cm)置于其上点燃施灸。当艾炷燃尽后,易炷再燃。根据痛经程度(症状评分)规定壮数。轻度用 6 壮,中度用 12 壮,重度用 18 壮。若患者感觉灼热时,即可用镊子上下移动姜片,以减轻灼热感,防止烫伤。灸至局部皮肤潮红不起疱为度。在施灸时,若灸壮数较多时,姜片有可能变干变薄,此时可更换姜片。月经前 3 天开始治疗,每天 1 次,6 天为 1 个疗程,连续 3 个疗程(即 3 个月经周期)。若经期第 1 个疗程治疗后不再疼痛,仍坚持第 2～3 个疗程,以巩固疗效。

3. 慢性盆腔炎　取椿根皮、黄柏、白果各 20g,以上述同样方法做成药饼置于脐中穴上施灸。每次 5～7 壮,每日 1 次,连续 7～10 天。

临床报道:张洪艳等使用腹针的同时,将长 2cm 纯艾条段点燃,放入脐部专用木灸盒内,置于神阙穴上。腹部扣筛筐(以免压针),外敷大毛巾(保暖),留针施灸 30～40 分钟。从而达到温经散寒,祛瘀止痛,更有提高机体免疫功能的作用。

4. 产后尿潴留 取老葱茎根捣碎填于脐中,以艾条在脐中及脐周围悬灸,使患者热感深透至里并向下腹传递。每次灸疗30分钟,每日2～3次。

临床报道:张省青等将食盐适量填平脐窝(为便于取出,脐窝处垫一小纱布块),生姜切成直径4～6cm,厚约3mm的薄片,中间扎数个小孔,置于食盐上。将艾绒做成圆锥形艾炷,锥尖朝上放置于姜片上,大小视姜片大小而定。点燃艾炷,使热力慢慢由上向下深入渗透。皮肤有灼痛感时可用镊子稍提起,稍后放下,灸3～5壮。操作过程中如患者有尿意,随时下床排尿。具有温中回阳,调理膀胱气机,行气利水,通利小便的作用。

5. 崩漏 取党参、白术、黑炮姜、海螵蛸各15g,将上述药研成药末并用米醋调成糊状,做成药饼。上以细针戳数小孔后敷于脐中,上置艾炷施灸。每次5～7壮,每日1～2次,连续3天为1疗程。

6. 经前后诸症 取吴茱萸粉30g,以黄酒调成糊状,做成药饼,上以细针戳数小孔后敷于脐中,上置艾炷施灸。每次月经干净后3～5天开始施灸。每次5～7壮,每日或隔日1次,5～7次为1疗程。

(二)麦粒灸

麦粒灸是用小如麦粒大小的艾炷在穴位上施灸的一种治疗方法。属于艾灸疗法中的直接灸、小艾炷灸的范畴。具有适应证广、经济方便、疗效确切的特点,尤其适用于妇科杂病。

麦粒灸的作用特点:徐天舒教授在临床上对麦粒灸进行了深入研究,并曾专门撰文讲述了麦粒灸的双向作用特点:

驱寒与泄热:驱散寒邪是麦粒灸显著的功效,适用于寒邪所致的各种病症。无论外寒、内寒、实寒、虚寒,经络或脏腑寒证均可应用。所以,对女性感受寒邪或阳虚所致的不孕症、带下症、产后诸症等均可应用。关于"热症可灸"尚有不同意见,但大量临床显示,麦粒灸不仅可以驱寒,还可用于多种热症,如盆腔炎症等。麦粒灸以其温热之性能达到开郁透泄,以热引热,火郁发之之效。使火热毒邪有路而去,故能用于热症。

补虚和泻实:麦粒灸的补虚作用体现在益气温阳、养血、滋阴等各方面。临床实践证明,麦粒灸能增强脏腑的功能。因此,脏腑功能低下、气血虚弱者,皆为麦粒灸之适应证。如以麦粒灸灸百会治疗女性子宫下垂或阴道下垂;灸气海、关元治疗功能性尿失禁;灸腹部及腰骶部相关穴位治疗宫寒不孕、月经不调、闭经等。一般的灸法使用不当常可致耗阴伤血,而麦粒灸则能够治疗阴亏血少之症。朱晓玲等用随机对照的方法,以四花穴麦粒灸治疗妇女绝经前后诸症，观察其对潮热症状的临床疗效。结果提示，麦粒灸加单纯针刺较之单纯针刺效果疗效更好。该病多因肝肾阴亏，阴阳失衡而致阴虚潮热。而麦粒灸四花穴能有滋肝肾之阴的作用。通过灸火助阳，使阳生阴长。

麦粒灸的泻实作用主要体现在临床对一些痰瘀毒邪所致疑难痼疾的治疗。如笔者临床上常以麦粒灸治疗子宫内膜异位症、子宫肌瘤、子宫腺肌病，对改善临床症状疗效显著。所以，南京中医药大学的王玲玲教授在总结艾灸的特点及其温通效应时，认为麦粒灸是灸法治疗慢性顽症痼疾中最有优势的方法。

当代学者提出"难病多毒"。毒邪最终都可导致败坏脏腑、损坏形质，功能受损。而麦粒灸施灸对患者体质有良好的调节作用。可以提高免疫力，明显改善生活质量。癌症病因多因正气内虚，气滞、血瘀、痰结、湿聚、热毒等相互纠结，日久积滞而成有形之肿块，治当补泻兼施。麦粒灸具有补虚和泻实双向调整作用。所以，对这些难症更有其优势。

1. 妇科恶性肿瘤

选穴：三阴交、足三里（双侧）。

患者取舒适体位，局部酒精消毒后，取少量凡士林涂抹在穴位表面，以增强其黏附作用。将提前制好的麦粒艾炷置于穴位上，用线香点燃。待患者感觉灼痛且不能耐受时，撤去艾炷，易炷再灸。每穴灸 15～20 壮，每日 1 次，10次为 1 疗程。若有灸疱嘱患者不可刺破灸疱，让其自然吸收。

临床报道：徐燕观察麦粒灸对妇科恶性肿瘤化疗后呕吐反应及肝肾功能的干预作用。选取大椎穴、足三里（双侧）。局部酒精消毒，取少量凡士林涂抹在穴位表面，以增强其黏附作用。将麦粒大艾炷（重约 2mg，直径约 0.3cm，高约 0.4cm）置于穴位上，用线香点燃。待患者感觉灼痛且不能耐受时，撤去艾炷，易炷再灸。每穴 18 壮。操作完毕，再次消毒艾灸点，每日 1 次。从患者化疗当天开始，连续治疗 7 天为 1 个疗程，共治疗 2 个化疗周期。治疗组呕吐积分在第 7 天下降幅度明显，与第 1 天比较，差异有统计学意义。

2. 妇科术后尿潴留

取穴：中极、关元、气海、天枢、水道、三阴交、足三里。

操作方法同上，每穴 5～10 壮，灸后留置尿管。配合膀胱操，待患者有尿感时拔除尿管。

临床报道：陈坤支等用此法治疗尿潴留。选穴：中极、关元、气海、天枢、水道、三阴交、足三里。将艾绒做成麦粒大小之棱形艾炷。预先在灸穴部位涂抹凡士林,把艾炷粘着穴位,将其点燃至燃尽,每穴3壮。再次施灸时选择穴位附近,与上次不同,皮肤状况较好的部位。每天1次,连灸3天。术后嘱患者不可扎破灸疱,让其自然吸收。首次不能治愈者,留置尿管,配合膀胱操。患者有尿感时拔除尿管。治疗2天后观察疗效。结果,绝大多数患者经1~2天施灸后症情痊愈。

3. 慢性盆腔炎

取穴:关元、中极、归来、足三里、三阴交。

操作同上,每穴5壮,每周3次,10次为1个疗程,遇经期停止治疗。经期结束后重新进入新的疗程。

临床报道:叶赞、翟伟用此法治疗慢性盆腔炎。选穴:关元、中极、归来(双)、足三里(双)、三阴交(双)。取5mg左右艾绒制成麦粒大小的艾炷,用棉签蘸少许清水涂擦于穴位表面皮肤,然后用镊子将艾炷按压于穴位上,以线香点燃艾炷顶端。待患者觉局部灼痛时,用镊子取掉残艾炷,快速换下一壮施灸。每穴每次灸3壮。每星期治疗3次。月经干净后开始治疗,经期停灸,连续2个周期。

4. 崩漏

取穴:隐白、大都。

操作同上。经血色淡、淋漓不尽者取隐白穴;经血色鲜红,量多者取大都。每穴灸15~20壮。

(三) 脊柱铺灸

脊柱铺灸是在背部督脉正中铺艾点火施灸,形如长蛇,也称为"长蛇灸"。脊柱铺灸面积广、火力足、温通力强、收效快捷,为一般灸法所不及。具有益肾通督、温阳通脉、散寒止痛等效果。临床主要用于强直性脊柱炎等痼疾难症,也常被用于妇科疾病。

材料制备:督脉铺灸用细软如棉的艾绒。这样,燃烧时速度慢,火力均匀,温和持久,渗透力强。能够窜透肌肤,直达组织深部。施灸部位需铺垫生姜泥。生姜对皮肤的刺激性小,短时间内可重复操作,不会因操作刺激强度不够影响疗效,常作为通用材料。铺灸药粉则根据病情和辨证酌情而定。

铺灸方法:以背部督脉为主,妇科疾病可重点选择腰骶部这一段。从脊部正中向两侧有一定宽度,包括夹脊穴、背俞穴。先以姜汁擦拭施灸部位,沿脊柱正中线均匀散铺灸药粉0.1cm厚,覆盖局部皮肤,铺上捣碎的姜泥饼,厚约0.5cm,宽约5cm。再将搓捻成三角形的艾绒条置于姜汁饼上,点燃后自行

燃烧。至灼热感难以忍受时去除再换上新艾炷，依法灸 2～3 壮。一般 7～10
天 1 次。3 次为 1 疗程。

铺灸的功效与作用原理：铺灸通过热力叠加，对机体主要起到温通的功
效。督脉铺灸属大灸之法，集热疗、光疗、药物刺激与特定部位刺激于一体，
具有艾灸面积广、火力足、温通力强的特点。艾叶性温性烈，可以温通十二
经，振奋元阳、驱逐寒邪。铺灸中大量艾绒的应用更增加其功效。艾火燃烧
时中心温度可达数百摄氏度，所产生的近红外辐射有很强的穿透力。温热渗
透到表皮、结缔组织、血管、神经系统，被组织所吸收。生姜对皮肤有刺激作
用，可渗透于人体，扩张局部血管，改善血液循环，经艾炷加温后功效可增加
数倍。生姜与铺灸药泥的化学性刺激均与灸火的温热刺激叠加，协同发挥其
温通功能。

铺灸可调节整体，兼顾局部，治疗时以重灸督脉为主。督脉为阳脉之总
纲，可统领一身之阳气。在督脉铺灸可振奋一身之阳气，提高免疫功能，改善
体质，发挥整体调节作用。督脉正中两侧的夹脊穴、背俞穴，均与其所属脏腑
高下相当，可以直接调节脏腑功能而收效快捷。妇科常用铺灸部位为腰 1～
骶 4 两侧，是腰骶部神经分支与相应动静脉分布的区域。不但能刺激神经而
且能促使动静脉血流加快。带走代谢产物，消除炎症，缓解肌肉痉挛。所以，
对多种妇科病都有很好效果。

1. 痛经　选择腰 1～骶 4 骶后孔两侧，以当归、川芎、延胡索各 50g 为基
础方研末，按上法铺灸。可在来经前 5～7 天施灸，隔 3 日施灸 1 次，每次 1～
2 壮。

临床报道：阮春鑫等使用药物铺灸法治疗寒湿凝滞型原发性痛经。铺灸
药物组成：吴茱萸 100g、白芍 100g、干姜 100g、乳香 100g、没药 100g、当归
100g、川芎 100g、醋元胡 100g、冰片 100g、肉桂 50g、附子 50g。将以上药物
研细末装瓶备用。生姜适量洗净切碎后用粉碎机打碎为泥待用。铺灸部位：
①腰骶部：从命门至第五腰椎下区间的督脉及膀胱经第一侧线，以及骶部八
髎穴；②小腹部：从神阙到中极穴的任脉循行线区。铺灸方法：先灸腰骶
部，后灸小腹部。嘱患者先取俯卧位，充分裸露腰骶部。施术者以棉签蘸少
许姜汁涂抹在腰骶部，将中药粉均匀撒在擦有姜汁的部位（厚度约为 2mm）。
然后，将生姜泥制成长方形饼状体铺在药末之上，厚约 1cm。长度和宽度宜恰
好覆盖施术部位。将艾绒制成宽约 3cm、高约 2.5cm、截面为三角形的长条艾
炷，铺在生姜泥饼中央，长度稍短于姜泥饼。在整条艾炷上角点燃（可涂少许

乙醇以助燃）。待患者有灼热感至难以忍受时，保留姜泥饼更换新艾炷，共灸3 壮，用时 30～35 分钟。最后取掉艾炷，保留尚有余热的药末与姜饼，以胶布固定。待患者感觉姜饼无温热感时，取尽所有铺灸材料。小腹部灸疗时，患者仰卧位，裸露腹部穴区，以神阙到中极穴的任脉循行线区为中线，左右各旁开 1.5 寸为铺灸的穴区。其余操作同前。在月经前 5 天开始治疗，至经期第 3天停止。每 3 天灸 1 次，连续治疗 3 个月经周期为 1 个疗程。

2．慢性盆腔炎　选择腰 1～骶 4 骶后孔两侧，以地龙、黄柏各 50g、细辛10g 为基础方研末，按上法铺灸。每次 2～3 壮，7～10 天 1 次。3 次为 1 疗程。

临床报道：张蕊用督脉铺灸治疗寒湿凝滞型慢性盆腔炎。铺灸药物组成：中药采用少腹逐瘀汤：茴香 2g，延胡索 3g，没药 6g，当归 9g，川芎 6g，官桂3g，赤芍 6g，蒲黄 9g，五灵脂 6g。将药物粉碎成末而制成药面，储瓶备用。铺灸材料：取生姜 500g，当天打为泥状备用。艾绒 100g。铺灸部位：沿第一腰椎正中左右旁开 1.5 寸到腰骶部骶管裂孔处。铺灸方法：以上部位用 75% 乙醇消毒，把药面均匀铺撒于铺灸部位，厚约 2mm。将调好的姜泥直接铺到药物上，铺成带状，厚约 1.5cm，宽约 3cm。轻轻按压姜泥带的中间部位，使两边微高，中间凹陷。将艾绒搓捻成条状，放置于姜泥凹陷中，长度比姜泥的长度略短。分别点燃艾绒的两端与中间部位，1 壮燃尽后，移去灰渣，重新铺置艾绒继续施灸，每次施灸 5 壮。铺灸时间：每隔 7 天铺灸 1 次，共治疗 3 次，一般每次灸 1～2 小时，以患者能耐受为度，一般不超过 2 小时。

3．产后风湿病　选择大椎至命门两侧，以川乌、防风、独活、威灵仙、桑寄生各 50g、细辛 20g、冰片 3g 为基础方研末，按上法铺灸。每次 2～3 壮，7～10 天 1 次，3 次为 1 疗程。

4．不孕症　选择腰 1～骶 4 骶后孔两侧，以当归、丹参、桑寄生、续断各50g 为基础方研末，按上法铺灸。每次 2～3 壮，10 天 1 次，3 次为 1 疗程。疗程间隔 30 天。

临床报道：刘玉璐等使用穴位埋线配合铺灸治疗肾阳亏虚型不孕症。腹部铺灸操作方法：嘱患者取仰卧位，裸露腹部皮肤，施术部位（从肚脐到耻骨联合）处涂擦少许姜汁，皮肤上铺两层纱布。采用鲜生姜捣成泥状，用纱布滤出多余姜汁，将姜泥做成约 2cm 厚的长方形姜泥饼，大小以能覆盖施术部位为宜。选用清艾绒适量制成高约 2cm、长约 3cm 的艾炷置于姜泥饼上点燃。待患者有灼热感至难以忍受时保留姜泥饼，更换新艾炷，按上述方法继续艾灸 2 次，共 3 次，每次 30 分钟。待患者温热感消失后取下所有材料，完成 1 次治疗。隔日1次,3次为1个疗程。灸后嘱患者禁食发物1周。

三、艾灸的作用机制

中国中医科学院针灸研究所的朱兵教授等通过对近10年来有关研究文献的分析,分别从器官-系统水平和细胞-分子水平两方面探讨了灸法的作用机制。

(一)器官-系统水平

1. 对神经系统的影响　艾灸具有调节神经营养因子、神经递质和受体,从而起到调控中枢神经功能的功效。研究表明,艾灸不仅可以保护慢性应激大鼠的海马神经元,起到明显提高脑源性神经营养因子含量的功效,而且能够显著增加老年前期大鼠大脑皮层5-羟色胺及其代谢产物含量,延缓机体老化过程。而艾灸增强胃运动主要是在中枢胆碱能神经、M-受体的参与下完成的。此外,艾灸一方面能显著缓解患者周围神经病变引起的症状和体征,提高糖尿病大鼠坐骨神经中神经生长因子的含量,改善周围神经病变;另一方面,还可以应用艾灸血清促进体外培养神经节的生长。由于机体多器官、系统都直接或间接处于神经系统的调控之下,艾灸的作用机制可能与通过调节多种神经因子、神经递质和受体,协调外界的刺激,改变中枢和周围神经系统组织形态和功能,从而起到调整体内多器官和系统的作用。

2. 对内分泌系统的影响　艾灸具有调节性激素、肾上腺皮质激素、褪黑素和胰岛素等激素的功效。研究表明,艾灸可以提高卵巢摘除大鼠血清雌二醇水平,阻止雄激素缺乏综合征大鼠血清总睾酮和血清游离睾酮含量的下降,并能显著降低类风湿关节炎大鼠血浆肾上腺皮质激素含量,升高血清皮质醇含量。艾灸还可恢复和促进大鼠褪黑素的分泌,参与免疫作用的高位调节。临床试验显示,对于阳痿患者,艾灸能提高睾酮和促卵泡激素含量,从而调整血清性激素水平,使性功能恢复正常。对于糖尿病患者,艾灸则可降低血糖,增强胰岛β细胞对糖负荷的反应能力,增加胰岛素的分泌量。作为机体的重要调节工具,内分泌系统与神经系统相辅相成,起到共同调节生长、发育、生殖和代谢,维持内环境稳定的作用。

以上研究表明,艾灸对内分泌系统调节的机制可能与直接调控内分泌细胞或通过神经系统和内分泌系统的共同作用来调节下丘脑-垂体-睾丸轴、下丘脑-垂体-肾上腺皮质轴等功能,从而调整体内激素水平。

3. 对免疫系统的影响　灸法对机体免疫功能的调节主要体现在细胞免

疫和体液免疫两方面。首先,灸法能够提高小鼠巨噬细胞吞噬能力、杀伤活性,改善单核 - 巨噬细胞系统的功能。而且,该作用对正常小鼠影响不大,对免疫低下小鼠则功效显著。其次,艾灸不仅可以增强 NK 细胞的活性,也可提高 T 细胞总量,调整 T 细胞亚群 CD3⁺、CD4⁺、CD8⁺、CD4⁺/CD8⁺ 及 Ts/Th 的比例。艾灸还能调节细胞免疫,促进免疫复合物的清除。同时,艾灸可以调节体液免疫,对细胞因子和免疫球蛋白产生影响。艾灸对细胞因子的调节不仅体现在降低大鼠血清中肿瘤坏死因子的水平,还体现在升高白细胞介素 -12、降低白细胞介素 -1、白细胞介素 -4、白细胞介素 -5、白细胞介素 -6 水平,调整Ⅰ型细胞因子和Ⅱ型细胞因子比例等方面。由于细胞因子具备在细胞间传递信息、调节免疫效应的功能,艾灸提高机体免疫力的作用可能与此有关。

艾灸还具有调节免疫球蛋白含量的功效。临床研究表明,对于恶性肿瘤患者,艾灸组在提高免疫球蛋白方面优于穴位注射和西药组。对于宫颈癌放疗患者,艾灸能够显著抑制其体内 IgG、IgM 含量下降,IgA 的下降幅度也小于对照组。由于免疫系统具有免疫防御、免疫自稳、免疫监视的功能,可以排斥外来抗原性异物,稳定内环境,并能及时识别、清除体内突变、畸变的细胞。因此,在体内发挥着重要的作用。艾灸的作用机制可能与调整单核巨噬细胞、T 淋巴细胞、NK 细胞和红细胞的含量和功能,并通过调控细胞因子和免疫球蛋白,进而调节细胞免疫和体液免疫有关。

4. 对循环系统的影响　首先,艾灸具有改善人体微循环的作用。临床观察显示,艾灸可以改善患者甲皱微循环的血流速度、血流形态、血管管径等指标。艾灸不仅可以显著调整健康人全血低切相对黏度和还原黏度,红细胞刚性指数和聚集指数,纤维蛋白原和全血高切相对黏度,还可显著升高老年人载脂蛋白 A 含量,对血清载脂蛋白产生影响。这种调节作用与机体的年龄和异常状态密切相关。总体上呈一种先升后降的趋势。

循环系统作为体内的运输系统,可以输送氧和营养物质,排出代谢产物,对机体具有重要的调节作用。艾灸通过调节血流变学和脂质代谢,起到改善循环和代谢功能的作用。由于心脏和血管运动同时又受到神经系统支配,并受体液调节的影响,艾灸的作用机制可能与三者的共同调控有关。不孕症中有部分患者会出现血黏度增高,微循环障碍。通过艾灸可改善循环与血流变,对治疗存在良好的作用。

5. 对其他系统的影响　艾灸对于呼吸系统还具有增加肺容量、改善肺的通气功能的功效。对于消化系统,艾灸则不仅可以显著提高胃黏膜血流量,改善胃肠等器官的形态和功能。同时，艾灸对骨骼系统的作用表现为一种良性的调整，具有防治骨质疏松的功效。因而，对于改善围绝经期症状十分重要。

（二）细胞 - 分子水平

艾灸具有调控多种蛋白和基因表达、延缓细胞凋亡的功能。凋亡是细胞在一定生理或病理条件下，受内在遗传机制控制自动结束生命的过程，是调节生物体正常发育和生命活动的一种不可或缺的机制。灸法通过调控体内多种蛋白和基因，从而起到防止基因突变、延缓细胞凋亡和促进机体正常生理功能恢复的作用。

第三节 耳穴疗法

耳穴疗法是通过各种方法刺激耳穴，以达到防治疾病目的的一门学科。耳穴疗法具有操作简便，适应证广、疗效明显、经济安全等特点，对于很多疾病具有良好的防治作用，也被大量应用于妇科疾病。

一、耳廓的表面解剖

（一）耳廓前面

耳轮：耳廓边缘的卷曲部分，其后上方稍隆起处叫"耳轮结节"，深入至耳轮内的横行突起部分叫"耳轮脚"，耳轮与耳垂的交界处叫"耳轮尾"。

对耳轮：耳轮边缘内侧与耳轮相对的上部有分叉的隆起部分。其上分叉的一支为"对耳轮上脚"，其下分叉的一支为"对耳轮下脚"。

三角窝：对耳轮上下脚之间构成的三角形凹陷处。

耳舟：耳轮与对耳轮之间的凹沟。

耳屏：耳廓前面的瓣状突起处。

屏上切迹：耳屏上缘与耳轮脚之间的凹陷处。

对耳屏：耳垂上部，与耳屏相对的隆起处。

屏间切迹：耳屏与对耳屏之间的凹陷处。

屏轮切迹：对耳屏与对耳轮之间的凹陷处。

耳垂：耳廓最下部无软骨的皮垂。

耳甲：由对耳屏和弧形的对耳轮体部及对耳轮下脚围成的凹窝。其耳轮脚以上的为"耳甲艇"，耳轮脚以下的为"耳甲腔"。

外耳道开口：在耳甲腔内，被耳屏遮盖着的孔窍。

上耳根：耳廓上缘与头皮附着处。

下耳根：耳垂与面颊部附着处。

(二) 耳廓背面

主要有与前面结构相对应的三个面、四个沟和四个隆起。

1. 三个面

耳轮背面：耳轮的外侧面。因耳轮是向前卷曲的，故此面多向前外方。

耳轮尾背面：在耳舟隆起与耳垂背面之间的平坦部分。

耳垂背面：即耳垂背面的平坦部分。

2. 四个沟

对耳轮沟：对耳轮上脚与对耳轮体部背面的凹沟。

对耳轮下脚沟：对耳轮下脚的背面，一条从内上略向外、下行走的凹沟。

耳轮脚沟：在耳轮脚的背面。此沟向内上方延伸并分为上下两支。

对耳屏沟：在对耳屏突起的背面凹陷中。

3. 四个隆起

耳舟隆起：即耳舟的背面。

三角窝隆起：指三角窝的背面。

耳甲艇隆起：即耳甲艇背面之隆起。

耳甲腔隆起：指耳甲腔背面之隆起。

二、耳穴分布规律

一般分布规律是：与面颊相应的穴位在耳垂；与上肢相应的穴位在耳舟；与躯干相应的穴位在耳轮体部；与下肢相应的穴位在对耳轮上、下脚；与腹腔相应的穴位在耳甲艇；与胸腔相应的穴位在耳甲腔；与消化管相应的耳穴分布在耳轮脚周围……耳穴的这些分布规律，大体形如一个倒置在子宫内的胎儿。

三、妇科疾病常用穴位与主治

(一) 耳轮部

外生殖器：与交感穴同水平的耳轮处，主治外阴瘙痒症。

耳尖：耳轮顶端，与对耳轮上脚后缘相对的耳轮处。主治急性盆腔炎。

交感：对耳轮下脚的末端与耳轮交界处。主治自主神经功能紊乱、围绝经期综合征。

（二）对耳轮体部

将轮屏切迹至对耳轮上下脚分岔处分为 5 等份。下 1/5 为颈椎，中 2/5 为胸椎，上 2/5 为腰骶椎。

胸椎：位置见上。主治经前乳房胀痛、乳腺炎、产后泌乳不足。

腰骶椎：位置见上。主治痛经。

胸：胸椎前侧耳腔缘。主治乳腺炎。

腹：腰骶椎前侧耳腔缘。主治腹痛、腹胀。

（三）三角窝部

神门：在三角窝内，对耳轮上下脚分岔处稍上方。主治失眠、多梦、痛症。

盆腔：在三角窝内，对耳轮上下脚分岔处稍下方。主治盆腔炎、痛经。

内生殖器：在三角窝前 1/3 凹陷处。主治痛经、月经不调、白带过多、功能性子宫出血，男子遗精、早泄。

（四）耳甲部

心：耳甲腔中央。主治心慌、心悸、神经衰弱、癔症。

肺：耳甲腔中央周围。主治胸闷、便秘。

脾：耳甲腔的后上方。主治腹胀、腹泻、便秘、食欲不振、功能性子宫出血、白带过多。

内分泌：耳甲腔底部屏间切迹内。主治痛经、月经不调、更年期综合征。

三焦：耳甲腔底部内分泌穴上方。主治便秘、腹胀。

口：耳轮脚下方前 1/3。主治妊娠呕吐。

食管：耳轮脚下方中 1/3 处。主治食管炎、妊娠呕吐、食管痉挛。

贲门：耳轮脚下方后 1/3 处。主治妊娠呕吐。

胃：耳轮脚消失处。主治胃炎、失眠、消化不良。

小肠：耳轮脚上方中部。主治消化不良、腹痛。

肝：耳甲艇的后下部。主治胁痛、眩晕、经前期紧张症、月经不调、围绝经期综合征。

肾：对耳轮上、下脚分岔处下方。主治腰痛、神经衰弱、月经不调、遗精、早泄。

膀胱：肾与艇角穴之间。主治膀胱炎、产后尿潴留。

艇角：耳甲艇前上角。主治阴道炎、尿道炎。

四、耳穴阳性反应点诊断

耳穴治疗除根据解剖部位确定所属穴位外，寻找阳性反应点是保证耳穴疗效的重要环节。临床可根据耳廓上耳穴的变色、变形(隆起、结节、凹陷、肿胀等)、丘疹、脱屑、血管充盈等阳性特征,判断其是否属于阳性反应点。发现可疑阳性反应点时,可用手指从耳背顶起,使阳性反应处先绷紧,再慢慢放松。也可反复多次,以鉴别阳性反应物大小、形状、色泽等变化。当一耳廓发现有阳性反应点时,必须与对侧耳廓进行对比观察,以鉴别阳性反应的真伪和性质。

常见的阳性反应有以下几种:

1. 颜色　点、片状白色、红黯或黯灰色,或为红晕,常见于消化系统疾病、妇科病。点片状充血红晕多见于急性炎症。

2. 形态　结节状或条索状的突起或凹陷,常见于结核、肿瘤、子宫下垂、慢性器官疾病。

3. 丘疹　常见于皮肤病、妇科病、胃肠病等。

4. 脱屑　常见于皮肤病和内分泌方面的疾病。

5. 血管充盈　常见于急性炎症、心脏病。

五、取穴原则与取穴方法

1. 按病变的相应部位选穴　如胸部病变选胸穴,腹部病变选腹穴。即以相应部位为主取穴,再以其他穴位协同,以提高耳针效果。

2. 按中医理论选穴　如失眠选心穴,因"心主神",失眠多与心神不宁有关;皮肤病选肺穴,因"肺主皮毛";月经不调选肝穴,因"肝主疏泄"。

3. 按现代医学理论选穴　如月经不调选子宫穴;围绝经期综合征选皮质下、交感两穴,因该病的发生与精神因素有关。

4. 依穴位功能取穴　如神门是止痛要穴,疼痛疾患除取相应部位外,可取神门;枕是止晕要穴,头昏头晕可取枕穴;耳尖放血有退热、镇静、抗过敏、清脑明目的作用,故头昏健忘、发热、炎症、过敏性疾患可用耳尖放血。

5. 根据临床经验取穴　如神门、枕二穴都具有镇静、镇痛、安眠作用,主要是抑制作用。可用于妇科病焦躁与情绪不稳定。内生殖器穴对取卵镇痛效果良好,可缓解人工流产扩宫时产生的疼痛等。

六、耳穴疗法的适应证与妇科临床运用

(一)耳穴的适应证

耳穴疗法应用十分广泛,不仅应用于治疗各种功能性疾病,对部分器质

性疾病,也有一定疗效。

1. 各种疼痛性疾病,如痛经、盆腔痛、生产痛、取卵痛;胸腹、四肢等各种外科手术后所产生的伤口痛;麻醉后的腰背痛等手术后遗症等。

2. 各种炎症性疾病,如急性盆腔炎、尿道炎、阴道炎、乳腺炎等。

3. 功能紊乱性疾病,如眩晕、神经衰弱、癔症等。

4. 过敏和变态反应性疾病,如荨麻疹等。

5. 内分泌代谢性疾病,如甲状腺功能亢进或减退、围绝经期综合征等。

6. 慢性病症,如慢性盆腔炎、多囊卵巢综合征、子宫内膜异位症等。

(二)妇科临床运用

1. 妇科腹腔镜术后肩部痛

取穴:交感、肩、神门、皮质下。

操作:毫针刺法,以 13mm 长毫针快速穿破软骨但不透过对侧皮肤,留针30分钟,其间每隔5分钟捻针1次。每日治疗1次,10次为1个疗程。

2. 围绝经期综合征

主穴:肾、肝、心、内生殖器、内分泌、皮质下。配穴:神门、交感、对屏尖。

操作:用探棒在选取的耳穴区进行探压,在穴区内寻找最敏感点,将王不留行籽置于胶布中央,并贴至相应耳穴,稍加压力产生酸胀痛感。嘱患者自行每日按压耳穴3~5次,按压时间5分钟,使耳廓发红发热为度。

临床报道:刘芳等观察耳穴贴压对 126 例围绝经期月经失调患者 Kupperman 评分的影响。选取穴位:内分泌、内生殖器、交感、神门(单侧,双耳交替)。消毒穴位皮肤,在穴位处用耳穴探测仪寻找敏感点,用胶布贴压王不留行籽于敏感点。嘱患者每日自行按压3次(早、中、晚),按压时使耳穴有酸胀疼痛感觉,强度以受试者耐受为度,每次约5分钟。双耳交替,10天1疗程。休息1天后进入下1疗程,共3疗程。

3. 妇科腹腔镜术后呕吐

取穴:神门、胃、交感、口、皮质下。

操作方法同上。

临床报道:张丽红等观察耳穴贴压对妇科腹腔镜术后恶心、呕吐发生率及镇痛效果的影响。先将王不留行籽以医用乙醇浸泡消毒后晾干,储藏备用。耳穴贴压组患者取耳穴神门、胃、交感3穴。采用 75% 乙醇棉棒消毒穴位处皮肤,以消毒牙签(尖头处打磨钝化)在相应的穴位附近按压寻找敏感点,将王不留行籽粘贴于小胶布块中央,然后贴压在相应穴位上。让患者家属或患者于术前、回病房后 1、5、9 及 23 小时进行穴位按压,以耳穴处出现酸麻、热感及轻度疼痛为标准。每穴每次按压 5 分钟,双耳同时对称贴压。

4. 经阴道取卵术镇痛

取穴:神门、内生殖器、心、皮质下。

操作:在术前 10 分钟分别以 0.25mm×25mm 毫针针刺相应耳穴,针后小幅度左右捻转 10 次,接通电针。采用 2Hz,连续波。电流强度根据患者耐受程度调试,留针至手术结束。

5. 乳腺增生

取穴:乳腺、内分泌、卵巢、神门、肝、脾。

操作:用 75% 乙醇棉球消毒耳廓后,用探针在穴位区域找到敏感点,用 0.8cm×0.8cm 橡皮胶布将王不留行籽贴于敏感点上。嘱患者每天按压 3～4 次,予埋籽处轻度刺激,以局部酸麻胀感或轻微疼痛为佳。1 周后揭除,换对侧耳贴压。

七、耳穴的作用原理

研究者认为,耳穴刺激可促进内源性阿片类物质及其他神经递质的释放,其中耳穴的迷走神经调节作用是当前公认的研究结果。因此,耳穴对抗恶心、呕吐等消化道反应、镇痛镇静存在较明显的作用优势。耳穴刺激引起的针感传导作用可通过神经、内分泌、体液等多方面调节作用,这也成为耳穴在妇科相关领域发挥治疗作用的依据。

第四节 火 针 疗 法

火针疗法是一种将针体烧至白亮后,刺入人体一定的穴位或部位,治疗疾病的针刺方法。火针的治疗机制在于让温热刺激穴位和部位来增强人体阳气,调节脏腑,温通经脉。妇科疾病多病程绵长,多寒、多虚、多瘀。故很适用于火针治疗。

一、火针的针具与操作

(一)针具

火针的针具粗细不等,采用钨锰合金材料制成,具有耐高温、不退火、不变形、硬度高等特点。对于病情轻浅者,也可直接以普通毫针烧红点刺。

（二）操作方法

火针疗法的施术与其他针刺方法有很大的差异。它有将针体加热的过程，所以在消毒、进针、出针以及出针后的处理上都有其特殊的方法和要求，其具体操作规程如下：

1. 定穴位　除了直接针刺病灶局部外，不论是选择经穴还是寻找压痛点，都要在消毒针刺之前，在选定的穴位上加以标记。一般都是用拇指指甲掐个十字，以保证针刺的准确性。

2. 消毒　定好穴位以后，可直接采用碘伏消毒。假若直接针刺破溃的病灶时，消毒不宜用碘酒、酒精直接擦拭破损处，最好用生理盐水棉球擦拭或冲洗。

3. 针体加热　消毒完毕，可以止血钳夹住无水酒精棉球点燃，靠近针刺的穴位或部位。右手以握笔式持针，将针尖针体伸入外焰。根据针刺需要深度，决定针体烧红的长度。烧针务必以通红为度。针红则效力强，祛疾彻底，取效迅速。同时，针红可以使进针穿透皮肤时阻力小而痛苦少。烧针时需掌握火焰的运用，千万不要将针体插入灯焰的中心，因为焰心温度低，热力不够，无法将针体烧红。而外焰燃烧最充分，温度最高，烧针最快。

4. 进针　将针烧至通红时，趁着针红，快速将针准确刺入穴位，并敏捷地将针拔出。这一过程大约只需要十分之一秒。若动作稍慢，拖延时间，则针体温度降低，会给患者造成痛苦，也会影响疗效。

5. 出针　起针时医生需手拿消毒棉球，以备出血、出脓、擦拭或揉按时用。当火针进到一定深度时，应迅速出针，以减少患者痛苦。尽量不扩大针孔，避免小瘢痕形成。如针脓肿，出脓务尽，然后包扎。

6. 出针后处理　火针后一般不需要特殊处理，只需要用干棉球按压针孔即可。一则可以减轻疼痛，二则可以保护针孔。火针治疗感染的机会很少，因为火针针体是经过加热烧红后刺入穴位的，其消毒彻底。而且，火针可以激发全身防御功能，感染的几率极小。如果火针直接点刺创面，针刺后可按外科常规进行无菌处理。若火针针刺后出血不必止血，可待自然停止后用干棉球擦拭针孔即可。

7. 操作要点　掌握"红、准、快"三个字。

"红"是指烧针时针体要烧至通红，趁着针体通红迅速将针刺入穴位或部位。因为针身烧得通红穿透力强，刺入穴位时阻力小，缩短进针时间，故可减少患者的痛苦；针身温度越高，火力越大，刺激量越强。见效更快，疗效也好。

"准"是强调针要准确无误地刺在所定穴位上。因为火针疗法的定穴和进针准确性，比毫针要求更高。毫针治疗进针后，若穴位不准确还可以调整进针方向。火针进针后则无法变动，针刺不准确也没有补救办法。因此，定穴准、进针准是火针疗法的关键之一。

"快"是指进针快。是将火源端到靠近针刺穴位或部位烧针，尽量缩短红针离开火焰的距离，迅速刺激穴位，这样可保持针体热度，确保疗效。

二、常用手法

（一）深而速刺法

该手法主要应用于细火针、中火针，此法刺入较深。即将火针烧至白亮，速进速出，或速进缓出（寒痹时可留针片刻）。多适用于慢性盆腔炎、外阴白斑、卵巢囊肿、子宫内膜异位症、不孕症、乳腺小叶增生等。应用深而速刺法，需结合患者体质虚实、体形胖瘦等情况灵活掌握。切不可在子宫、卵巢、大血管、神经附近盲目深刺，造成意外。原则上是宁浅勿深，宁细勿粗，宁四肢勿面背。所选施针部位及穴位一定要精而验。

（二）浅而点刺法

该手法使用粗火针、平头火针、三头火针为主，将针烧至通红。轻而点刺主要用于外阴白斑、不孕症、月经不调等。浅而点刺法非常安全，临床上应用广泛。对恐惧针刺者尤为适宜。

（三）慢而烙熨法

该手法主要由平头火针、三头火针结合火铍针。将针烧至微红，在施术部位表皮轻而稍慢地烙烫。多适用于较大的色素痣和黄褐斑等。施用本法后，一定要注意保护好创面，谨防感染。

三、火针疗法针刺规律与疗程

（一）火针疗法针刺规律

每次选取 3～6 个穴位。火针针刺穴位的规律可概括为四"先"：先上部，后下部；先背部，后腹部；先左边，后右边；先头面，后四肢。治疗某种疾病时，应在一个疗程内，拟定两组处方，交替使用。特殊情况下灵活运用。

（二）火针针刺间隔时间

火针针刺对皮肤、皮下组织，甚至肌肉，都会造成某种程度的灼伤，需要时间康复。因此，火针针刺治疗最短时间间隔 1 日，一般需要间隔数日。急性疾患者可隔日1次,但连续火针不应超过3次。慢性疾病患者5~7日针刺1次,4~8次为1个疗程,一般可以连续治疗2~3疗程。2个疗程之间应有1周或2周的休息。

四、治疗作用

(一)壮阳补肾,升阳举陷

因火针具有增强人体阳气、激发经气,调节脏腑的功能,所以能壮阳补虚,升阳举陷。临床上,肾阳虚可出现腰痛、阳痿、遗精、宫寒等症;脾胃阳虚则可出现胃脘痛等疾病;中气不足则出现子宫下垂。用火针点刺肾俞、命门等穴,可起到益肾壮阳的作用,使肾经气血畅通,气化功能加强,故腰痛、阳痿、遗精、宫寒等症状得以缓解。用火针点刺足三里、内关、脾俞、中脘等穴,可使脾胃经脉气血畅行,温运中焦,振奋阳气,祛除寒邪。使脾胃运化之功恢复,消化、吸收、升降功能趋于正常。点刺气海、关元穴,可益中气,升阳举陷,治疗子宫下垂等。

(二)温阳化气,消瘤散结

结即肿物或包块在体内或体表的积留。一方面火针可温热助阳,激发经气,从而达到疏通经络,行气活血,消除瘤结的作用;另一方面火针又能通过助阳化气,使气机疏利,津液运行,凝滞之痰邪湿邪因而化解。临床可用于治疗乳房纤维瘤、子宫肌瘤、卵巢囊肿等疾病。如病灶在体内的,针刺宜深,使邪结消于体内;如在体表的,针刺则宜浅,使病邪排于体外。

(三)祛寒除湿,通经止痛

疼痛的发生多由于邪阻经络,使气血发生郁滞、瘀结等病理变化,从而引起脏腑、经络等局部或全身疼痛。而邪气之所以侵入人体,多由于体虚阳气不足,腠理空虚,卫外不固,邪气乘虚而入所致。引起疼痛的邪气主要为寒邪,寒邪引起的疼痛得温热可以缓解。火针具有有形无迹的热力,可以温其经脉,鼓动人体阳热之气。因而驱散寒邪,脉络调和,而痛自止。

另外,风邪、湿邪、热邪等亦可引起疼痛。如为风邪所伤,可利用火针治疗。因火针能温通经络、行气活血,故可促进体表的气血流动,驱动风邪无处存留,使疼痛缓解。如因湿邪引起,则可利用火针的通经络、行气血的功能攻散湿邪。或利用它助阳化气的功能,使气机疏利,津液运行。从而祛湿除邪,达到治疗疼痛目的。妇科很多疾病源于寒侵胞宫,故火针治疗尤为适宜。

（四）生肌敛疮，祛腐排脓

临床上治疗脓肿已成而未破溃的，可用火针点刺。一针或多针，使脓排出，脓肿消除。治疗上选用火针，主要是由于它能促进气血运行，鼓舞正气。正气充盛，则能排出脓毒。对于脓肿破溃、疮口久不收口；或因其他疾病引起皮肤表面出现慢性溃疡、经久不愈的也可用火针治疗。因火针能温通经络，行气活血，使气血运行流通加速，使疮口周围瘀积的气血得以消散。同时，火针还可增加病灶周围的营养，促进组织再生，使疮口自然愈合。治疗时多选用中粗火针，用围刺法。如疮口大，有腐肉，可在中心点刺。适用于乳腺增生、乳腺炎等病。

（五）助阳益气，解除麻木

麻木属感觉异常的一种病变，麻与木临床上常同时出现。麻者，非痛非痒；木者，按之不知，叩之不觉。尽管麻木之症复杂多样，但其发病机制是相同的。即多因脉络阻滞，营血不能濡养经脉肌肤所致。而火针能温通助阳，引阳达络，使气至血通，麻木自除。操作时采用散刺法，选择细火针。

（六）温通经络，祛风止痒

痒症是一种发生在体表的不舒适的感觉，状若虫行，痒症多与风邪有关。风邪为外邪入侵或气血生风所致。火针疗法具有温通经络，行气活血之功，可促进体表气血流动。从而驱动风邪无处存留，血足风散则痒止。具体治疗时可用粗火针点刺病变局部，或用细火针针刺曲池、血海、风市等穴。

（七）引热外达，清热解毒

火针属温法，一般认为只适用于祛寒，不可用于热证。但临床实践证明，火针也可治疗一些热证。古人曾提出"以热引热""火郁发之"的理论。当热毒内蕴，拒寒凉之药不受，清热泻火之法未发挥作用之时，火针疗法有引气和发火作用。如乳腺炎急性期局部红肿、刺痛，使用火针可迅速使水疱结痂，缩短病程。

五、临床应用

1. 附件炎　在病侧腹股沟附近处仔细揣摸寻找痛点或条索状等阳性反应点，定好进针点，将细火针按所需深度烧至红热，针至进针点后迅速出针。每3日1次，3次为1疗程。

2. 月经淋漓不尽　取穴：气海、关元、水道、归来、三阴交。以细火针点刺各穴，腹部各穴3~5分，三阴交1~3分。每日1次，连续3次。

3. 外阴白斑　取穴：先以火针针刺八髎穴 1.5~2 寸，并在大阴唇两侧从上至下每隔 3cm 点刺 1 针，深度 2cm。然后点刺白斑区，深度掌握在 1cm 之内，针孔间隔 2cm。点刺时应避开月经期，7 天 1 次。

4. 痛经　选穴：关元、次髎、十七椎。寒湿凝滞配中极、三阴交、地机、肾俞；气滞血瘀配气海、太冲、三阴交；气血虚弱配肾俞、命门、足三里；肝肾不足配肝俞、肾俞、血海、足三里。细火针点刺。月经前 3~5 天开始治疗，连续 7~10 天。持续治疗三个月经周期。

临床报道：杜敏等使用毫火针治疗寒湿凝滞型原发性痛经。取穴：三阴交、关元、足三里、地机、十七椎、肾俞、命门。操作：75% 乙醇常规皮肤消毒后，左手持止血钳夹 95% 乙醇棉球（捏紧，防止乙醇溢出）点燃，靠近已消毒的针刺部位。右手持规格为 0.35mm×40mm 毫火针 1 支，置于火焰外焰上烧至通红，迅速刺入穴位，进针深度约 2.5~3cm，留针 15 分钟。为预防感染，治疗后 24 小时不可洗浴针刺部位。

5. 乳腺增生　选细火针以结节为穴点，逐个从外向内围刺，深度约 0.5~1.2cm。无肿块区可浅刺，每次取 4~8 穴。交替进行，隔日 1 次，5 次为 1 疗程。也有采用火针留针法治疗。快速刺入乳房压痛点、增生条索状硬结中心及周围 5~10 针。留针 15 分钟，每周 1 次，4 次为 1 疗程。

6. 慢性盆腔炎　取穴：中极、关元、水道、次髎、三阴交。细火针进针深度 2~5 分，每 3 日 1 次，5 次为 1 疗程。

临床报道：李和等使用火针辨证治疗慢性盆腔炎。取穴：关元、中极、水道、归来、三阴交、次髎。根据辨证配穴，属肾虚寒凝者，加针肾俞、关元加灸；湿热瘀阻者，加针阴陵泉、蠡沟；肝郁气滞者，加针肝俞、太冲；脾胃虚弱者，加针脾俞、足三里。操作：先让患者取仰卧位，局部常规消毒后，选择中粗火针。将针烧红至白亮迅速刺入选定部位，只点刺不留针。腹部穴位刺 3~5 分，三阴交刺 2~3 分。然后令患者俯卧位。局部消毒后，火针点刺两次，深度约 2~3 分。针毕均用消毒干棉球按揉穴位。隔日 1 次，7 次为 1 疗程。间隔 3 天进行下一疗程，3 个疗程后评定疗效，经期停治。

7. 卵巢囊肿　采用 0.5mm×50mm 的火针，取穴水道、归来。两穴均取患侧，两侧均有肿块者即取两侧。定位后将针烧红后快速刺入穴位，针刺深度不超过 3cm。一般以针刺达到肿块中心为度。并小幅度捻转 3~5 次后缓慢拔针，隔日 1 次，6 次为 1 疗程。行经期间暂停。

临床报道：王祚邦等采用火针治疗卵巢囊肿。先以 B 超确定肿块中心点以及腹壁至肿块的距离。取患侧水道、归来穴，两侧均有肿块者取双侧。刺法：①先在针刺部位用蓝药水定点，并进行常规消毒。②将 0.5mm×50mm 火针在酒精灯上加热约 5 秒钟，以针体前 3cm 段呈红亮发白为度。将针快速刺入穴位，且留针 3 分钟。留针期间以捻转手法行针 1 次。③浅刺组针刺深度约 1.5cm 以内。因患者腹壁厚薄有一定差异，具体针刺深度根据 B 超测量的腹壁至肿块的距离，以不刺透囊肿上壁为度；深刺组针刺深度约 3cm 以内，一般以针刺达到肿块中心为度。两组均隔日 1 次，6 次为 1 疗程，共 3 个疗程。患者行经期间暂停针刺 3～5 天。最后发现火针治疗卵巢囊肿疗效确切，且深刺组疗效优于浅刺组。

8. 多囊卵巢综合征　取穴：三阴交、中极、关元、子宫、气海、归来。患者取仰卧位，暴露所选腧穴，确定穴位后局部消毒。消毒完后，将跌打万花油抹在所选穴位处，点燃酒精灯。左手将酒精灯端起，靠近施术穴位，右手握住师怀堂火针在酒精灯上加热，以针体红亮发白为度。然后，将针快速刺入所选穴位处，进针深度约为 2.0cm，留针 30 分钟。留针期间，施捻转手法行针补法 1 次。隔天 1 次，10 次为 1 个疗程。

9. 子宫内膜异位　取穴：中极、关元、双侧子宫穴、八髎、水道、归来、肾俞、痞根、三阴交。每次选 4～6 个穴位，交替选用。患者根据施针要求选择相应的体位，暴露施针部位。局部碘伏常规消毒。常规火针烧令针体通红，针刺相应的穴位（要求快且准），随即出针。火针提离皮肤后，用干棉球迅速按揉针孔，以减轻疼痛。月经前 1 星期开始治疗直至月经结束，每星期 2 次，3 个月为 1 个疗程。

10. 子宫肌瘤　取穴：气海、关元、中极、水道、阿是穴、痞根。操作：以中粗火针，采用速刺法，点刺不留针，针刺深度 1.5 寸左右。隔日 1 次，经期停针。10 次为 1 个疗程，共治疗 3 个疗程。对于肌瘤过大或者增长较快或者症状严重的肌瘤，应考虑采用手术疗法。

11. 输卵管积水　先经 B 超或碘油造影确定输卵管积水位置，然后用细火针经腹部直接点刺积水处。每周 1～2 次，6 次为 1 疗程。行经期间暂停。

12. 化脓性乳房炎　化脓点（肿块中央或波动较明显处）、内关、足三里。患者平卧位，将粗火针（直径 1～2mm）烧至灼红，速进速出，深度以化脓中心为度。脓液即从针眼流出，上面加拔大火罐，脓液与部分乳汁即可被吸出。数分钟后起罐，洗净脓液重复拔之，共拔 3 次。待无脓液流出有出血时即止。针孔以创可贴覆盖。

13. 功能性子宫出血　主穴：大敦、隐白。细火针速刺，不留针。隔日1次。

临床报道：宋悦玲以火针点刺井穴为主治疗功能性子宫出血。主穴：隐白、大敦；配穴：关元、气海。操作：隐白、大敦常规消毒后，将火针在酒精灯火焰上烧至发红后对准两穴，分别快速点刺，不留针。结束后取创可贴贴在穴位上，以防针眼感染。关元、气海穴按常规消毒针刺后，接电针治疗仪采用连续波，TDP治疗仪照射，留针30分钟。火针每3天1次，体针每天1次。

六、禁忌证

1. 高热患者、危重患者和孕妇患者慎用。

2. 颜面及双足不宜采用火针深刺。

3. 疲劳过度、饥饿和过度紧张的患者，不宜采用火针疗法。

4. 火针针刺切忌刺入过深，避免损伤血管、肌腱、重要组织器官等。

5. 采用火针疗法的患者在治疗期间忌食生冷油腻。针后3日之内，不能洗浴。

接受火针疗法的患者要勤换内衣。对实施火针术的部位，切忌用手抓搔，以防局部感染。

七、火针疗法机制研究

（一）痛觉刺激的重叠作用

因针刺或灸治所引起的疼痛可以通过皮肤的感觉神经向脊髓发出冲动，与内脏的炎性冲动通过同一神经通路传至大脑皮质的痛觉中枢。所以，当这两种冲动混在一起时，针灸所引起的疼痛必然会影响内脏炎性冲动的传达，使疼痛中枢全部或部分不能再感受到来自内脏炎性刺激的痛觉冲动。火针的刺激量远远大于毫针，加之患者对火针的注意力也远远超过毫针。所以，临床用毫针治疗疼痛效果不佳时，再于同样的穴位上施以火针，常可取得较好的疗效。

（二）兴奋第二优势灶的作用

前苏联生理学家乌赫托姆斯基曾提出"第二优势灶"理论。参照这一理论，我们可以解释针灸临床很多现象。即当疼痛发生时，在中枢神经系统内形成一个兴奋灶，在针灸治疗中所发生的刺激也可在中枢神经系统内建立另一个兴奋灶。假如第二个兴奋灶的强度超过第一个兴奋灶的话，那么第一个兴奋灶的兴奋性将被抑制，而且将它的"兴奋性"也牵引过来。由于前者的兴奋灶被抑制，同时被牵引过去。所以，前者的疼痛也就减退或消失了。同理，疼痛程度越严重，则留针的时间和艾灸的壮数等也相应增加。其原理就在于疼痛的兴奋灶强度如果很大的话，那么另一个兴奋灶的强度必须比它更强才能将它抑制和"吸引"过去。

患者刚刚得病时，由于中枢神经系统内形成的兴奋灶还较弱、较浅。所以，新患者通常只要经过一至数次的治疗即可治愈。相反，久病的患者则需要多次的治疗方可治愈。由于火针对机体的刺激量远远大于毫针，其在大脑皮质形成的兴奋灶强度也远远超过毫针，因而它对第一个兴奋灶的抑制与"吸引"作用也更强。故临床中用火针治疗各种疼痛，尤其对"久病入络"的寒痰、瘀血凝滞所致的顽固性疼痛有较好的疗效。

（三）改善大脑皮质调节的作用

现代医学认为，大脑皮质除了具有调节身体内部的功能活动和维持内外环境的统一性作用以外，还能经常性地调节皮质下各神经中枢的功能状态。当大脑皮质处于较高的紧张状态时，皮质下各神经中枢受皮质的管束；当大脑皮质的功能活动降低时，则皮质下各神经中枢就开始占优势。因此，当大脑皮质的兴奋和抑制过程发生障碍时，首先受到影响的就是皮质下各中枢功能的活动。由此造成身体内部各器官或体内其他部分发生一系列变化，包括新陈代谢的障碍及其他各种内脏功能失调等情况的出现。现已有越来越多的人相信，针灸的疗效很可能是建立在大脑皮质调节作用基础之上的。其原理就是针刺可以使大脑皮质产生保护性的抑制，因而对病理过程产生良好的影响。

（四）精神心理因素

当患者接受火针治疗时，其注意力通常是集中在医生的火针针具与技术操作上。再加上火针对皮肤组织引起的痛觉与烧灼感，很大程度上分散了患者对身体上原有病灶处的疼痛刺激与其他不适等的注意力。

（五）皮肤局部充血烫伤的作用

火针疗法是利用特制的针具在火焰上加热到很高温度后再去刺激皮肤上的刺激点。这种灼热刺激可以在皮肤上形成局部充血或是有红、热、痛及轻微的水肿现象，相当于临床上的 I 度～浅 II 度烧伤。正是由于这种热力的刺激伤及了表皮与真皮，甚至达到肌层，进而使该部位附近的血管扩张，血管壁的渗透性增强，血浆由血管壁内渗出，从而使机体的应激性增强。故火针的作用机制并不是单纯的激惹皮肤，它与皮肤的免疫作用也是分不开的。

（六）对白细胞的调节作用

血液循环在维持人体各个器官与组织的正常生理运动及防止疾病的侵袭方面居于十分重要的地位。各个内外因素的刺激均可以影响血液成分的改变，国内外已有很多报道证实了这种改变可以通过针灸的作用得到调整。如对红细胞、白细胞、血小板、血沉、血糖、血钙等均有较明显的调整作用。

临床报道：张晓霞在临床共观察了 130 例患者在火针治疗前后的白细胞，发现有如下变化。火针前白细胞数值正常者，针刺后增减不一，经统计学处理无显著性差异。白细胞高于常值者，经火针治疗后有较明显的改变，有统计学差异。白细胞是血液中有形成分的重要组成部分，是机体的卫士。其中中性粒细胞属于吞噬细胞系统，是机体发生急性炎症时的主要反应细胞。火针针刺后，除了局部的血液供应增强外，还可促进白细胞的渗出和提高其吞噬功能。进而帮助炎症的消退，并使炎症局限化，不致蔓延到全身各处。

（七）与内脏牵涉痛的关系

临床上通常将内脏引起的痛觉分为两大类。第一种是内脏真正的痛觉，即当内脏器官发生强烈的痉挛和伸展时可引起疼痛。如幽门狭窄时可以形成疼痛，这种痛感能够使我们直接意识到是由内脏发出的；第二种是内脏牵涉性的痛觉，即当内脏有炎症等疾病存在时，由内脏发出的炎性冲动经后根传达到脊髓直至大脑皮质，并在大脑皮质形成刺激点。但因皮肤感受器的刺激感受性高于内脏，故由内脏的刺激感受低的部位通过大脑皮质向皮肤的刺激感受性高的部位形成刺激反射。于是，该脊髓神经节所支配的皮肤领域内发生疼痛或形成知觉过敏带，即人们常称的"海特带"。火针在这些相应部位的刺激与其本身的刺激强度更有助于干预、缓解内脏牵涉痛。因此，这可能是腰骶部火针治疗可以明显缓解痛经症状的机制。

（八）火针的炭化作用

临床上，火针被大量运用于颈肩背部肌筋膜炎。这类疾病属中医"痹证"范畴，多因外伤、劳损或外感风寒湿等原因引起。临床以颈、肩、背部酸痛、压痛、肌肉僵硬发板、有沉重感为主要症状。火针可以通过直接刺激肌筋膜炎的病灶及触发点而缓解疼痛。这是因为，火针可携高温直达病所，使针体周围微小范围内病变瘢痕组织灼至炭化，板滞的组织得到疏通松解，局部血液循环状态随之改善。通过多次散刺及多次治疗后，机体对灼伤组织充分吸收与新陈代谢，条索状筋结物逐渐缩小直至消失，故能迅速消除或改善局部组织水肿、充血、渗出、粘连、钙化、挛缩、缺血等病理变化，从而松解粘连，消除水肿，缓解肌肉痉挛，使受损组织和神经重新修复。

从妇科临床来看，很多妇科病变也与局部创伤，导致组织在反复的变质、渗出、增生过程中，形成了粘连、瘢痕、钙化等病理组织结构有关。用毫针刺法虽能直接刺激病变组织，具有一定疏通作用，但不能从根本上改变病变组织结构，故难以巩固疗效。与一般方法不同的是，火针在治疗过程中必须将针烧至通红，此时针身温度达 800℃ 以上。火针携高温直达病所，临床操作时可听到组织被灼烧的"啪"声，针体周围微小范围内病变瘢痕组织被灼至炭化。这些坏死组织对机体来说，可作为一种刺激物，必将引起周围健康组织的反应。首先有白细胞及巨噬细胞的侵入，可将变性的破坏物质吸收。吸收后，缺损的细胞、组织通过周围健康组织细胞的再生予以修复，以重新恢复原有组织结构。即能迅速消除或改善局部组织水肿、充血、渗出、粘连、钙化、挛缩、缺血等病理变化，使粘连板滞的组织得到疏通松解，局部血液循环状态随之改善。通过多次散刺及每次治疗后一段时间的休整，机体对灼伤组织充分吸收。通过加速新陈代谢，条索状筋结物逐渐缩小直至消失。所以，尤其适用于慢性盆腔炎、附件炎等局部组织粘连者。值得注意的是，火针创伤较大，刺激较强。因此，严格掌握针刺部位与操作规程是十分重要的。

第五节 刺络拔罐疗法

刺络拔罐疗法是刺络法与拔罐法的结合，是两种疗法的优势互补，为针灸临床上十分常用的一种疗法。这是因为血瘀证是临床十分普遍并且非常重要的病理现象，而刺络拔罐法是血瘀证重要的治疗方法。中医学认为，女子以血为本，其经、孕、产、乳等生理特点都与血有着密切的关系，与男子相比更容易因血瘀造成各种疾病。而妇科疾病由于体质因素和经带胎产现象，其血瘀证尤其常见。刺络拔罐疗法是直接且快捷的改善瘀血的方法。可以通过疏通络脉，祛除瘀痰，而达到调和气血、平衡阴阳的目的。

一、妇科血瘀证的发病原因与机制

（一）寒凝血瘀

感受寒邪是形成寒凝血瘀证的重要诱因。寒为阴邪，其性凝滞，极易与血相结。若气候骤冷，着衣不足或久居湿地、恣食生冷等因素，致使寒邪内侵,血液凝滞,血行不畅,从而造成各种妇科疾病。

(二)七情内伤

喜、怒、忧、思、悲、恐、惊七种情志因素称为七情。若七情过激,或刺激量过大,或刺激时间过长则易于引起病变。而女性多忧思忿怒,每每气郁血瘀。如痛经、经行头痛等,常因情志因素加重或复发。

(三)气虚血瘀

女性常因孕产而损伤元气,致使血行不畅成瘀。如产后腹痛、产后恶露不绝,多与产劳伤气有关。

(四)热灼血瘀

朱丹溪曰:"血受湿热,久必凝浊。"热邪灼伤津液或湿热壅遏气血,皆可致瘀。常见崩漏,湿毒带下等。

(五)出血致瘀

女性多见血证,如崩漏、异位妊娠,产后血晕等,多系瘀滞为病。

(六)外伤血瘀

各种跌仆闪挫,刀圭所伤,均可导致血瘀。如各种妇科手术后的创口疼痛,外伤跌仆所致之血肿,刮宫术后的生殖器感染等,都是瘀血证的明显证候。

以上种种可单独致病,病变可相互影响,均可导致生殖系统的循环障碍。局部缺血、组织异位,增生粘连、变性溃疡等,因而形成临床各种变证。

二、妇科血瘀证的诊断

对于妇科血瘀证的诊断,经历了从宏观到微观的不断深入。临床上常以日本小川新血瘀证标准综合判断:

(一)必备项目

瘀血的腹证:如脐部的压痛,抵抗感,肿块,痛处固定不移等。

(二)一般项目

皮肤:甲错,粗糙,色素异常(脸部及全身体表)。

舌:黯紫色,舌下静脉呈蛇行扩张。

固定性疼痛(心、肺、肝、脾、臀、背、四肢)。

病理性肿块:包括内脏肿大、新生物、炎性或非炎性包块、组织增生变性)。

血管异常:舌下、下肢、腹壁静脉曲张。毛细血管扩张(细络、手掌、红斑）。唇及肢端发绀。血管阻塞。手、足（少阴）脉象：涩、弦、结、无脉。

出血倾向：出血后引起的瘀血（包括外伤后瘀血）。

生殖泌尿：月经紊乱（女），排尿异常（男）。

精神异常：包括郁病，精神狂躁或健忘，自主神经功能失调。

其他：口干，手足烦热。肢体麻木或偏瘫。

（三）实验室检查

1. 血液流变相关检查　微循环障碍；血液流变性异常；血小板聚集性增高；血液黏度高；脑及心血管造影或 CT 显示有血管栓塞。

2. 骨盆腰椎的 X 线异常所见。

3. 血管功能相关检查　静脉血管可出现的病理生理改变。

静脉性充血：变粗扭曲，突出于皮肤。颜色正常，血液温度略高。

静脉性淤血：皮下清楚可见的增粗且呈青蓝色的静脉血管。

静脉曲张：静脉血管增粗增长，在体表弯曲迂回。严重者血管怒张、蜿蜒扭曲成疙瘩状，比正常血管管径扩大数倍。

静脉管壁增厚或管壁硬化：静脉血管呈条索状隆起，血管多见不到青色，手触摸血管较硬或有结节状改变。

细小静脉扩张：因微循环障碍，皮肤上出现肉眼可见的细小静脉改变。有的如"红丝血缕"，有的呈青紫色细线状。多见细小的血管扭曲扩张，或单独成片状，或成小球状。多在面颊、鼻部、手掌皮肤下，以及背部皮肤下出现。

静脉管壁充盈度不足甚至塌陷：血管颜色呈青蓝色，皮肤下较易看清楚。

在体表区可观察到的动脉变化：在正常情况下动脉脉搏不易在皮肤下显现，但动脉搏动增强和加快时可以观察到。如颞浅动脉额支在颞额处突出于皮肤，有时可增粗扭曲，搏动加强。见此动脉血管显现，即可诊断颈内动脉有淤阻形成。

除了以上的项目外，近年来一些根据妇科特定病种的检测，也显示出其对血瘀证诊断的价值。如子宫内膜异位症的血清 CA125、CA199 检测；痛经的血浆前列腺素 E_2 等的检测等。

三、妇科疾病的刺络拔罐疗法

（一）穴位或部位选择

1. 辨证取穴　即根据疾病的具体情况，从中医辨证角度来选取穴位。如慢性盆腔炎，中医辨证属湿热型者，刺血可取曲泽、委阳穴；属血瘀者，刺血取之血海穴、委中穴和次髎穴等。辨证取穴适用于病在脏腑,全身症状明显者。如多囊卵巢综合征一病,属血热、血瘀型要选取双侧委中穴、尺泽穴点刺出血;血虚型则选取双侧足三里穴、腰阳关穴点刺出血;阴虚内热者可点刺膈俞、肾俞;肝气郁结者可针刺曲泉、太冲穴。

2. 辨经取穴 即根据疾病所属经络,选取该经或相表里的经脉治疗。如乳腺疾病,与足阳明胃经及足厥阴肝经关系密切,多选择这两条经穴进行治疗。而足太阳膀胱经为全身背俞穴所在经脉,对于调节脏腑十分重要。从临床上看,多种脏腑疾病都可选取用。

临床上可根据具体病情,辨证属于何脏何腑,灵活运用。如黄褐斑、白癜风等色素代谢障碍性疾病,面色晦黯无光泽,性情躁怒等大多与肝有关,可取肝经之曲泉、太冲点刺放血;多种色素障碍性疾病,往往与早衰有关,肾精亏损可致面色晦黯,皮肤干燥,可取肾经以调养抗衰而取阴谷穴。另外,当病证复杂,涉及脏腑经络较多时,还可选取两条经脉以上的腧穴,即多经取穴来放血治疗。临床上,除本经穴外,还可选取表里经、同名经穴。如肝脾同治,肺胃齐调等。

3. 局部取穴 即在病痛局部和邻近部位选取放血点的一类处方,多用于局部症状比较明显的病证。如治疗痛经发作,疼痛且血瘀明显时,可先以三棱针或一次性采血针在十七椎、命门、八髎穴快速点刺,视患者体质和病情轻重决定点刺针数,进针深度 0.2～0.3cm。出血后让其自然流淌,然后在穴位上再拔火罐。

4. 对症取穴 也可称为经验取穴,是针对全身性的一些疾病,选取有特殊作用放血部位的一类用法。这类处方表现了腧穴治疗作用的相对特异性。如太阳穴、印堂和上星穴、哑门穴、风府穴、迎香穴、大椎穴、神道穴和身柱穴、命门穴、腰阳关穴、中极穴和关元穴、尺泽穴、曲池穴、曲泽穴、少海穴、鱼际穴、委中穴、委阳穴、足三里穴、阳陵泉穴、阴陵泉穴、阴谷穴、阳交穴、悬钟穴等。这些穴位为临床所习用的放血要穴,具有针对性强、作用显著的特点,可以根据病情选用。

5. 经验取穴 "督五腧"是当今医家的经验穴。取督脉上背部的5个腧穴(身柱到至阳)即第三胸椎到第七胸椎棘突下间的5个腧穴,用粗三棱针或其他针具点刺(要求快速有力),并迅速用大号透明玻璃罐,从身柱、神道、灵台、至阳作为治疗用穴,以闪火法拔罐,使血尽可能多出,留罐时间每次8～10分钟。"督五腧"分别治疗"五脏之热"证。

"督五腧"原理在于督脉循行于脊里，入络于脑。其与脑和脊髓有密切关系，也可以说脑的神志活动与督脉密切相关。热邪及其他致病之邪侵犯督脉，最容易引发头痛、眩晕、神志异常等症。取"督五腧"不仅能够治疗热邪上逆，头痛、失眠、眩晕等病，而且对于热扰心胸的胸闷憋气、烦躁易怒等也有即刻的效果。同时，后背部为胸中之藩篱，风寒等外邪袭入，易从此处深入机体，伤及脏腑，或入里化热或入里而寒凝。而外邪之来路，同样也是外邪出处。故外寒及外寒入里伤脏引起的妇科病变等同样可以选用"督五腧"来治疗。

（二）针具选择

1. 三棱针　特点是针尖锋利，出针后针孔不易闭合，放血量可大，另针身较长，可刺入较深部位的血管。临床有直刺法、斜刺法和点刺法三种。直刺即指快速直接地刺入穴位、体表浅静脉，根据所刺部位可深可浅；斜刺多用于皮下软组织较少的部位，进针方向一般向上和皮肤呈 15°～30° 的夹角，让血液自然流淌；点刺是以三棱针针尖在皮肤上快速点刺，进针表浅。可以点刺一个部位，亦可在病变区点刺数十下。适用于病情急重，需要放血量较多的病症。

2. 一次性采血针　即临床常用的检验用的指尖采血针。针头扁平而尖，针身扁阔，不能深入身体深部。只可浅刺，最多 0.2～0.5cm，创口小，出血易于闭合，一般用于浅表静脉。适用于病情轻浅，放血量较小的病症。

3. 一次性注射针　笔者在临床上体会到，各种型号的一次性注射针是临床更方便、实用的针具。其特点是针尖锐利，痛苦小而又价格低廉，安全无菌。同时，可根据刺激部位随意选择针刺深浅，便于操作。

4. 放血笔　即将一次性采血针置于特定的放血笔中，点刺放血的治疗方法。其特点是痛苦小而又安全无菌。同时，可根据刺激部位随意选择针刺深浅，更便于操作。但要注意放血笔的消毒。

（三）操作

1. 放血　根据刺血部位，将患者安排好适当体位。选择合适体位的目的是使患者感觉舒适，防止患者在针刺后移动体位，造成针刺通道的扭曲。或者由于真皮层、结缔组织和血管的相对移位而形成出血通道的闭阻，出血不畅后而导致肿胀。刺血治疗前，必须对所刺穴位进行碘伏消毒。左手按捺针刺的部位，不使血管移动。右手持针斜刺或平刺进针，要求准确、熟练，一针见血。快速将针平稳刺入静脉，深 1～2cm 左右。最理想的结果是血随针出，使之自然顺势流出。进针刺破皮肤、刺破血管、进入血管；退针时，手中应该有针感，做到心中有数。否则，针刺不准、刺穿血管或刺中深部静脉，甚至刺到动脉或刺穿动脉，给患者造成不必要的痛苦。

2. 拔罐　出针后出血一般为紫黑色。待血色自然转淡红，血流停止，再加拔火罐。无论采用何种针具，在出血自然停止后，都要在刺血的部位或穴位上加拔火罐。针刺后拔罐可使刺后不出血的部位吸出血液，也可使出血的部位再拔出一些血液，以减少瘀血。拔罐在5～10分钟左右。起罐后，再用碘伏进行严格消毒。

四、刺络拔罐法在妇科的临床运用

1. 慢性盆腔炎　刺络部位：委中、腰阳关、十七椎、次髎、腹部两侧附件处阳性反应点。每次选择2～4穴，视病情程度选择适当针具，刺络或点刺放血后局部加拔火罐。隔日1次或3日1次，3次为1疗程。

2. 子宫内膜异位症　视异位病灶和症状表现，腹部选择大横、水道、滑肉门、腹部两侧附件处阳性反应点；腰背骶部选择膈俞、命门、腰阳关、十七椎、次髎；下肢选择委中、委阳、曲泉等穴。每次选择2～4穴，以放血笔或一次性采血针点刺放血后局部加拔火罐。3日或5日1次，5次为1疗程。

3. 多囊卵巢综合征　腹部选择卵巢体表投影区、大横、水道、滑肉门；腰背骶部视辨证选择肝俞、膈俞、命门、腰阳关、十七椎、次髎；下肢选择委中、委阳、曲泉、太冲等穴。每次选择2～4穴，以放血笔或一次性采血针点刺放血后在局部加拔火罐。3日或5日1次，5次为1疗程。

4. 乳汁不足　取穴：少泽穴、膻中、乳根、脾俞、肝俞、足三里。先以放血笔或一次性采血针点刺少泽穴，再从上穴中选择1～2穴点刺拔罐，每日1次。

5. 产后尿潴留　刺络部位：关元、中极、曲骨、腰阳关、十七椎、委阳。每次选择2～4穴，以放血笔或一次性采血针点刺放血后在局部加拔火罐，每日两次。

6. 急性乳腺炎　刺络部位：视病灶部位选患侧穴位。乳上型取附分、魄户、膏肓；乳中型取魄户、膏肓、神堂；乳下型取魄户、膏肓、谚语穴。如有畏寒发热者加用大椎、陶道。每次选择2～4穴，以放血笔或一次性采血针点刺放血后在局部加拔火罐，轻者每日1次，重者每日两次。

7. 乳腺增生　刺络部位：增生部位、膻中、紫宫、乳根、肝俞、胃俞、足三里、曲泉、太冲。视临床辨证和增生部位选取穴位。每次选择2～4穴，以放血笔或一次性采血针点刺放血后在局部加拔火罐。3 日或 5 日 1 次，5 次为 1 疗程。

临床报道：胡苗苗等使用背俞穴刺络拔罐疗法治疗乳腺增生。取膈俞、肝俞、脾俞单侧，两侧交替使用。患者取俯卧位，暴露后背部。先在所取穴位周围用手挤按，使血液瘀积于皮下。局部皮肤常规消毒，以 7 号一次性注射针头迅速在穴位及周围点刺 3～5 下不等，迅即用闪火法在其上拔罐。留罐约 5 分钟，每次出血 5ml 左右。取罐后，用消毒棉球拭净血渍，罐内血块亦应清洗干净。三穴中每次选取两穴，均取单侧分别交替使用，隔日放血 1 次，3 次为 1 疗程，疗程间休息 2 天，月经期间停止治疗，观察时间为 3 个疗程。获得明显疗效。

8．阴痒　患者俯卧位，暴露腰骶部皮肤。医者于腰骶部附近寻找反应点 2～3 个。反应点多为腰骶部近督脉处的粉红色丘疹，或者腰骶部皮肤色素沉着处，腰骶部附近的压痛点亦可。于反应点常规消毒后，医者用左手拇指、示指和中指紧捏反应点处皮肤，右手拇指和示指持三棱针针柄，中指指腹紧靠针身下端，对准反应点，迅速刺入 3～5mm。随即将针迅速退出，于反应点处拔罐，留罐 10～15 分钟。起罐后，嘱患者仰卧位，医者于患者蠡沟穴附近寻找条索或压痛点。然后，常规消毒穴位皮肤，用三棱针迅速点刺 2～3 下，并挤压针孔周围使之出血，至血色变浅为止，后用干棉球按压针孔。一周治疗 1 次，4 次为 1 疗程，连续治疗 3 个疗程。

五、刺络拔罐疗法的现代研究

笔者在临床上习用刺络拔罐疗法，因为很多均是难症痼疾，经过该疗法能快捷而有效缓解甚至治愈。近年来，刺络拔罐疗法的医学机制研究方面有了一定进展。总的认为，该方法的作用机制与血液微循环有密切关系。其对血液循环的影响主要包含以下三方面：

（一）对血液成分的影响

有报道显示，刺络放血疗法，能降低颈椎病患者血液中的细胞间黏附分子 -1 的表达，对改善微循环淤滞，组织供血不足与缺氧状态有较好作用。王占慧等观察到，委中穴放血能使血中白细胞增多，是治疗疖肿中抑菌作用的一个重要体现。刺络拔罐可直接把富含致痛物质的血液放出。同时，放血局部进行负压吸引，促使新鲜血液流动，稀释致痛物质降低其浓度，从而达到祛淤生新的作用。通过改善局部微循环，促进了损伤组织修复。

（二）对血管功能的影响

刺络拔罐疗法作用于血管，血管、血液的互动过程及引起的整体变化是其取得疗效的核心机制。该方法可能通过影响血流剪切力而产生调节内皮细胞的作用。它破坏了局部血管的完整性，是活化内皮细胞的首要因素，进而引起复杂的生理病理效应，产生和分泌生物活性物质。这些物质既具有循环激素的作用，又发挥其局部激素的效应，可调节体液、血管床张力和血压等。刺络拔罐时，若刺激血管平滑肌上丰富的自主神经，还可引起血管平滑肌细胞复杂的信号转导变化，产生细胞内、细胞间及血管局部和整体的调节反应。

（三）对血液流变学的影响

刺络放血疗法对血液流变学的红细胞聚集指数、红细胞比容、红细胞刚性指数都有改善作用。研究显示，刺络放血疗法可以使中风患者全血黏度、血浆黏度及血小板聚集率等指标明显下降，可以改善脑组织的供血状况。通过浅静脉放血，可以调整脑内血液的流速、流量、组分、压力等，还可明显改善脑梗死患者凝血和抗凝血功能，使微小脑血栓解聚，微循环再通，以保证脑神经细胞的正常调控活动。刺络疗法可降低慢性盆腔炎患者的全血黏度、血浆黏度及血小板聚集率。通过对血管舒缩、血液黏稠度、血管通透性、血液灌注等诸多系统的调节，以达到对脑血流的调节作用。

刺络的同时必须配合拔罐。所以，刺络拔罐疗法是刺络放血和拔罐的双重作用。拔罐加大了刺络的放血量和刺激程度，拔罐后的真空负压有一种较强的吸拔力。从中医方面认识，其作用于经络穴位上，能够开泄腠理，使病邪、邪气、毒气、恶物从皮毛吸出体外，使经络气血得以疏通，恢复机体阴平阳秘的状态。

六、拔罐的治疗原理

拔罐的治疗原理有三个方面：

（一）机械刺激作用

拔罐造成罐内负压，罐缘得以紧紧附着于皮肤表面，牵拉了神经、肌肉、血管以及皮下的腺体，可引起一系列神经内分泌反应。可调节血管舒缩功能和血管壁的通透性，从而改善局部血液循环。

（二）负压效应

拔罐的负压作用使局部迅速充血、淤血，小毛细血管甚至破裂，红细胞破坏，发生溶血现象。红细胞中血红蛋白的释放对机体是一种良性刺激，可促进白细胞的吞噬作用。可提高皮肤对外界变化的敏感性及耐受力,从而增强机体的免疫能力。

(三)温热作用

拔罐局部的温热作用,不仅使血管扩张,血流量增加,而且可增强血管壁的通透性和细胞的吞噬能力。拔罐可加速血液循环,促进新陈代谢,及时清除代谢产物,直接改善局部的内环境,减少或消除致痛物质的刺激作用,从而使痉挛缓解,疼痛减轻。

综上所述,刺络放血可以泻血祛邪,拔罐可以温经通络,两法合用则是利用火罐的负压增强放血祛邪的作用。同时,火罐的温热之气可循刺血的通路进入体内,加强通经活络、活血化瘀之功。由于血液的排出和局部的温热作用,可改善局部血液循环,促进人体新陈代谢,加强网状内皮系统的吞噬作用,有利于消散炎症。

同时,火罐内负压的吸引力使局部组织高度充血,淤血引起自身溶血现象。由于类组胺物质的产生刺激各器官,增强其功能活动,提高机体的免疫力。负压和刺络产生的机械刺激通过反射途径传到中枢神经系统,发挥其对神经体液、精神活动的调节,改善血管功能,改变血液成分,促使有害有毒物质的排出,从而达到促进新陈代谢,治疗疾病的目的。

第六节 穴位埋线疗法

穴位埋线疗法是针灸学、中药学和现代物理学相结合的产物。它通过针具和某些特殊材料的线段在穴位内产生的生物物理作用和生物化学变化,将其刺激信息和能量传入体内,以达到治疗疾病的目的。近年来,该方法在妇科临床的使用也日益增多。因为埋线疗法维持疗效更久,两次治疗间隔时间可达 7~10 天,尤其适用于处于工作和学习状态的患者。

一、埋线材料

(一)埋线针

埋线针是一种特制的专用于埋线的坚韧金属钩针,长约 12~15cm,针尖呈三角形,底部有一缺口用以钩挂羊肠线。

(二)埋植用羊肠线

埋植用的羊肠线一般选用 2-0 号、4-0 号,长度则在 2~4cm 长不等,分别存放于 75% 乙醇内浸泡备用。目前也有袋装消毒过的一次性羊肠线。

（三）其他器材

1. 皮肤消毒用品　碘伏、酒精。

2. 局麻用品　0.2%～0.4% 利多卡因，2～5ml 一次性注射器。其他：持针钳、血管钳、剪刀、医用手套、创可贴等，均消毒备用。此外，还备用记号笔作标记用。

二、取穴原则

选取穴位是埋线疗法治疗疾病的基础，它是在经络学说和现代医学理论有机结合下进行的，与疗效的好坏关系密切。选穴要求临证时根据患者实际情况作出比较分析。在辨证原则指导下，掌握主证，分清标本缓急选择有效治疗部位或穴位进行治疗。临床上，埋线疗法的取穴特点一般有：辨证取穴，循经取穴，局部（邻近）取穴，经验取穴，按敏感反应点取穴，按特定穴取穴和按神经节段取穴。

（一）辨证取穴

辨证取穴，即是根据全身症状或针对病因、病机来取穴。《难经·四十五难》说："腑会太仓，脏会季胁，筋会阳陵，髓会绝骨，血会膈俞，骨会大杼，脉会太渊，气会膻中。"就是利用穴位与某一方面的病证有密切联系的关系来选穴。辨证取穴一般分两种，一是按症状取穴，属治标范畴。如退热取大椎，妊娠呕吐取膈俞；二是据症状寻找病因病机，再按病因病机取穴，属于治本范畴。如不孕症病机为肾阳亏虚时选肾俞、关元埋线。临床取穴可根据病情的标本缓急，适当采用本法。

（二）循经取穴

循经取穴是以经络循行理论为指导进行的取穴方法。即某一经脉发生病变，就在病变所属的经络上取穴治疗，即所谓"辨证归经，按经取穴"。循经取穴临床上亦分为两类：一是选取病变部位所属经脉的穴位，即"经脉所过，主治所及"。如腰背部酸痛选委中埋线。因委中穴所在膀胱经的循行经过腰背部；二是根据辨证明确病变脏腑所属何经，即选择此经穴埋线。如乳房胀痛属肝经疾病，可取肝经曲泉埋线治之。前者为狭义的循经取穴，后者为广义的循经取穴。这是针灸治病选穴的基本规律，也是埋线疗法取穴的一个重要方法。

（三）局部（邻近）取穴

局部（邻近）取穴即在受病的脏腑、五官、肢体部位，就近选取穴位进行埋线,这是本疗法的一个主要取穴方法。它是根据每一腧穴都能治疗所在部位的局部和邻近部位疾病的特性而确定的。穴位埋线疗法对这种取穴方法应用较广。旨在就近调整受病经络、器官、脏腑的阴阳气血,使之平衡。如下腹痛取三焦俞,腰痛取肾俞等。

(四) 经验取穴

经验取穴就是选取根据长期临床实践摸索出来的对某些疾病有特殊疗效的穴位。临床遇此病此症,即取此法此穴。穴位埋线疗法的埋植部位与疗效关系甚大。所取腧穴均是通过长期临床实践,不断总结经验,以找出有效穴或有效部位。这样,在短期速效的基础上,加上羊肠线的长期持久刺激,以巩固和提高疗效。故经验取穴亦是穴位埋线疗法所常用的取穴方法,如痛经常选用十七椎。

(五) 按敏感反应点取穴

按敏感反应点取穴即是选取疾病反应在体表的敏感穴位进行埋线。也就是根据《灵枢·外揣》"司内揣外"的方法进行选穴。疾病的敏感现象是疾病反应在经穴上的变异现象,其敏感情况往往能较准确地反映病变情况。《灵枢·刺节真邪》说:"用针者,必察其经络之虚实,切而循之,按而弹之,视其应动者,乃后取之而下之。"对此,陈克勤亦主张"针灸选穴治病应在经络按诊的基础上进行"。因此,埋线疗法根据体表、内脏的经络关联特性,以临床症状为线索,经络异常为依据,来判断病在何脏、何经,应在何穴,才能有的放矢。如盆腔疾病往往在背俞穴能找到敏感点。通过埋线刺激敏感穴位以反作用于相关病所,起到调整经络和脏腑,达到治疗目的。实践证明这是一种很有效的方法。

(六) 按特定穴取穴

特定穴是指十四经中具有某种特殊治疗作用的穴位。由于它们紧密地和脏腑、经络、上下、内外相对应,有其特殊的治疗功能,故临床上经常应用。埋线法临床上最常应用的是俞募穴。这是因为俞募穴是脏腑之气输注汇集于背胸腹部的穴位,且背俞穴均分布于足太阳经上,而此经又是十二经之核心。滑寿在《难经·六十七难》注中也说:"阴阳经络,气相交贯,脏腑腹背,气相通应。"故俞募穴的应用在穴位埋线疗法中占有比较重要的位置。其次还有会穴、郄穴、原穴、络穴、下合穴及部分五输穴、八脉交会穴等。临床上常根据它们特有的功能选穴,为取穴方法中的一个重要内容。

(七) 按神经节段取穴

按神经节段取穴,就是按照神经学说,依脊神经及其形成的神经丛、神经干分布区域,选取相应节段的穴位和某些分布在躯干神经干通路上的穴位来埋线。有人曾具体研究了 324 穴 0.5cm 针周范围内的神经分布,结果发现 323 穴均由脑或脊神经支配,且与相关脏器神经属同一脊髓节段,或在该内脏所属神经节段的范围内。就连表里两经穴位的支配神经也基本隶属同一神经节段,十二经脉的四肢穴位也通过周围神经到达相应脊髓节段与交感神经相连。

《灵枢·卫气》指出:"气在胸者,止之膺与背俞;气在腹者,止之背俞与冲脉。"这样的划分,与现代的神经节段划分十分相似。故临床上,按神经节段取穴埋线也成为常用的取穴方法。如盆腔疾病选上、次、中、下髎即属此法。

三、埋线方法

(一)埋线前的准备

先将埋线器材准备好,并严格消毒。在埋线部位用记号笔作出进针与出针点的标记,然后碘伏消毒。医生洗手,戴一次性无菌消毒手套,在标记处用利多卡因 0.5ml 注射,使成 1cm 左右的局麻皮丘(有的局麻需沿着针刺方向做浸润麻醉)。

(二)埋线操作方法

1. **注线法** 镊取一段已消毒的羊肠线(其长短大小根据病情及穴位情况选用),放置在与羊肠线大小相宜的一次性埋线针的前端,从针尾插入一段针芯。医生左手拇食指绷紧或捏起进针部位皮肤,右手持针,快速穿过皮肤。其进针角度和深度要根据患者胖瘦及埋线部位确定,灵活采用直刺、斜刺或平刺,刺到所需深度。当出现针感后,边推针芯,边退针管(当针管与针芯头部吻合即表明肠线已被推出管外),将羊肠线注入穴位皮下组织或肌层。针孔用碘伏消毒后,敷盖创可贴。

2. **植线法** 剪取羊肠线一段(长短根据进针深度而定),套在埋线针尖缺口上。两端用血管钳夹住,左手持钳,右手持针,针尖缺口向下以 15°～40° 刺入。当针头缺口进入皮内后,松开血管钳,右手持续进针直至肠线头完全埋入皮下,再进针 0.5cm(或刺至需要深度)。随后把针退出,用棉球或纱布压迫针孔片刻,再用创可贴保护创口。

一次性埋线针的操作则较以上两种方法简单许多,则需定位后局部消毒,按操作说明将羊肠线埋入相应部位即可。针孔用碘伏消毒后,敷盖创可贴。

3. **埋线刺激量的选择** 埋线疗法需根据患者的病情和体质采用不同的刺激方式和强度。实证、热证、痛证及发作期,应加大刺激量,以在大脑皮质形成强烈的兴奋灶来压抑、消除和替代病理兴奋灶，即用"快"（局麻时推药加快速度以增强刺激）、"挤"（在针眼处加以挤压出血以泄其邪热）、"粗"（选较粗羊肠线以延长吸收时间）、"动"（埋线时反复牵拉肠线或用埋线针具加以提插弹拨，埋线后在穴位处每日按揉 1～2 次）的方法来泻实泄热，加强其抑制作用。而对虚证、寒证、体弱和缓解期则采用相反的"慢""压（按压针眼不使出血）""细""静"的弱刺激方法，以起扶正补虚的兴奋作用。但这些刺激量产生的作用一方面取决于操作手法，另一方面取决于机体的体内功能状态（个体差异）。而后者在一定条件下则起主导作用。如对敏感度高的患者，局部反应本已强烈，即使是实证，也应用较轻手法；而对敏感度较低的患者，虽为虚证，也可相应使用较强的刺激手法，以加强"催气"作用，使"气至而有效"。另外，通过控制所埋"线"的数量与埋线的频次也是掌握刺激量的重要方法。一般间隔7～10 天埋线 1 次。

（三）注意事项

1. 严格无菌操作，防止感染。用埋线针时操作要轻、准、防止断针。在躯干部埋线，要防止刺破内膜，损伤内脏。

2. 羊肠线最好埋在皮下组织与肌肉之间。肌肉丰满的地方可埋入肌层，不宜埋于脂肪组织之中，以防脂肪液化，流出渗液。肠线头不可暴露在皮肤外面，术后要防止感染。如局部化脓流水或露出线头，可抽出肠线，放出脓液，外盖敷料并作抗感染处理。

3. 根据不同部位掌握埋线的角度和深度。不要伤及内脏、大血管和神经干，更不可直接刺激神经干和大血管，以免造成不良后果。

4. 在一个穴位上做多次治疗时应偏离前次治疗的部位。

5. 皮肤局部有感染或溃疡处不宜埋线。发热、感冒、肺结核活动期、骨结核、急性心脑血管疾患、意识不清、身体极度衰弱等均不宜使用本法；妇女妊娠期、月经期和有出血倾向性疾病者应慎重使用。

6. 注意术后反应，有异常现象时应及时处理。

7. 埋线后应休息 3～7 天，注意保养。局部不要沾生水，夏天每天均应更换创可贴。如有感染，应按炎症处理。

8. 通过埋线，患者症状控制后，最好再埋线 1～2 次以巩固疗效。有的慢性病要埋线 3～4 次后才开始见效，患者不应随意停止治疗。

（四）术后反应及防治

埋线后，患者多会出现一些反应，有正常反应与异常反应之分。正常反应产生的原因主要是由于：①穴位局部组织损伤造成的无菌性炎症反应；②羊肠线的物理刺激反应；③异性蛋白埋植造成的变态反应。异常反应则多由于术者操作有误造成。

1. 正常反应　由于刺激损伤及羊肠线（异性蛋白）刺激，在埋线 1～5 天内局部可出现红、肿、热、痛等无菌性炎症反应，一般 36 小时左右达到高峰。少数病例反应较重。切口处有少量渗出液，亦属正常现象，一般不需处理。若渗液较多，溢出于皮肤表面时，可将乳白色渗液挤出，用酒精棉球擦去，外贴创可贴。施术后患肢局部温度也会升高，可持续 3～7 天。少数患者可有全身反应。即埋线后 4～24 小时内体温上升，一般在 38℃ 左右，局部无感染现象，持续 2～4 天后体温恢复正常。埋线后还可有白细胞总数及中性多形核细胞计数增高现象，有的尚有周身不适，食欲不佳等现象。以上反应一般不需处理，只要注意休息，反应自会消失。

2. 异常反应　少数患者因治疗中无菌操作不严或伤口保护不好，造成感染，一般在治疗后 3～4 天出现局部红肿。疼痛加剧，并可伴有发热，应予局部热敷及抗感染处理。

个别患者对羊肠线过敏，埋线后出现局部红肿、瘙痒、发热等反应，针眼处脂肪液化，羊肠线溢出，可作适当抗过敏处理。

神经损伤。如感觉神经损伤，会出现神经分布区皮肤感觉障碍；运动神经损伤，会出现所支配的肌肉群瘫痪；如损伤了坐骨神经、腓神经，会引起足下垂和跚趾不能背屈。如发生此种现象，应及时抽出羊肠线并给予适当处理。

损伤血管。若埋线后出血多而不止，可能损伤血管，可加压包扎；若血仍不能止，则应抽线后加压处理。

四、埋线疗法在妇科疾病的应用

穴位埋线疗法的适用范围非常广泛，目前主要用于各种慢性疾病，需要较长时间进行针灸治疗者。由于许多妇科疾病均属于慢性病，且多以月经周期为治疗疗程，需要接受长期治疗，比较适合埋线疗法治疗。

笔者在临床上，常将埋线疗法应用于妇科慢性病，如慢性盆腔炎、多囊卵巢综合征、围绝经期综合征、子宫内膜异位症等。尤其针对一些外地患者或者就诊时间少的年轻患者，疗效显著。此外，采用埋线疗法治疗痤疮、黄褐斑、面部美容、减肥、妇科保健以及疲劳综合征等项目也广受患者欢迎。

埋线疗法的作用特点：

1. 协调脏腑，平衡阴阳　埋线的各种效应及刺激过程，形成一种复杂的刺激信息，通过经络的输入，作用于机体。导致功能亢进者受到抑制，衰弱者产生兴奋，起到调整人体脏腑功能，纠正阴阳的偏胜或偏衰的作用，使之恢复相对平衡。

2. 疏通经络，调和气血　疼痛与经络闭塞，气血失调有关，有"痛则不通，通则不痛"之说。埋线疗法能"制其神，令气易行"。它能转移或抑制与疼痛有关的"神"的活动，使"经气"通畅而达镇静止痛的效果。故可疏通经络中壅滞的气血，使气滞血瘀的病理变化得以恢复正常。

3. 补虚泻实，扶正祛邪　埋线对身体功能减退，免疫力低下者有一定效果，即具有提高免疫功能，补虚扶正的作用。

埋线疗法对机体的以上三大作用，是相互关联而不是孤立的。它临床治病的疗效是通过穴位埋线对机体的诸多效应和作用来实现的。其作用方式是双向的功能调整。调整的结果是提高了机体抗病力，消除了病理因素，从而使人体恢复正常功能。

五、埋线疗法的作用机制

埋线疗法是经络理论与现代物理医学相结合的产物。它通过羊肠线或蛋白线在穴内的生理物理作用和生物化学变化，将其刺激信息和能量经经络传入体内，以达"疏其血气，令其条达"治疗疾病的目的。本法的整个操作过程，实际上包含了穴位封闭、针刺、刺血、机体组织损伤的后作用、留针（埋针）及组织疗法等多种刺激效应。所以，穴位埋线疗法实际上是一种融多种疗法、多种效应于一体的复合性治疗方法。

（一）穴位封闭效应

埋线一般先进行局部麻醉，其作用部位均在皮肤。《素问·皮部论篇》："皮者，脉之部也"，"欲知皮部，以经脉为纪"，说明皮部是十二经脉在皮肤的分区。皮肤通过经络沟通和联系脏腑，它们之间相互影响，故局麻产生的刺激冲动通过"皮部 - 孙脉 - 络脉"和经脉对脏腑产生影响，起到调整脏腑虚实、平衡阴阳、调和气血的作用。

局麻是对中枢与末梢神经的一种综合作用。在整个过程中，有 3 个阶段的不同变化及效应：①针头刺入皮内及注药时产生的疼痛信号传到相应节段脊髓后角，抑制了相同节段所支配内脏器官的病理信号传递，并使相应内脏得到调整；②注药后1～3分钟即可选择性地阻断末梢神经及神经干冲动的传导，使患病部位对穴位及中枢神经产生的劣性刺激传导受阻（内脏患病，相应经络及穴位可出现敏感现象是这种传导的表现之一），从而使神经系统获得休息和修复的机会，逐渐恢复正常功能活动；③局麻后期，穴位局部血管可轻度扩张，促进血液循环及淋巴回流，使局部新陈代谢正常化，改善其营养状况。这些变化产生的特殊刺激经过经络及神经 - 体液反作用于相应患病部位，使之也得到改善和调整。故临床上，往往有一些在局麻时局部皮肤疼痛异常，而病痛却马上减轻或消失的病例。可见，局麻的主要目的是预防术中疼痛，但客观上对疾病却起着不可忽视的治疗作用。

（二）针刺效应

埋线作为一种穴位刺激疗法，同样可起到针刺效应以治疗疾病。埋线时，需用针具刺入穴内埋入肠线，此时即可产生酸胀感觉。由于埋线针具较毫针更粗大，其刺激感应也更为强烈，这与针刺产生的针感及传导是一致的。它通过经络作用，对机体起到协调脏腑，调和气血，疏通经络的作用。笔者曾治疗一痛经患者。用穿刺针在患者三阴交埋线时，患者产生强烈的酸胀感并向上传导至小腹，其痛立止。由此可见，埋线时产生的这种针刺效应在整个埋线治疗过程中占有重要位置。所以，在临床埋线时往往用针具弹拨提插以产生针感来达到一种短期速效作用。然后，利用肠线的长期续效作用来巩固之，以使疗效得到进一步巩固和提高。

（三）刺血效应

刺血疗法是用针具刺破络脉，放出少量血液以治疗疾病的一种方法。《素问·调经论篇》说："视其血络，刺出其血，无令恶血得入于经，以成其疾。""血去则经隧通矣"（《素问·三部九候论篇》王冰注），说明刺血有良好的治疗作用。埋线操作时往往会刺破穴处血络，致针眼有少量出血或渗血，有时瘀结皮下，这就产生了刺血效应。有人推测，刺血对微血管的血色、流变、瘀点、流速均具有改善作用。证实刺血改善了微循环，缓解了血管痉挛，从而改善了局部组织缺血缺氧状态，帮助了机体组织的恢复。并能调动人体的免疫功能，激发体内防御机制。因此，埋线时起的刺血效应同样可疏通经络中壅滞的气血，协调经络的虚实，从而调整人体脏腑、经络及气血功能。故临床埋线时对某些病需要有意识地刺破血络，挤出血液以达治疗目的。

（四）穴位处机体组织损伤的后作用效应

埋线针刺入穴位后，会使局部组织受到一定程度的损伤。受损组织细胞释出的某些化学因子可造成无菌性炎症反应，使穴位局部组织发生一系列生理变化。如血管扩张、代谢增强等，为损伤的修复创造条件。根据生物泛控论原理，通过神经将损伤穴位需要修复或调整的信息传到神经中枢，激发体内特定的生化物质组合，产生一种特有的广泛作用，并通过体液循环在体内广泛分布。由于埋线选取的穴位与患病部位生物学特性相似程度较大，属于一个同类集。所以，当泛作用在修复或调整受损穴位时，患病部位就同时被修复和调整，从而使疾病得到治疗。由于埋线时局部组织的损伤及修复过程较长，其积蓄的后作用也较持久。所以，其针刺效应和修复时的泛作用得以维持较长时间，使疾病部位得到更完善的调整和修复。

（五）留针及埋针效应

《灵枢·终始》曰："久病者……深内而久留之。"张景岳释曰："久远之疾，其气必深。针不深则隐伏，病不能及。留不久则固结之邪不能散也。"故针灸临床中，为了使之得气或延长得气时间，诱发循经感传，必要时需采用留针的方法。日本黑须幸男曾对腰痛患者进行留针与不留针治疗效果的对照试验，并经统计学处理，证明二者之间有显著差异，留针组的效果优于不留针组，显示了留针对提高疗效的重要意义。对慢性病病情迁延缠绵，单用留针仍觉效果不佳或不巩固者，采用埋针之法延长刺激时间，发挥针刺的持续作用，增强针刺效应，以巩固和提高疗效。留针的作用，使用补法后可增强补的作用，使用泻法后可加强泻的作用。埋线后，肠线在体内软化、分解、液化和吸收的过程，对穴位产生的生理物理及生物化学刺激可长达20天或更多时间。其刺激感应维持时间是任何留针和埋针法所不能比拟的，从而弥补了针刺时间短及就诊次数多等缺点。使病所在较长时间里依靠这种良性刺激不断得到调整和修复，故能起到比留针和埋针更好的疗效。

（六）组织疗法效应

羊肠线用羊的肠衣加工制作而成，为异体组织蛋白。将其埋植于人体内，犹如异种移植，可使人体淋巴细胞致敏。其细胞又配合体液中的抗体、巨噬细胞等反过来破坏、分解、液化羊肠线，使之变为多肽、氨基酸等，最后被吞噬吸收。同时，产生多种淋巴因子。这些抗原刺激物对穴位产生物理及生物化学刺激，使局部组织发炎，甚至出现全身反应。从而提高人体的应激能力，激发人体免疫功能，调节身体有关脏腑器官功能，使活动趋于平衡。因而具有类似组织疗法的作用。

综上所述，埋线疗法治疗疾病的过程，初为机械刺激，后为生物学和化学刺激原，具有短期速效和长期续效两种作用方式。局麻时产生的穴位封闭效应、针具刺激产生的针刺效应和埋线时渗血产生的刺血效应，是短期速效作用。埋线时穴位处机体组织损伤的后作用，肠线在体内特殊的"留针"和"埋针"效应及其组织疗法效应，又可起到长期的续效作用。这多种刺激方式融为一体，相得益彰，同时发挥作用，形成一种复杂的持久而柔和的非特异性刺激冲动。一部分刺激冲动经传入神经到相应节段的脊髓后角后内传脏腑起调节作用，另一部分经脊髓后角上传大脑皮质，加强了中枢对病理刺激传入兴奋的干扰、抑制和替代，再通过"神经－体液"的调节来调整脏腑功能状态，促进机体新陈代谢，提高其免疫能力，使疾病达到愈合目的。

有人曾对埋线患者进行免疫球蛋白测定，发现凡治愈好转的患者，免疫球蛋白偏低者可升高，而过高者则出现降低，均调节至正常值左右。说明穴位埋线疗法不仅能提高免疫功能，并有良好的双向调节作用，从而促进病体的康复。

六、埋线疗法的特点

（一）以线代针，效集多法

埋线疗法是在针灸学理论基础上产生的一种穴位刺激疗法。它源于针刺疗法，却用羊肠线来代替银针，以长期刺激穴位，产生疗效。它的整个操作过程，实际上包括了穴位封闭疗法、针刺疗法、刺血疗法、组织疗法。同时，也包含了机体组织损伤的后作用效应和留针、埋针效应。这多种方法和效应集中起来，形成了穴位埋线这个独特的疗法，显示了它独特的治疗作用和效果。故穴位埋线法疗法实际上是一种融多种疗法、多种效应于一体的复合性治疗方法。

（二）刺激持久，祛顽疗痼

埋线疗法以线代针，埋入穴位，慢慢软化、分解、液化、吸收，对穴位产生一种柔和而持久的刺激。一般说来，由于肠线刺激平和，信息冲动平稳而弱，对大脑皮质里的急性疾病较强的病理信息干扰和抑制力量不足，因而不能迅速产生作用，但对慢性疾病却显示了良好效果。这是由于"久远之疾……留不久则固结之邪不得散"的原因。运用埋线之法，肠线对穴位的刺激和局部组织损伤的修复过程较长，积蓄的后作用较持久，可达20天或更长时间。使患病部位在较长时间里依靠这种良性刺激不断得到调整和修复。因此，临床对慢性病甚至对一些痼疾运用本法治疗，往往取得满意疗效。

（三）选穴求精，善用透穴

黄羡明教授曾指出："善用兵者，兵不在多而在精，善用针者，穴不在多而在精。"同样，埋线疗法也强调取穴精练中綮。它往往选取经过长期临床实践总结出来的有效穴位进行埋线。每次少则 1 穴，多则 2～3 穴。因为穴位埋线治疗次数少，间隔时间长，不能同针刺一样，今日刺此穴乏效，明日又可取他穴。该疗法要求一旦找准效穴，将肠线埋入，其刺激信息即源源不已，经穴位、经络到达病所，一举取效。这样，不仅可减少患者手术之苦，且可使处方效专力宏，避免选穴过多，刺激信息过杂，在大脑皮质形成互相干扰，反不能抑制病理信息，甚至可能导致机体功能失常，徒增病者痛苦。

（四）精用组穴，交替调息

埋线疗法是一种手术性治疗方法，术后不可能在数天内局部即完全复原。为了在短期内对疾病加强治疗作用，往往在辨证取穴基础上，对有效穴位进行组合，分成 2～3 组，交替使用。这样可缩短每次治疗间隔时间，以维持较强的刺激效应。且使穴位有调息之机，避免穴位产生耐受性而乏效。

（五）注重敏感穴，善选特定穴

在敏感穴埋线治病是在经络按诊、经络疗法和穴位埋线疗法的启示下进行的，往往有较高疗效。敏感穴位是机体疾患通过经络在体表上的反应点，为邪气在经脉中聚会搏结之所，能较准确地反映疾病情况。临床观察表明，患者患病部位、种类、性质、程度不同，敏感穴位情况也会随之发生变化。病种及类型不同，敏感穴位也不同。如慢性盆腔炎多在膀胱俞、三焦俞产生敏感反应。通过经络穴位的按诊选穴埋线，较之固定穴组埋线具有更大灵活性。能随着患者个体差异和病情，有针对性地选取最能反映病情变化的敏感穴位进行治疗。其客观性、科学性、针对性更强，更符合辨证施治原则。于书庄也认为：这种根据敏感反应取穴的方法"才是名副其实的循经取穴，也叫辨证取穴"。由于临床证明它的疗效是确切的，敏感穴位作为经络辨证、循经取穴的客观指征，成为穴位埋线疗法选取效穴的一个重要特点。

第七节　穴位注射疗法

穴位注射治疗法是中医学与现代医学相结合的一种治疗方法。是在经络、腧穴或压痛点、皮下阳性反应物上，利用穴位或部位本身的敏感性或特异性和药物的药理作用，适量注入小剂量中西药物，以防治各类疾病的方法。

是针刺、穴位和药物相结合的治疗方法。由于该方法应用简便，效果灵验，价格低廉，已在临床各科广泛应用，包括妇产科疾病。

一、妇科穴位注射常用药物

（一）中草药制剂

如复方当归、黄芪、丹参、川芎注射液等。

（二）非特异性药物

1. 多种生理溶液、组织液　如生理盐水、注射用水、低渗葡萄糖溶液、胎盘组织液等。

2. 多种维生素制剂　如维生素 B_1、维生素 B_{12}、维生素 C、维生素 E、维生素 K、维丁胶性钙等。

3. 其他　无水乙醇、利多卡因、普鲁卡因、辅酶 A 等。

（三）特异性药物

1. 镇静剂类　如地西泮、氯丙嗪、哌替啶等。

2. 抗痉镇痛类　如布桂嗪、阿托品、山莨菪碱等。

3. 激素类　如地塞米松、氢化可的松、黄体酮、醋酸泼尼松龙等。

4. 兴奋平滑肌类　如加兰他敏、新斯的明等。

二、穴位注射操作方法

（一）操作程序

根据所选穴位与注射药量的不同，选择相应的注射器和针头，吸入药液，排出空气备用。患者取舒适体位，将所选穴位的部位充分暴露，找准穴位，避开血管、瘢痕。局部皮肤常规消毒后，用无痛快速进针法迅速刺入皮下。然后，缓慢推进或上下提插。待出现酸麻胀重等针刺感应时，回抽一下，如无回血即可将药物推入。一般疾病用中等速度推入药液，慢性病体弱者用轻刺激，将药液缓慢推入。急性病体强者用强刺激，快速推入药液。如需注入较多药液时，可将注射器的针头由穴位深层逐渐退至浅层，边退边推药。或将注射针头更换几个方向注射药物。注射完毕退针后，用消毒干棉球压迫针孔片刻，以防出血或溢液。注射后应让患者稍休息，以观察反应。

（二）注射角度与深度

根据穴位所在部位与疾病的性质、病变组织的不同，以决定不同的针刺深度及角度，还应结合病情的需要决定注射的深度和角度。如耳穴、头部穴可斜刺或平刺进针,在皮内或皮下注射药物;盆腔病变病位较深,一般可酌情直刺、深刺。

(三)药物剂量及浓度

穴位注射用药总量须少于该药物的常规注射用量。具体使用时应按病情的轻重缓急及性质的不同以及患者的年龄、注射的部位、药物的性质及浓度、治疗作用等多方面情况灵活掌握。一般头面部和耳穴等处用药量较少,每个穴位一次注入药量为 0.1～0.5ml。四肢及腰背部肌肉丰厚处用药量较大,每个穴位一次注入量为 2～3ml。由于穴位注射的部位不同于常规注射部位,所用药物的浓度一般须小于常规浓度,用前可用生理盐水或注射用水稀释。

(四)疗程

一般每日或隔日注射 1 次,反应强烈者可隔 2～3 日注射 1 次。急重患者常每日注射 1 次,慢性病及体弱年老的患者可隔日注射 1 次。穴位可左右交替使用,或选配两组以上穴位,轮流使用。7～10 天为 1 个疗程,休息 3～5 天再进行下一疗程的治疗。

三、妇科穴位注射的临床运用

1. 妇科腹腔镜术后肩痛

取穴:足三里。

方法:维生素 B_1 和维生素 B_{12} 混合液(约 3ml)。先将注射针刺入穴位,轻度施行提插捻转手法,待患者产生酸、麻、胀、重等感觉(得气)后,固定针管,回抽无回血后,缓慢注入药液。两穴交替使用,每穴注射 3ml,注射完毕后按压穴位 1～2 分钟,以防出血。每日 1 次,10 次为 1 个疗程。

据统计,腹腔镜术后除伤口疼痛外,有 63% 的患者主诉膈下及肩端疼痛。现代医学认为,本病的发病机制为术中头低足高位使腹腔内液体(溶有 CO_2)刺激了膈肌和膈神经,患者自身的重力向下集中在肩部与肩托受力点上,可造成术后肩背痛。吴家满等认为,穴位注射足三里穴可调整胃腑功能,疏通经络,调畅气机,和胃降逆,促进腹腔内 CO_2 尽快排出,减少对膈神经的刺激而起到止痛效果。

2. 盆腔炎 当前关于穴位注射盆腔炎的报道众多,有单纯穴位注射也有穴位注射配合其他疗法共同使用。使用的药物品种包括中成药、激素、麻醉药、维生素等多种。

临床报道:胡文慧等采用丹红注射液穴位注射合中药灌肠进行了慢性盆

腔炎的治疗观察。取穴：水道、归来、次髎、中髎穴。方法：丹红注射液穴位注射液 10ml，刺入 1～1.5 寸，局部有得气感后，抽吸无回血，各穴分别注入 2.5ml。每日 1 次，双侧穴位交替使用。于每月月经干净后第 3 天治疗，每天 1 次，每月治疗 10 天为 1 个疗程，连续治疗 3 个疗程（3 个月），经期停用。获得良好效果。

詹凤玲报道了胎盘组织液穴位注射配合庆大霉素等灌肠用于治疗慢性盆腔炎的临床观察。取穴：维胞穴：位于左（右）髂前上棘内 2.5cm 处。方法：胎盘组织液 2ml 取维胞穴穴位注射。一般左右两边各注射 1ml 胎盘组织液，进针 0.5cm。同时，将生理盐水 20ml、利多卡因注射液 2ml、穿心莲注射液 6ml（每支 2ml）、庆大霉素注射液 8 万 U 混合一起直肠灌入。每日 1 次，7～14 天为 1 个疗程，月经期停用。效果明显。

3. 痛经　当前关于穴位注射治疗痛经的报道较多，常用的药物为地佐辛、丹参注射液、维生素 K 注射液、当归注射液、延胡索乙素注射液等。取穴常用：三阴交、中极、次髎、地机。方法：穴位皮肤常规消毒，快速直刺进入皮下，达到一定深度。患者有明显麻胀感后抽无回血，缓慢注入注射液，每个穴位注射 1ml 注射液（其中地佐辛注射液需与生理盐水稀释后使用。1ml 地佐辛注射液加 0.9% 氯化钠溶液 3ml，共 4ml 备用，每穴注射 1ml），出针后用消毒干棉球按压针孔。排卵期后开始治疗，每周 3 次，直至月经来潮停止治疗。连续治疗 3 个月经周期，可明显缓解疼痛。

四、穴位注射操作规范化的必要性

临床在使用普通毫针针刺时，常配合使用一些手法，如提插、捻转等。一些临床医生在进行穴注疗法时也习惯施用一些手法，认为可提高疗效，但这些手法不是在任何时候、任何部位都能施用的。有临床报道指出，在某些部位刻意施用手法以求得气，易造成局部组织的损伤，甚至导致局部形成瘢痕或挛缩。由于穴位注射用针多选用齿科针头或肌内注射用针头，针体较一般毫针为粗。在有较多神经、血管部位反复多次提插易伤及附近的神经、血管、肌腱等，造成不必要的组织损伤。穴位注射时，当药液注入腧穴后，穴位对药物的吸收是一个缓慢的过程。药液对穴区可产生一个较长时间的刺激，类似于久留针的作用。所以，在操作中可不必过分强调施用手法。

另外，由于穴位注射所施用的穴位包括体穴、耳穴等，作用部位远较肌内注射、皮下注射及局部封闭的情况复杂。因此，在操作时，除与其他注射方法一样要注意严格消毒外,还应熟悉解剖位置。注药时不可过快、过猛而增加药物对机体的刺激性。如为自身血注射,则应做到动作迅速、准确,以免血液在针管内凝固等。具体注意事项可参照以下内容。

五、注意事项

1. 治疗前应对患者说明情况,如治疗的特点和治疗所出现的正常反应,注射局部可能有酸胀或疼痛,4～12 小时内可自行消失。

2. 局部常规消毒,严格无菌操作,防止感染。注射前检查药液有无变质、沉淀等情况,并应核对患者的姓名、药物剂量,以免差错。

3. 注射前必须准确确定所需穴位和压痛点及阳性反应点,以免影响效果。

4. 注射时针刺达神经根、干时,在得气以后应稍退针,回抽无血后再注射药液。

5. 初次治疗及年老体弱者,注射部位不宜过多,药量也应酌情减少。

6. 注射胸背部穴位时,一般进针宜浅。刺入时,针尖应斜向脊柱,避免直针而误入肺部,引起气胸。最好是平刺进针。

7. 对一些可能产生过敏反应的药物,应做过敏试验,阴性者方可应用。

8. 注射葡萄糖,尤其是高渗葡萄糖时,要注入肌肉深部,不宜做皮下注射。任何药液不宜向关节腔内注射,以免引起关节肿痛,甚至高热等全身反应。

9. 穴位注射最好选用卧位。深部注射时,必须考虑该部的解剖组织和脏器。

10. 在选定的穴位上,先按摩 5～10 分钟,既使其局部肌肉松弛,又使药物注射后肌肉吸收快,减少注射后的疼痛。

11. 孕妇的下腹、腰部及合谷、三阴交等穴,一般不宜作穴位注射,以防引起流产。

12. 其他事项如过敏反应、药物配伍的禁忌等,均按常规方法处理。

六、穴位注射的作用特点

穴位注射疗法的治疗作用是综合性的。根据所选穴位的特异性及注射药物的药性,穴位注射疗法总的有抗炎消肿、行气活血、祛瘀止痛等多种功效。关于穴位注射疗法的疗效作用,主要有两个方面:一是经络穴位的局部刺激作用,即具有针具对经穴组织的机械性刺激以及药液注入穴位后,因占有一定空间对周围组织产生压力,从而刺激局部感受器产生酸、麻、胀等"针感"样作用;二是药物固有的生物效应,也就是药物特有的治疗作用。药物在穴位处存留的时间较长,故可增强与延长穴位的治疗效能。并使之沿经络循行以疏通经气,直达相应的病理组织器官,充分发挥穴位和药物的共同治疗作用。药物对穴位的作用还可通过神经-内分泌-免疫系统作用于机体,激发人体的抗病能力而产生疗效。穴位注射是针刺、药物、针刺和药物之间的协同作用等共同作用的结果。

大量观察证实,穴位注射产生的药效优于口服、肌注,甚至接近或超过静脉给药。这种疗效的形成并不与吸收速度、血液、效应器官药物浓度及神经系统完整性等因素直接相关。而主要是与药物的药理作用特点及其对不同经脉、不同穴位的作用紧密相关。研究表明,针刺相应的穴位在相同的时间内可以提高口服药物血药浓度及肝、肾、皮肤组织中药物含量,增加药物有效成分的趋向性,穴位的针刺样作用对药物有靶向性影响作用。

研究发现,穴位经皮给药可以提高药物的血药浓度。说明穴位改变药物的吸收,是药效得以放大的一个原因。因此,可以推断,药效的高效性与腧穴功能不可分割,穴位注射具有穴效药效整合效应。正是因为腧穴参与了对药效的整合,最终使药效呈现出高效性特点。穴注的疗效优于单纯的针刺或药物疗效以及两者疗效的相加。穴位注射的具体作用主要有以下几个方面:

(一)镇痛作用

穴位注射疗法,其针尖、药物刺激了感受器、神经末梢或神经干,加强了粗神经纤维的传入活动,减弱了细神经纤维的传出活动,达到了止痛作用。另外,穴位、痛点或神经干封闭后,产生一种良性刺激,提高痛阈,能使其达到镇痛效果。另外,很多中草药制药均有良好的止痛效果,穴位注射可起到活血通络止痛作用。

(二)抗炎作用

穴位注射常用激素类药物。激素局部封闭可增高血管紧张性,保护血管内皮细胞,改善毛细血管的通透性。局部应用后,损伤组织或病灶周围毛细血管收缩,使胶体、电解质及细胞的渗出减少。同时,注入药液后,将积聚的炎症物质稀释,有利于吸收,达到迅速消炎退肿的作用。激素也能抑制免疫反应,还能抑制纤维结缔组织的增生,更能增强机体对病理损害的适应性或抵抗能力。而抗菌药物穴位注射,其用量小于肌内注射,但到达靶器官效应快，使用也能达到很好的抗炎效果。

（三）抑制作用

穴位注射常用的普鲁卡因等麻醉药物，这类药物有亲和神经的作用。借其对神经的阻滞作用，阻断恶性刺激的传导，对疾病的病理过程和机转有良好的影响。普鲁卡因对神经营养功能有兴奋作用，它不但能阻滞强烈刺激的传导，而且对神经系统产生一种微弱或温和的刺激，能改善病变组织代谢和营养状况。

（四）营养作用

笔者所在科室常用维生素 B_{12}（弥可保）注射液进行穴位注射。该药物药理作用主要有：①向神经内细胞器转运性良好，促进核酸、蛋白质的合成，在由高半胱氨酸合成蛋氨酸过程中起辅酶作用；②促进轴索内输送和轴索的再生，促进髓鞘的形成（磷脂合成）；③恢复神经的传达延迟和神经传达物质的减少。所以，对神经损伤的恢复起着很好的效果。因此，穴位注射弥可保注射液，可以营养神经，对多种神经损伤性疾病有很好效果。在妇科还可促进叶酸代谢，因而被用于保胎或辅助胚胎移植后着床。

（五）全身作用

针刺和药物直接刺激了经络上穴位，弥散于穴位中的药物，又通过经络反射和经络循环途径，迅速并持续地作用于相应的脏腑器官，调控脏腑功能，平衡协调阴阳，使机体功能恢复正常。同时，通过神经系统与体液内分泌系统对人体的作用，激发其抗病能力，产生综合性且更长远的疗效。

七、穴位注射的作用机制

穴位注射疗法是在针刺、穴位、药物三者共同作用下发挥平衡机体、治愈疾病的作用。目前研究对穴位注射的效应机制尚未明确，但部分学者开始从神经生理学、分子生物学等角度进行了初步探索。

（一）神经机制

神经机制是经脉穴位发挥作用的主要机制之一。穴位注射以针刺与穴位为治疗基础，其机制与神经通路密不可分。史明仪等用硝酸甘油在大鼠"内关"进行穴位注射，探讨了该方法在缓解心肌缺血的效应：①内关 - 脊神经节 - 心脏（DRG）间存在不依赖于中枢的神经反射通路。分析认为 DRG 部分神经元外周有两条长分支，分别分布于躯干和内脏，称为双支配结构。②"内关"处神经末梢吸收硝酸甘油后，可通过双支配神经细胞浆运输或细胞内扩散抵达心脏发挥作用,减少硝酸甘油的肝肾代谢,使其维持较长时间效应,减少毒副作用。

(二)生化机制

研究发现小鼠"内关"穴注射胰岛素后,在心包经"大陵 - 曲泽"经脉线穴区细胞中,Zn^{2+}、Fe^{3+} 等含量与内关穴细胞中 Zn^{2+}、Fe^{3+} 等含量呈一致性下降,而三焦经"前三里"等穴位细胞内 Mg^{2+}、Ca^{2+}、Fe^{3+} 等含量则呈上升趋势。表明穴位注射后可引起经络系统不同经脉、穴位区细胞微量元素含量变化。此外,对大鼠"足三里"穴采用色甘酸钠穴位注射后,穴区肥大细胞活性得到显著增加。肥大细胞聚集、脱颗粒等一系列的生化改变,在维持镇痛中发挥重要的作用。

第八章

ART 中的针药结合

　　针药结合是指患者同时接受针灸和中药或西药的治病方式,也包括了多种穴位给药的治病方式。唐代医家孙思邈很早就倡导针药并重。他认为:"若针而不灸,灸而不针,皆非良医;针灸而不药,药不针灸,尤非良医……知针知药,固是良医。"从临床看,很多不孕症都具有疑难杂症的特点,主要表现在以下方面:①病情复杂,病变涉及范围广。例如多囊卵巢综合征,其病情复杂,病变范围广,往往涉及多个脏器、多个系统,难以单个诊断来命名。②多数原因不明。如子宫内膜异位症,常常很难有特异性既针对病因又能有效改善其病理过程的疗法。所以,在中医理论指导下,利用针灸疗法的调节作用,探索其对某些疾病的治疗规律,再结合针对不同个体的辨证论治,对于部分疑难杂症而言,则完全可能获得较好疗效。但任何治疗方法都不是万能的,都或多或少不同程度地受到其自身条件的制约,各有不同的适应证范围。充分理解不同疗法的作用特点,才可能取长补短,进行更为有效也更有价值的组合。本章节则在讨论针灸作用特点的基础上讨论针灸与药物协同在 ART 中的应用。

第一节　针灸疗法的作用特点

　　针灸疗法主要通过针刺或艾灸以及其他刺激方法,刺激体表的特定部位,激发或诱导体内固有的调节系统功能,使失调、紊乱的生理、生化过程恢复正常。长期大量针灸效应的研究结果显示针灸疗法具有以下特点与优势。

一、整体性特点

　　防治疾病的作用具有整体性特征,是针灸治疗的基本特征之一。针灸治疗具有对机体多个系统多方面、多环节、多水平、多层次的综合调整效应,呈现出整体性特征。同时,针灸作用于不同层次上的自我调节机制和过程,由此产生多次、多级的效应，表现为不同层次的临床疗效，每次针灸的效应将作为下次针灸效应的基础。其整体性特征还体现于针灸治疗效应在时间上的连续，最终疗效的取得依赖于针灸效应在时间轴上多层次、多级联的递进与累积。这种整体性调整作用是针灸广泛适应证的基础，也是针灸治疗大量妇科疑难杂症并取得疗效的关键。针灸常用腧穴的广泛主治范围正是针灸作用整体性特征的表现。如足三里、三阴交、关元、气海等穴的主治范围可涉及神经、循环、血液、生殖、泌尿、内分泌等众多系统，而起到良性调整作用。

一般认为，针灸信息可从外周传至中枢神经，影响不同类型神经元活动。经过中枢的整合，一方面通过中枢下行通路引起自主神经系统释放乙酰胆碱等递质及脑啡肽等物质，通过免疫器官或淋巴细胞表面相关受体产生调节作用；另一方面又调控内分泌系统的功能，使垂体释放诸如促肾上腺皮质激素、生长激素等，调节免疫功能。而淋巴细胞等又释放具有免疫活性的多肽物质影响外周神经，进而影响中枢递质神经元与内分泌系统的活动，实现反馈性调控，形成神经 - 内分泌 - 免疫调节网络，共同维持机体的自稳态。下丘脑是机体神经 - 内分泌 - 免疫系统联系的枢纽，有中枢整合作用。下丘脑释放 GnRH 作用于垂体前叶，刺激垂体分泌 LH（黄体生成素）和 FSH（促卵泡激素），二者促进性激素的合成与释放，共同参与免疫调节。LH 和 FSH 能促进卵巢的生成，分泌雌、孕激素，而卵巢分泌的雌、孕激素有负反馈调节作用。下丘脑 - 垂体 - 卵巢轴（HPO）轴的平衡是维持女性神经 - 内分泌 - 免疫网络平衡的关键，维持着机体内环境的稳定。杨家林教授于 1983 年首次提出了"肾 - 天癸 - 冲任 - 胞宫生殖轴"学说，认为肾 - 天癸 - 冲任 - 胞宫是月经产生的主轴。下丘脑 - 垂体 - 卵巢轴调控着人类生殖过程。卵巢受下丘脑和垂体的调节，子宫则是卵巢激素的直接靶器官。子宫作为胚胎着床的场所，主要受雌、孕激素的影响。在排卵后 7～8 天也就是月经期的 22～23 天，雌、孕激素的分泌达到峰值，这正是子宫内膜着床窗开放期，说明人类胚胎受雌、孕激素的调节。雌、孕激素的作用之一是促进子宫内膜增殖、生长，为胚胎着床做准备。而大量临床与实验报道显示，针灸可以通过多种部位与刺激方式影响下丘脑 - 垂体 - 卵巢轴。因而，神经 - 内分泌免疫网络作为针灸刺激的主要通道，发挥着十分重要的整体调节作用。

二、双向性特点

针灸调节作用的双向性特点是指在刺激相同腧穴、施用相同术式的条件下，可对向相反方向偏离的功能产生反向性的调节作用。如对于神经源性膀胱功能障碍患者，紧张性膀胱针灸可使其张力降低，松弛性膀胱则可使张力增高。又如针灸天枢穴可解除便秘又可治疗腹泻。针灸作用可以不通过直接针对致病因子、病变组织，而是通过调节体内失衡的功能而实现。这同通过调整宿主免疫功能而不是通过杀灭病原体以治疗疾病的免疫调节剂的作用原理十分类似，是一种对机体有利的良性调节作用。朱兵教授在回顾中医典籍的基础上，综合生物学理论，运用现代科学理论阐释了针灸的双向调节效应机制。他认为腧穴与相同节段神经支配的内脏器官在交感神经控制下，组成一个相对紧密联系的结构原功能性单元；围绕这种结构原功能性单元的异节段神经支配区域，经穴形成一个可能通过迷走神经通路发挥相悖效应的功能性集元。单元经穴和集元经穴共同构建躯体传入信息调整和平衡内脏功能的稳态系统。针灸对机体内环境稳态的调节正是针灸双向调节的根本所在。在ART的配合运用中，针灸的这一特点格外受到国内外医学界的重视。在临床上，我们发现大量进行ART的患者均存在内分泌紊乱现象。如性激素中雌激素（E_2）、孕激素（P）、泌乳素（PRL）、黄体生成素（LH）、雄激素（T）等分泌水平及时限的紊乱，甲状腺相关激素、胰岛素的分泌紊乱等。由于病情复杂，外源性药物的干预常常难以找到最佳作用点与作用剂量。我们的研究发现，针灸可以良性干预各种激素水平。如雌激素水平低的可使其升高，而异常增高的雌激素则可使水平降低。针灸还可有效降低血清泌乳素水平，提高增生末期血浆孕激素水平，调整胰岛素抵抗现象，从而有效改善内分泌紊乱现象。整体性和双向性是针灸腧穴后同时发生的一个过程，它们之间是面与点的关系。整体性反映针灸对正常与异常的功能均可产生影响，不过对正常的功能的影响仅限于生理值范围之内；而双向性作用则体现为对异常的功能这一"点"进行调节。其调节作用的程度也视所刺灸腧穴的特异性与特殊的刺激方式而定。它们对相关的脏腑、五官功能活动所具有的某种特殊影响，可影响双向调节性作用，同时也影响整体性调节效应。

三、病位的针对性

针灸刺激方式十分丰富，包括毫针刺、各种灸法、三棱针、拔罐、穴位注射、电针、皮内针、针刀、挑刺、火针、皮肤针、激光针以及多种微针疗法，如腕踝针、耳针、浮针、眼针、腹针等。它们或长或短，或粗或细，或温或热，都可起到有效地直接针对病位的作用。如对某些病位比较明确的疾病，可以取病变局部的腧穴，或病变的体表阳性反应点，或直接在病变部位针刺（阿是穴）治疗，即为"局部调整作用"。如毫针刺中的"傍针刺""齐刺""扬刺"或"滞针法"，都是针对病位的有效针法。而近年来层出不穷的各种针刀、锋钩针、拨针等更是将局部治疗发展到了一个新的阶段。而根据全息理论产生的多种微针疗法，如耳针、腹针、头皮针、眼针虽然远离病变部位，却还可在病变部位的远端进行治疗（远道取穴），都可起到针对病位的治疗效果。临床上有很多妇科病往往全身状态尚好，但因为某些局部因素而导致严重后果。如人工流产或清宫后导致的子宫内膜变薄或修复后粘连，会严重影响子宫内膜的容受性而导致胚胎难以着床。这些患者如无生育要求，并不影响其他功能。但在 ART 胚胎移植时子宫内膜达不到一定厚度往往会影响其妊娠成功率，即便补充雌激素刺激内膜也很难生长。这时，用针灸疗法直接针对子宫内膜，立足于改善局部血供，消除局部炎症，解除局部组织的粘连机化状态则更为有效。这样的针灸作用是药物疗法无法达到的。再如毫针长刺次髎穴、中髎穴，可以直接而强烈地影响盆丛神经而起到调整盆腔功能的作用。对女性张力性尿失禁效果非常好，对慢传输型便秘的效果也优于其他疗法。我们临床观察到，针灸治疗多囊卵巢综合征效果良好，可促进其优势卵泡形成，促进排卵。费义娟等也报道电针治疗多囊卵巢综合征排卵障碍 30 例，治愈 4 例，有效 22 例，无效 4 例，有效率达到 86.67%。初步分析电针促排卵的机制有两个方面：其一为局部的刺激作用，在小腹部所取的穴位均靠近子宫 / 卵巢。在治疗中用深刺、重手法、较强的电流刺激，可能对成熟卵泡表面的卵巢胞膜产生一定的物理刺激，使卵泡易于破裂，从而诱发排卵。其可引起血浆黄体生成素、卵泡刺激素水平发生变化，促使成熟卵泡破裂、排卵。所以，针灸等多种刺激方法形成的对局部病位多层次、多环节与各种强度的刺激优势，是其他疗法无法比拟的。

四、自稳态调节功能

王玲玲教授认为，针灸治疗效应特点的基础在于：人体是一个自组织系统，具有自稳态调节的功能。针灸是对人体这种自组织能力的利用与发挥。调整和协调内环境，恢复和重建生理的稳态是针灸的基本作用。李忠仁版《实验针灸学》教材中提出针灸作用的特点具有早期性和功能性。针灸疗法不同于药物疗法，它不能直接消除病原体，也不能补充机体必不可少的化学成分。而是通过调整机体的生理功能，激发机体固有的防御疾病和自我修复的能力，以达到医疗和保健的目的。在机体功能正常情况下，药物使用不当，会使机体功能由正常变成不正常，而针灸则不会发生这类问题。所谓早期性是指针灸对于疾病的早期或新病疗效显著：功能性是指针灸对于功能失调的疾病具有治疗优势。任何一种疗法，包括药物，在早期干预肯定好于晚期干预。针灸所具有的品质调节和自限调节特点，是药物作用所不能达到的。所谓品质调节特点是指针灸具有提高体内各调节系统品质，增强自身调节能力以保持各生理、生化参数稳定的作用。调节系统品质是衡量调节系统调节能力大小的一个参量。可以说针灸的品质调节扩展了针灸作用特点的内涵。如关元穴、气海穴是临床妇科常用的保健穴，经常艾灸这些穴位可以消除盆腔慢性炎症，改善盆腔供血，增强机体免疫力和减少妇科疾病。针灸作用的自限调节是指针灸调节功能的作用是有一定限度的。针灸对功能的调节作用必须依赖于有关组织结构的完整与潜在功能储备。超出生理调节范围，针灸的作用就会受限。了解针灸调节作用的品质性和有限性，将有利于在临床上合理地认识与运用针灸疗法，从而有利于提高临床疗效。

五、针灸治疗的快捷性

针灸调整的快捷性是指针灸具有快速起效的作用特性。这是针灸治疗的优势之一。其对病位的直接刺激与针灸信息由周围向中枢传递的速度保证了针灸比其他很多单一作用途径的疗法更快起效。针灸效应由即刻效应、后续效应和累积效应综合而成。效应的累积，是时间轴上针灸效应的叠加。其次，针灸治疗具有可感知性。酸麻重胀等针感的产生是为机体所感知的。而感知的产生即意味着机体内部的调整与整合的过程开始启动。虽然是一种被动性治疗，但患者的主动意识是参与到治疗过程的。针灸的即刻效应随着患者对针灸治疗产生感知的那一刻，就意味着针灸对机体的调整开始启动。一旦开始治疗，各种针灸刺激即在神经系统不同层面进行传导与整合；而在针灸治疗过程中，针灸手法与治疗部位可随机调整、随变而调气。最后，对疾病而言，针灸治疗具有对病灶部位上的直接针对性。针灸治疗的快速起效是上述因素综合作用的结果。这种特征决定了针灸治疗急症和杂症的优势。如我们临床上用针灸治疗卵泡发育不良，经常可以看到通过一两次针灸刺激，卵泡即迅速长大，雌激素水平迅速上升的现象。至于针灸治疗各种妇科痛症，如痛经、人工流产的扩宫疼痛、生产时的疼痛、妇科手术后的切口痛，以及妊娠恶阻引起的呕吐、产后尿潴留等，都可快速起效并缓解病情。我们数年来的治疗结果提示，在治疗慢性盆腔炎、多种原因导致的月经不调，一些类型的不孕症，反复 ART 失败的患者、卵巢功能下降者，较之很多中西药物，针灸往往效果更为快捷而且稳定。

第二节　针灸疗法与西药的结合互补

任何疾病的治疗，最为理想的治疗应该是去除病因。对于病因明了的疾病，例如感染各种细菌、病毒所致的炎症，临床常会选用针对性药物。而现代妇科诊疗技术的发展，如宫腹腔镜、介入等，都使得很多妇科病的诊断更为明确，治疗也更有针对性。但还是有很多情况，由于发病原因的不确定，以及药物作用的单一性，或化学合成西药的毒副作用，常常不能获得理想疗效。这种情况下，针灸干预治疗，或采用针灸结合西药治疗往往能显著提高疗效，缩短疗程。尤其是 ART 的配合应用，针灸更有着独特优势。

随着人类基因组计划的完成和延伸，人们越来越认识到生命现象的复杂性和系统性。面对复杂的生命科学，寻求一系列系统的研究策略是当前生物医学需要解决的关键问题之一。如以上分析，针灸的作用更符合疾病发生的复杂性特征。西药成分多为单一的化学物质，有特定的作用靶点，具有专一性和针对性的特点，一般没有双向调节的特征。绝大多数药物需进入消化道或通过静脉，吸收后而起作用。它们或通过改变理化环境，或通过参与或干扰细胞物质代谢，或通过对酶的抑制或促进作用，或通过改变细胞膜离子通道等作用机制参与机体各种生理生化过程，以达到治疗疾病的目的。且绝大多数药物对机体是非感知性刺激。而针灸作用是全身性的，一个穴位就可以作用于多个靶点，具有同时改善中枢神经系统、循环系统、造血系统、内分泌系统和免疫系统等多方面的功能。所以在调节内环境，重建机体生理稳态方面更有优越性。如 ART 中的超促排卵技术（COH）。在同样的超促排卵方案下，卵巢对药物的反应存在个体差异。不同患者对相同剂量药物的反应性也有较大差异，临床上根据卵巢对外源性 Gn 的刺激的反应能力分为卵巢低反应、正常反应和高反应。卵巢高反应是指卵巢对（Gn）刺激异常敏感，发生多卵泡发育。这类患者虽可获得更多的卵子和胚胎，但却可能发生卵巢过度刺激综合征；而低反应患者因获卵数少可能会引起受精率及临床妊娠率降低，从而导致取消治疗周期。所以，COH 治疗前，正确评估患者的卵巢反应性选择合适的促排方案十分重要。而我们的临床观察显示，针灸治疗良好的双向调整作用，对于卵巢低反应与高反应均有不错的效果。其良好的整体与局部治疗作用，既无常见的药物毒性副作用，又不会干扰正常促排卵药物的运用与疗效。较之单纯药物疗法配合促排卵更有其优越性。

近年来，多种多样的经络穴位给药使针灸与西药结合达到一个新的高度。针灸理论认为人体的经络穴位所在的部位，并非一般的皮肉筋骨组织。尤其是在病理状况下，经络穴位所在部位的点、面、线会特异性地出现病理反应而具有特殊的功能。经络穴位经皮给药系统，既能发挥一般药物经皮吸收的效果，又能调动经络穴位的特殊调整作用。或能改变药物靶器官的功能，或能使经皮药物具有一定的趋向性，从而表现出与其他非经络穴位给药不同的治疗效果。穴位给药法所产生的疗效既是药物药理作用的结果，也是经络和腧穴对人体调节作用的体现，二者相互激发、相互协调。同时，针灸与西药结合提高了治疗效果，减少药物用量，从而可以减少毒副作用。另一方面，针灸治疗也能直接抑制药物的毒副作用。我们在临床上治疗很多不孕基础病常常采用穴位注射疗法，多能获得更好效果。所以，针药结合的优势，体现在以下方面：①多途径治病，即以口服为主的给药方式与丰富多彩的躯体针灸刺激相结合；②多层次调整，即药物补充性治疗与针灸双向性调整相结合；③多靶点作用，即西药针对性治疗与针灸全身性调整相结合。由于ART多用西药，所以，更深入地研究针灸疗法与西药的协同作用十分重要。

第三节　针灸疗法与中药的结合互补

近年来，中药疗法在ART中的运用日益广泛。建立在中西医结合基础上的调周疗法使中药疗法治疗妇科病的理论与临床均有了很大突破。针灸与中药虽然有共同的中医理论指导，但与内服中药比较，针灸是通过对经络腧穴施以针刺或艾灸等刺激来调整人体功能；中药则以有机化学物质，主要通过胃肠道吸收而起到调整作用。由于针灸与药物给予途径、刺激形式的不同，对机体产生的效果就会有所差异。一般说来，针灸由于刺激直接，不需经过胃肠道等途径，因此效果明显、作用迅速；又由于针灸是在生理范围对人体产生双向调整，因而效果有一定限度。作用不够持久，但无副作用。药物，尤其是中药，一般作用全面而持久。但取效较慢，而且某些药物有毒副作用。分析针灸和药物治病的特点与优势，将两者有机结合起来，取其所长，避其所短，可以扩大妇科治疗范围，提高临床疗效，取得优于单一治疗手段更好的效果。如周军等观察了针刺结合加味脱花煎提高米非司酮配伍米索前列醇终止10～15周妊娠的疗效。他们将妊娠10～15周孕妇要求终止妊娠者90例，随机分为针药组、中西药组和西药组各30例。每组给予西药（米非司酮、米索前列醇及丙酸睾丸酮）口服和肌注，中西药组加服中药加味脱花煎，针药组在服中西药的第4天加用针刺治疗，比较3组的流产疗效及副反应。结果：完全流产率针药组86.7%，中西药组80.0%，西药组63.3%。3组间两两比较，针药组与西药组差异有显著性（$P<0.05$）。提示针刺结合中西药在终止妊娠10～15周龄孕妇药物流产中，在提高完全流产率、减少阴道出血时间及药流副反应等方面优于单纯西药治疗。周军认为，针药结合可以通过抑制子宫的无序收缩、增加子宫内压、提高子宫节律性收缩能力，促进绒毛滋养细胞变性坏死，加速妊娠组织排出。针灸与中药的结合对药流后的转经及子宫内膜修复也具有一定的优势。另有研究观察了针灸与中药结合治疗围绝经期综合征的临床疗效。研究显示单纯针灸与中药治疗均能够提高围绝经期综合征患者的生活质量，但针药结合在症状评分量表中改善更为明显。患者躯体疼痛症状减轻，生活和工作能力、情绪稳定，总体健康水平显著提高。研究者认为，针灸与中药结合具有以下优势：①有效提升雌激素水平，充分调动机体自身潜能，安全有效地提升围绝经期妇女的生活质量。并通过针灸与药物运用的有效结合，改变了单独一种方药只适合一种证型的局限性；②安全性好，不良反应小，价格相对低廉，易于患者接受。可缩短疗程、提高疗效、减少复发；③针药结合的效果不能单纯理解为针刺穴位与药物作用的机械相加，它们之间可能存在着一定的协同增效关系。可通过改善相关症状，提高有效率和显效率。

总之，无论针灸与中药还是西药相结合，以上的探索都显示了针灸物理与药物化学两种不同刺激方式的作用结果。就我们治疗妇科病及在ART中的配合应用的临床感受而言，遵循针灸和药物的治疗规律，发挥针药互补整合的优势对于提高临床疗效十分重要。这需要应用现代科学理论和方法，揭示针药结合互补优势的机制，深化针药结合规律性的认识，方能揭示出针药结合的科学内涵。

临床篇

第一章

针灸在辅助生殖基础病中的应用

第一节 闭 经

【概述】

闭经指月经的缺失或异常中断，是一种常见的妇产科疾病，其包括原发性闭经和继发性闭经。原发性闭经是指 16 岁第二性征已发育，无月经来潮或 14 岁无第二性征发育。继发性闭经则为曾建立正常月经，在正常绝经年龄前的任何时间（除妊娠期或哺乳期）月经停止来潮超过 6 个月，或按自身原来的月经周期计算停经 3 个周期以上者。原发性闭经发病率较低，约占闭经的5%。临床上以继发性闭经多见。

【现代医学病因与病理机制】

女性月经的正常有赖于生殖道、子宫、卵巢以及中枢神经系统等共同完成，任何一个环节出现异常均可导致闭经的发病。按生殖轴病变和功能失调的部位，闭经又可分为下丘脑性闭经、垂体性闭经、卵巢性闭经、子宫性闭经以及下生殖道发育异常性闭经。

闭经的病因包括生理因素、病理因素及医源性因素。

（一）原发性闭经

常见的病因有：

1. 生理因素　妊娠或特发性青春期发育延迟。

2. 病理因素　具有正常第二性征发育的原发性闭经最常见于生殖 - 泌尿系统畸形，包括处女膜闭锁、阴道畸形或缺失、宫颈畸形、子宫缺失等；无第二性征发育的原发性闭经多见于卵巢早衰，如先天性卵巢发育不全综合征（Turner 综合征）、下丘脑 - 垂体功能失调等。

（二）继发性闭经

常见的原因有：

1．生理因素 妊娠、哺乳、绝经。

2．医源性因素 长期服用孕激素避孕药、化疗、放疗、手术等。

3．子宫因素 子宫肿瘤、宫颈粘连、子宫内膜损伤及宫腔粘连等。

4．卵巢因素 先天性性腺发育不全、酶缺陷、卵巢抵抗综合征、卵巢早衰等。

5．下丘脑因素 低体质量、神经性厌食症、运动性闭经、过度减重、精神刺激、抑郁、慢性系统性疾病等。

6．垂体因素 垂体生长激素缺乏症，催乳素瘤，生长激素肿瘤，空泡蝶鞍综合征、席汗综合征等。

7．甲状腺因素 甲状腺功能亢进或减退。

8．内分泌因素 1型糖尿病、库欣综合征、先天性肾上腺皮质增生等。

9．分泌雄激素的卵巢或肾上腺肿瘤，如多囊卵巢综合征、卵巢膜细胞增殖症等。

【中医病因病机】

中医古籍关于"闭经"的记载首见于《素问·腹中论篇》，书中称本病为"血枯"。并记载"四乌贼骨一藘茹丸"治疗血枯经闭，是中医学史上的"妇科第一方"。此外，"不月""月事不来""经闭""经水不通"等均归属于闭经的疾病范畴。中医理论认为，月经与肾气的功能密切相关。肾气天癸的充盈与否直接影响到冲任二脉的功能，冲任二脉的盈盛与畅通是经水正常的先决条件。

闭经的病因较复杂，先天发育不良，后天获得不足，以及月经不调均可发为本病。其发病机制为冲任失调，胞宫蓄溢失常，经血不能按时而下。其病因不外虚实两因。虚者，多属肾虚、脾虚、血虚导致冲脉充盈不足，无经血可下；实者，多因瘀血、痰湿阻滞胞宫，导致冲脉不通，经血不得行。总之，其病本于肾，发于冲任胞宫，变化在气血。

【诊断】

年龄超过14岁，第二性征未发育；或年龄超过16岁，第二性征已发育，月经还未来潮可诊断为原发性闭经。正常月经周期建立后，月经停止6个月以上，或按自身原有月经周期停止3个周期以上，诊断为继发性闭经。诊断时应了解患者月经史、婚育史、家族史、服药史、子宫手术史、可能诱因、伴随症状，如环境变化、精神心理创伤、情感应激、运动性职业或运动过度、营养状况、是否头痛伴溢乳等。对原发性闭经者要了解患者出生体重和发育情况。

诊断流程详见图1、图2。

【检查】

体格检查：智力、身高、体重、第二性征、发育畸形、皮肤色泽、毛发分布、甲状腺肿大、溢乳，原发性闭经性征幼稚者还应检查嗅觉有无缺失。

妇科检查：了解内、外生殖器发育情况，已婚妇女检查阴道及宫颈黏液分泌情况，了解雌激素水平。

实验室辅助检查：女性性激素六项检查，超声检查，基础体温测定，宫腔镜检查，影像学检查。

【鉴别诊断】

有性生活的妇女出现闭经需首先排除妊娠。鉴别诊断见图1、图2。

【中医辨证】

闭经以月经初潮来迟，或月经后期、量少，渐至闭经为主症。病因有虚、实两个方面。虚者有肾虚、脾虚、血虚；实者气滞血瘀、寒凝血瘀和痰湿阻滞。

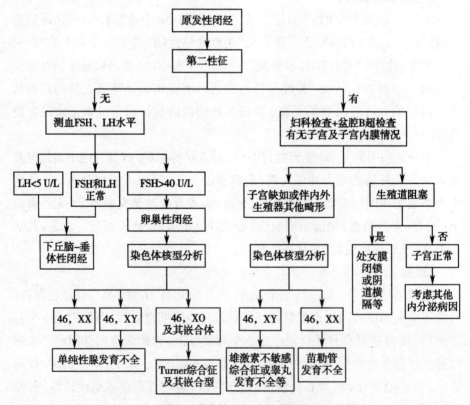

图1　原发性闭经诊断流程图

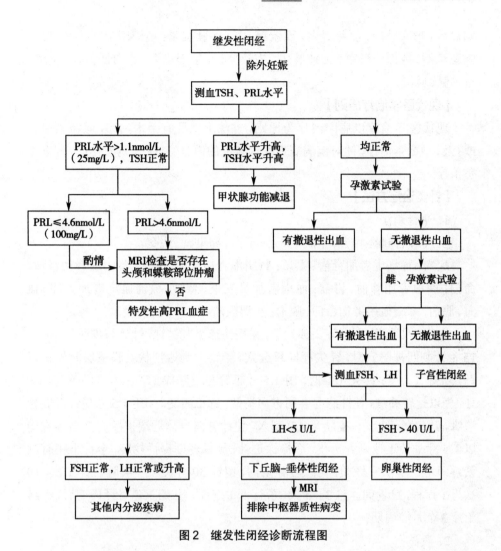

图2 继发性闭经诊断流程图

1. 肾气虚者多伴头晕耳鸣，腰膝酸软，尿频，性欲淡漠，舌淡红，苔薄白，脉沉细；肾阴虚者多伴有手足心热，甚则潮热盗汗，心烦少寐，颧红唇赤，舌红，苔少或无苔，脉细数；肾阳虚者畏寒肢冷，腰痛如折，面色晦黯；或目眶黯黑，小便清长，夜尿多，大便溏，舌淡，苔白，脉沉弱；脾虚者多伴有神疲肢倦，食欲不振，脘腹胀闷，大便溏，面黄，舌淡胖有齿痕，苔白腻，脉缓弱；血虚者多伴头晕目花，心悸怔忡，少寐多梦，皮肤不润，面色萎黄，舌淡，苔少，脉细。

2. 气滞血瘀者小腹胀痛拒按，烦躁易怒，胸胁胀满，嗳气叹息，甚至精神抑郁，舌紫黯或有瘀斑，脉沉弦或涩而有力；寒凝血瘀者小腹冷痛拒按，得热则痛缓，形寒肢冷，面色青白，舌紫黯，苔白，脉沉紧；痰湿阻滞者形体肥胖，胸脘满闷，或面浮肢肿，神疲肢倦，头晕目眩，带下量多，色白质稠，舌淡胖，苔白腻，脉滑。

【现代医学治疗原则】

现代医学治疗以病因治疗为原则，方法上主要有手术治疗，雌激素替代或（及）孕激素治疗，针对疾病病理生理紊乱的内分泌治疗，诱发排卵，辅助生殖治疗。

【针灸治疗方法】

1. 毫针刺法

主穴：四神聪、百会、中脘、关元、子宫、卵巢、三阴交。

配穴：肾气虚者加肾俞、太溪；肾阴虚者加肾俞、太溪；肾阳虚者加肾俞、命门；脾虚者加脾俞、胃俞；血虚者加足三里、悬钟；气滞血瘀者加太冲、血海、膈俞；寒凝血瘀者加命门、膈俞；痰湿阻滞者加丰隆、阴陵泉。

操作：四神聪、百会等头部穴位，采用快速平刺进针，针体与皮肤呈10°～15°；针刺四神聪穴时，针尖朝向百会穴，当针尖到达帽状腱膜下层时停止进针，以得气为度；针关元穴时，用1.5寸毫针与皮肤成15°～30°向下斜刺1.0寸，施以捻转补法，使针感向会阴方向扩散；针三阴交时，用1.5寸毫针沿胫骨边缘，针尖稍朝上，与皮肤呈45°刺入，使针感向身体近端扩散。其余各穴均以1.5寸毫针迅速刺入透皮，后徐徐进针，施以轻度提插捻转，至针下稍有沉紧感即可。手法宜轻柔，切忌峻补重泻，留针30分钟。一般隔日针1次，10次为1疗程，疗程间休息3～5天，再行下1疗程。开始重建月经周期后，继续治疗3个月经周期。

2. 灸法

取穴：关元、肾俞、三阴交。

配穴：脾虚者加脾俞、足三里。

操作：待针刺入穴位得气后，于针柄尾端置入长度3cm，直径2cm的艾炷，需与皮肤保持一定距离自下而上点燃施灸。待患者自觉皮肤发烫后，在艾灸与皮肤之间垫小块隔板，防止温热感过强出现烫伤现象。每次选择2个主穴，1个配穴进行艾灸，每穴1壮，隔日1次。

3. 耳穴疗法

取穴：子宫、内分泌、腹、肾、皮质下。

操作：每次取选取以上2～3穴，毫针刺入后接电针，低频刺激，强度以患者耐受度为主。每次 30 分钟，隔日 1 次，双侧耳穴交替使用，经期停止治疗。也可选用耳压治疗，选穴同上。留埋期间每天用手指按压耳穴 3～4 次，每次 1～2 分钟，以耳朵微微发热为佳。

4. 火针疗法

取穴：关元、脾俞、肾俞。

配穴：膈俞、次髎、三阴交。

操作：患者取卧位。穴位常规消毒，选用钨锰合金中号火针，加热待针身发白后，迅速刺入上述穴位约 20mm。出针后立即用消毒棉球按压针孔，防止感染。

5. 穴位按摩

取穴：腹部及腰骶部反应点、肾俞、关元、足三里、三阴交。

操作：患者取仰卧位，医者在腹部，尤其是下腹部寻找阳性反应点，点揉 5～10 分钟，最后点按关元穴 5 分钟。患者再取俯卧位，于腰骶部寻找阳性反应点。点揉 5 分钟后，在肾俞、八髎穴进行揉法、擦法，使局部微微发热为度。最后按足三里、三阴交，每穴点按 5 分钟。每日或隔日按摩 1 次，治疗 10 次为 1 疗程。

6. 穴位埋线

取穴：中脘、关元、天枢、归来、子宫、三阴交。

配穴：脾虚加脾俞、足三里；肾虚加肾俞、命门；气滞血瘀加肝俞；痰湿阻滞加丰隆、足三里。

操作：患者埋线部位局部皮肤常规消毒，医生双手戴一次性无菌手套，根据患者埋线部位距离，选取合适的埋线针型号。医生左手捏起进针部位，右手持一次性免穿线蛋白线埋线针快速刺进穴位处皮肤。进入脂肪层稍有阻力后，缓慢将埋线针退出皮肤再次消毒出针部位即可。埋线治疗 10～15 天 1 次，6 次为 1 疗程。

7. 穴位注射

主穴：关元、子宫、次髎、肾俞、三阴交。

操作：用 2ml 注射器 7 号针头抽取 2ml 维生素 B_{12}。穴位皮肤常规消毒，快速直刺进入皮下，达到一定深度。患者有明显麻胀感后抽无回血，缓慢注入药液。出针后用消毒干棉球按压针孔片刻，每次选择 2～3 穴位交替进行注射，每日 1 次。

8. 经皮电刺激

主穴：关元、子宫、三阴交。

配穴：肾气虚者加肾俞、太溪；肾阴虚者加肾俞、太溪；肾阳虚者加肾俞、命门；脾虚者加脾俞、胃俞；血虚者加足三里、悬钟；气滞血瘀者加太冲、血海、膈俞；寒凝血瘀者加命门、膈俞；痰湿阻滞者加丰隆、阴陵泉。

操作：在穴位处贴专用电极贴片，相邻穴位分别连接 3 对电极联线，治疗频率为 100Hz。电刺激强度为 20mA，每次 30 分钟，每日治疗 1 次。

【按语】

正常月经的建立和维持有赖于"下丘脑 - 垂体 - 卵巢轴"的有序调节，其中任何一个环节发生障碍都会出现月经失调，导致闭经。闭经的病因多样，辨证上虚实夹杂，属于妇科疑难病症。针灸对本病的治疗强调辨病与辨证相结合。因先天性生殖器官缺如，或后天器质性损伤致无月经者，针灸治疗难以奏效。针对神经内分泌功能失调所致闭经，针灸往往能达到较好的治疗效果。治疗方法上应辨明寒热虚实。虚寒者重灸，适当配合穴位注射；血瘀者配合刺络拔罐、火针以达活血通经；痰湿重者还可配合祛湿化痰之药。

此外，由于本病患者自身无法建立正常月经周期，必要时可配合西药雌孕激素替代疗法。待建立正常的月经周期后开始针灸序贯疗法。即在卵泡期滋阴养血，排卵期温阳、活血，黄体期温阳暖宫，黄体后期活血祛瘀。治疗时循序渐进，逐渐减少或停止雌孕激素替代疗法。以帮助患者逐渐建立自身的月经周期。

第二节　黄体功能不全性不孕

【概述】

黄体功能不全（luteal phase defect，LPD）是指黄体发育和功能不全，孕激素分泌不足，子宫内膜分泌不良伴有月经失调从而引起不孕、早期流产或反复早期流产以及经前期综合征等。不孕症中因黄体功能不全引起者约占3.5%～10%。现代医学对本病的治疗主要采用激素疗法，但疗效不尽理想。本病属于中医学"断续""无子"范畴，属于传统中医妇科优势病种，临床积累丰富。

【现代医学病因与病理机制】

现代医学认为黄体功能不全的原因主要有以下几个方面。

1. 卵泡发育不良　现代医学认为，排卵后卵泡液渗出，卵泡壁内陷，卵泡壁上的颗粒细胞和内膜细胞与周围结缔组织共同形成黄体。故卵泡发育正常是黄体功能健全的前提。如卵泡发育不良，卵泡期颗粒细胞黄体生成素（LH）受体缺陷，以致排卵后所形成的颗粒黄体细胞黄素化不良，导致孕激素合成不足，子宫内膜分泌反应差；或因 HPOA 的某一环节失调，导致卵泡期卵泡刺激素（FSH）分泌减少，而使卵泡生长缓慢，E_2 分泌减少，对下丘脑正反馈不足，均可导致黄体功能不全。有研究显示，小卵泡排卵的患者中黄体功能不全的发生率可高达 50.0%。多囊卵巢综合征（PCOS）与黄素化未破裂卵泡综合征（LFUS）的患者黄体功能不全发生率也明显高于卵泡正常发育的患者。可见卵泡发育与黄体功能不全密切相关。

2. 卵巢血供不足　卵巢血供主要由卵巢动脉和子宫动脉卵巢支供给。国外某研究发现子宫动脉及卵巢动脉壁上均存在雌、孕激素受体，因而子宫、卵巢动脉的血流也会随月经周期的不同阶段 E_2、P 波动而周期性变化。有学者运用卵巢动脉彩超研究卵巢血供时，发现卵巢大部分的血供被黄体期成熟的黄体占据，若黄体血管化生不足可导致黄体生理功能异常，且黄体萎缩时卵巢血流量会显著降低。

3. 生殖激素异常　下丘脑通过分泌促性腺激素释放激素（GnRH）调控垂体分泌促性腺激素，即 FSH 和 LH，促性腺激素作用于卵巢分泌性激素；而卵巢分泌的性激素 E_2、P 又对下丘脑、垂体起正、负反馈作用。常见的女性生殖激素主要有 FSH、LH、P、E_2、睾酮（T）、催乳素（PRL）。

（1）FSH：很多实验研究表明由于卵泡期 FSH 较低不足以促进颗粒细胞增生和卵泡的 LH 受体生成，导致卵泡发育不良。此外，有最新研究发现 FSH 过高也会造成黄体功能不全，可能与高 FSH 过早、过快刺激卵泡发育，使卵泡期缩短；或降低卵泡 FSH 受体敏感性，使 E_2 分泌增加不明显，减少了作用于子宫内膜的时限和强度，进而影响子宫内膜增殖和孕激素受体合成，导致黄体期不能建立完整的子宫内膜容受性，造成不孕。

（2）LH：LH 脉冲式分泌异常也可导致黄体功能不全，在卵泡早期，LH 与卵泡膜细胞中由 FSH 促进合成的 LH 受体结合，开启一系列酶促反应合成雄烯二酮等。到卵泡中、晚期，受 LH 控制的抑制素分泌增加，促进雄烯二酮也进一步增加。雄烯二酮是生成雌激素的前身物质。此外，LH 还可激发卵母细胞的减数分裂和卵泡黄素化。过高的 LH 则会抑制卵泡颗粒细胞增生，使卵泡提前闭锁、黄素化；过低的 LH 可导致 E_2 分泌不足，二者均可影响卵母细胞发育。黄体期 LH 高幅度、低频率的脉冲式分泌可促进黄体合成孕酮。

（3）E_2、P：虽然黄体的主要功能是分泌 P，但分泌 E_2 同样重要，且只有雌孕激素的比值维持在一个相对平衡的范围内才能促使子宫内膜发育正常。雌激素作用主要使子宫内膜腺体和间质增生、修复，孕激素使增生期子宫内膜转化为分泌期子宫内膜。若雌激素偏低可致子宫内膜腺体不足，孕激素偏低可致间质分泌不足，两者同时或高或低，可使腺体间质增生不良或过早退化。因此雌孕激素比值正常也是保持子宫内膜容受性正常的基础之一。

（4）PRL：黄体功能不全除与 FSH、LH、P、E_2 有关外，还与腺垂体分泌的 PRL 关系密切。PRL 可通过影响 LH 脉冲的频率及幅度，造成黄体功能不全；也可通过影响下丘脑多巴胺及阿片类物质，影响 GnRH 分泌，间接影响黄体功能。实验研究发现高 PRL 作用于下丘脑的多巴胺细胞，刺激多巴胺释放，改变 GnRH 的正常分泌方式，使 LH/FSH 比值反转。进而影响卵巢性激素的分泌，使生殖激素水平紊乱，导致闭经或无排卵等临床表现。近年来新的研究发现低 PRL 血症也可导致黄体功能不全。

4. 子宫内膜因素　虽然黄体是卵巢的组织结构，但其生理效应的产生是通过作用于子宫内膜雌孕激素受体体现的。雌孕激素通过与子宫内膜上的雌孕激素受体结合实现调控子宫内膜的周期性变化。国外有人提出假性黄体功能不全的说法，即虽然有些患者血清性激素水平是正常的，但由于子宫内膜孕激素受体不足，子宫内膜成熟仍旧表现为推迟的现象。由于子宫内膜相关激素的受体不足，使子宫内膜对激素水平的反应性降低，影响子宫内膜增值期至分泌期的正常转化，降低了子宫内膜容受性，孕卵不能顺利着床，导致不孕。子宫内膜容受性宏观可表现在子宫内膜的厚度、类型；微观方面可受多种炎性因子、酶以及基因等方面的调控。

5. 细胞因子　既往对 LPD 的研究主要放在神经内分泌因素，近几年随着医学免疫学、细胞分子生物学的迅速发展，国内外学者从细胞因子深入探究了 LPD 性不孕症的发病机制。如血管生长因子（VEGF）会介入女性生殖器官周期性的血管生长和退化，参与女性生殖功能的调节；白细胞介素 1β 和肿瘤坏死因子 α 参与卵泡的生长发育、排卵及闭锁过程，也可影响黄体功能；胰岛素样生长因子可放大 FSH 的作用效果，并参加、调控卵泡的招募、优势化，诱使排卵及颗粒细胞黄素化增殖和性激素的合成等。

6. 微量元素缺乏　微量元素在机体内具有重要作用。其作为金属离子，是机体内许多酶、激素、维生素及多种活性因子的不可或缺的组成部分。从而参与调节机体各种功能活动，与人体的生殖功能密切相关。有学者认为，低锌可使垂体分泌 FSH、LH 能力下降，影响卵泡生长发育，从而影响黄体功能。还有学者通过对比黄体功能不全妇女和正常妇女血清铜、锌值,发现前者的血清 Zn、Cu 浓度明显低于后者,而 Cu/Zn 比值却高于后者,因此推断黄体功能可能与机体内 Zn、Cu 等微量元素的变化有关。

7. 其他原因 随着社会发展,不孕不育发病率逐年升高,ART 技术运用越来越广泛。超排卵治疗促进大量卵泡发育,使 HCG 反应的黄素化颗粒细胞和卵泡膜细胞产生更多,P、E_2 分泌量增多。过高水平的 E_2 可抑制性激素的合成过程,使黄体溶解,也可使受精卵向宫腔内运输的速度加快,提前到达的孕卵与子宫内膜发育不同步导致着床失败。现在快速发展的 ART 中,取卵术是其中重要环节,取卵时麻醉剂的应用可影响正常黄体功能;卵泡穿刺术也可损伤卵泡固有构造。因卵泡被抽吸掉大量颗粒细胞而导致黄体期分泌 E_2、P 下降,引起黄体功能不足。

【中医病因病机】

中医学认为黄体功能不全与情志因素、生活方式及体质因素等引起的肾、肝、脾功能失常、气血冲任失调有关,最常表现为肾虚。肾虚是导致"肾 - 天癸 - 冲任 - 胞宫"生殖轴功能紊乱的主要发病原因,常常兼有血瘀、肝郁等。肾中精气有赖于水谷精微的化生及濡养,才能不断补充和成熟。肾气不足会影响天癸的成熟、分泌和冲任的充盈、通畅,呈现功能不足或减退的表现。肝藏血主疏泄,肝失疏泄,冲任失和,胞宫不能摄精成孕。脾胃虚弱,不能化生精血,也可致冲任失养,导致该病产生。所以,肾肝脾三脏功能失调,是引起本病的关键。

【诊断】

1. 临床症状 月经周期缩短,妇科检查排除生殖器官器质性异常。

2. 基础体温

(1)连续三个月经周期移行期(由低温到高温)≥3 天。

(2)高温相温度波动>0.1℃。

(3)高温相持续≤11 天。

(4)高低温差<0.3℃。

3. 血清孕酮值 基础体温上升第 7~8 天,血孕酮 P<10ng/ml。

4. 诊断性刮宫 经前 1~2 天或经行 6 小时内子宫内膜活检提示分泌不良,延缓至少 2 天。

以上标准中,1 具备,2~4 兼备两项即可。

【中医辨证】

1. 肾阳虚型 婚久不孕,腰膝部酸胀、无力,性欲望减弱,畏寒肢冷,小腹冷，带下量多且清稀如水，夜尿多，舌淡，苔白，脉沉细尺弱。

2. 肾虚血瘀　婚久不孕，月经先期量少，经期延长；经色淡黯或紫黑、有血块，腰膝酸软，经行小腹疼痛、拒按，血块排出后疼痛减。阴中干涩，或阴毛、腋毛稀疏脱落，性欲减退。面色晦黯，健忘恍惚。舌淡黯，有紫色斑点，苔少，脉细涩。

3. 肾阴虚型　婚久不孕，月经常提前，经量少或月经停闭，经色较鲜红；或行经时间长，甚则崩中或漏下不止。形体消瘦，头晕耳鸣，腰膝酸软，五心烦热，失眠多梦，眼花心悸，肌肤失润，阴中干涩。舌质稍红略干，苔少，脉细或细数。

4. 肝气郁结　婚久不孕，月经或先或后，经量多少不一，或经来腹痛，或经前烦躁易怒，乳房胀痛。精神抑郁，善太息。舌黯红或舌边有瘀斑，脉弦细。

5. 脾肾阳虚　婚后不孕，月经先期，质清稀，或经前出现面浮肢肿，胸闷腹胀，纳少便溏，腰酸，或经行前后头晕沉重，畏寒肢冷，或有痛经。性欲淡漠，面色晦黯，舌淡胖，边有齿痕，苔薄白，脉沉缓或细弱。

【现代医学治疗原则】

其治疗方法主要包括药物促进卵泡发育、辅助黄体功能、改善黄体血供，调整内分泌功能；或者以生长激素干预卵泡生长与发育、加用雌激素提高子宫对内膜对雌孕激素的反应性等方法。心理、饮食疗法也被人们逐渐重视。

【针灸治疗方法】

1. 针灸序贯疗法

主穴：经前期取穴：气海、关元、阳陵泉、太冲；行经期取穴：十七椎、命门；经后期取穴：三阴交、太溪、肾俞、膈俞；排卵期取穴：气海、关元、子宫、足三里、复溜。

配穴：肾阳亏损型：加腰阳关；肾虚血瘀型：加血海；肾阴虚型：加阴陵泉；肝气郁结型：加曲泉；脾肾阳虚型：加脾俞、腰阳关。操作：经前期前半段针刺后加用温针灸（2cm）长清艾条为 1 壮，气海、关元交替艾灸，每次灸 2 壮。后半段留针期间加用电针治疗，采用疏密波，频率 2/30Hz，电流强度 1～2mA，以患者局部有酸胀而无疼痛感为度；行经期上穴加用刺络拔罐；经后期刺法以平补平泻法，留针 30 分钟；排卵期针刺后，腹部置艾灸箱以两段 2cm长艾灸点燃灸腹部；每周治疗 2 次。

2. 毫针刺法 月经第五天开始针刺治疗。中极、气海、百会、归来（双侧）、子宫（双侧）、足三里（双侧）、归来（双侧）、合谷（双侧）、三阴交（双侧）。

操作：行针手法均为补法。一周治疗 2 次，间隔 2～4 天。每次留针 30 分钟，10 分钟行针 1 次。治疗期间行 B 超监测卵泡直至卵泡排出，排卵后一周开始每次针刺前测尿妊娠，一旦发现怀孕即停止针刺治疗。治疗三个月经周期。

3. 电针疗法 取穴与针刺时机、疗程同上，得气后接上电针仪 30 分钟，用 F_2 波形，电流强度以患者感觉舒适为宜。

4. 灸法

主穴：神阙、关元、气海、子宫、足三里。

配穴：肾阳虚加肾俞；肝郁加肝俞；血瘀加血海；脾肾阳虚加脾俞；肾阴虚少灸或不灸。

操作：于月经第 10 天以后每穴用艾条悬灸 15～20 分钟，直至月经来潮。隔日 1 次，治疗三个月经周期。

5. 耳穴疗法

主穴：子宫、卵巢、内分泌、神门。

配穴：血瘀、肝郁加肝；气血虚弱加肾、脾。

操作：月经来潮的第 5 天开始用王不留行籽贴压，双耳交替，每次 1～2 分钟，每日按压 3～5 次，3～4 天更换 1 次。可配合其他方法同时应用。

6. 穴位埋线

主穴：归来、关元、中极、子宫、足三里、肾俞。

配穴：肾阳亏损型：加腰阳关；肾虚血瘀型：加膈俞；肾阴虚型：加三阴交、太溪（双）；肝气郁结型：加肝俞、太冲（双）；脾肾阳虚型：加脾俞、肾俞穴（双）；痰浊阻滞型加丰隆、脾俞；瘀血阻滞型加血海、膈俞、三阴交。

操作：每次选用 6～8 穴，选择合适穴位处的皮肤进行消毒。将一段 1～2cm 长的已经消过毒的羊肠线，一头放在针管的前端，另一头接针芯。左手食指与拇指捏紧穴位的皮肤，右手拿针，刺入到所需要刺入的深度。月经第五天开始操作，每个月经周期 1 次，3 个月经周期为 1 个疗程。也可以一次性免穿线蛋白线埋线。长度与粗细根据穴位部位而定，取穴与治疗时机、疗程同上。

7. 火针疗法

主穴：关元、三阴交、子宫、次髎穴。

操作：月经第 12 或 13 天开始，火针针刺上述穴位，速进速出，进针深度为 15～25mm，隔 3 日 1 次，连续治疗 3～5 次。连续三个月经周期。

【按语】

黄体功能不全为临床常见病。据相关统计，在生育期妇女中，本病的自然发病率为 5%，在不孕妇女中为 10%，而习惯性流产中最高可达 60% 左右。现代医学认为本病是由颇多因素引起的下丘脑 - 垂体 - 卵巢轴（HPO 轴）功能紊乱。如：卵泡期、黄体期神经内分泌系统调节紊乱，子宫及卵巢内环境失常，细胞因子表达异常，医源性因素等。而中医学认为，月经周期是阴阳消长的过程。月经期至排卵前期，肾阴渐长；排卵期则为重阴转阳；而黄体期则阳气旺而阴气消。若黄体期阳长不旺，无以抵达高状态的重阳，则可致黄体功能不全。所以，在本病的治疗中，根据月经周期的不同阶段，采用更有针对性的治疗方法，如针灸序贯疗法十分重要。本方案所选穴位如中极、关元、气海、归来等可直接刺激卵巢及子宫局部，而起到改善局部供血，促进卵泡发育，调整局部激素的作用；而太冲、三阴交、足三里远距离取穴，则可能平衡人体阴阳，改善生殖激素分泌，调节 HPO 轴失调状态。由于本病以肾阳虚者多见，所以临床可酌情采用灸法与火针。通过灸疗的近红外和温热作用于子宫、卵巢及其在体表的投影位置，可直接刺激局部穴位，促进卵泡发育与生长。使卵巢平滑肌收缩，引起卵泡壁破裂而及时排卵，维持生殖激素平衡。所以，艾灸的温阳之效，能暖胞宫，理冲任，行气血，补肾助阳。使任脉通，胞宫气血充足，为受孕创造条件，增加受孕机会。

火针是将特制的针具，加热烧红后快速刺入人体的腧穴或患处的治疗方法。具有针和灸的双重作用。既有针刺穴位的功效又有温热刺激作用，可活血化瘀，促进气血循环，改善子宫周围的血流灌注，为胚胎受孕提供良好的内环境。我们在临床中发现许多妇科疾病常常病情复杂，寒热虚实夹杂，尤其是黄体功能不全的一些患者常表现为平日小腹寒凉，喜热恶寒，经期小腹冷痛拘急，一派宫寒之象。而观其舌象，则为舌体瘦薄，舌质黯红，舌苔薄黄等阴虚火旺之象。此时用艾灸则会损伤阴津，助长虚火，而利用火针疗法"寒冰得火而散之"。寒随热散，热证得火而解，火郁发之，虚病得火而壮。温热补益，实病得火则解，火能消物，痰症得火而解，以热则气行，津液疏通之故。火针疗法既可循经选穴，又可以病为腧，有的放矢，直达病灶，其适应证广泛，对于本病尤为适宜。

本病针灸疗效较好,但因其病因复杂,需明确诊断,坚持治疗。必要时可配合中西药物综合治疗。

第三节　多囊卵巢综合征

【概述】

多囊卵巢综合征(PCOS)是育龄期妇女常见的一种内分泌代谢疾病。本病临床上常表现为月经稀发甚至闭经、不孕、高雄激素血症、多毛、卵巢多囊样增大等表现等。部分 PCOS 患者多伴有肥胖、胰岛素抵抗、血脂异常等,成为 2 型糖尿病、心脑血管疾病和子宫内膜癌发病的高危因素,因而严重影响患者的生命质量。PCOS 是临床上无排卵性不孕的主要原因。资料显示,育龄期妇女 PCOS 发病率为 6%～10%,无排卵的不孕患者中 75% 与其有关。PCOS 排卵障碍患者,尤其是同时伴输卵管因素者需借助 ART 技术助孕,由于 PCOS 高雄激素血症和胰岛素抵抗,造成其内分泌、代谢系统的多种紊乱,使 PCOS 患者在进行 ART 时存在诸多问题,如 Gn 用量大、用药时间长;卵泡不长或卵泡数过多;卵巢过度刺激综合征(OHSS)发生率及周期取消率增加;受精率、优胚率降低;自然流产率高等问题,使得其成功率仅有 30%～40%。因此,人们迫切需要提高接受 ART 的 PCOS 患者的临床妊娠率。

【现代医学病因与病理机制】

PCOS 的病因复杂,是具有高度遗传异质性的一种内分泌紊乱疾病。目前观点认为,本病与遗传因素、环境因素、社会心理因素以及炎症反应有关。出生前子宫暴露于高水平雄激素环境中的女性胚胎,成年后将表现出 PCOS 的特征。环境中的一些化学物质,尤其是环境内分泌干扰物,由于具有类雄激素或雌激素的结构和功能,会打破机体内各雌激素和雄激素间的平衡,影响下丘脑 - 垂体 - 性腺轴的各环节,导致 PCOS 的发病。炎症反应也贯穿在 PCOS 的病理生理过程中,PCOS 患者外周血及卵巢组织中均可见明显的炎症细胞浸润。此外,情绪心理因素还可导致或加重 PCOS 的内分泌紊乱,炎症反应,高雄激素血症,加重肥胖等,进入恶性循环。

【中医病因病机】

PCOS 是一种虚实夹杂,缠绵难愈的脏腑气血功能紊乱的疾病。近代中医医家在探讨本病的病因病机时,大多认为肾、肝、脾三脏功能的失调及痰湿、血瘀等因素是本病发生的根本原因。月经周期节律的形成及经血的来潮与肾的关系十分密切。肾气是否旺盛、天癸是否按时分泌、冲任是否通畅皆影响到月经的来潮。本病月经周期的延长主要表现为月经后期的延长。肾阴生长不足，而致月经失调或停闭；脾乃生痰之源，脾气虚则致水湿不化，积聚成痰。痰浊壅塞，影响排卵及月经来潮，而致不孕；肝主疏泄，痰凝脂浊的运化与肝脾之间的协调与否密切相关。肝郁气滞致气机不畅，易凝聚痰湿脂浊，积于胞宫而影响月经来潮以及受孕。因此，先天禀赋不足，后天七情内伤、饮食不节等因素导致脏腑气血失衡，形成痰湿、瘀血、气滞等病理产物，共同导致天癸 - 冲任 - 胞宫轴的调节功能失约，最终发为本病。

【诊断】

2003 年欧洲人类生殖和胚胎学会与美国生殖医学学会共同制定了"PCOS 鹿特丹诊断标准"：①有高雄激素的临床表现（痤疮、性毛过多、肥胖、黑棘皮症）和（或）生化改变；②稀发排卵或无排卵；③超声提示卵巢体积 $\geq$10ml（卵巢体积 =0.5× 长 × 宽 × 厚），和（或）同一个切面上直径 2～9mm 的卵泡数 $\geq$12 个。该诊断标准中患者只需满足卵巢功能异常、高雄激素和 PCOS 三条中的两条即可确立诊断。

【检查】

妇科检查：部分患者可在妇科检查时触及一侧或双侧卵巢。

实验室检查：血清性激素水平测定提示高雄激素血症、血 LH 值增高，LH/FSH 比值>2，E_2 相当于卵泡期水平，PRL 轻度升高。代谢并发症的筛查：空腹血糖和餐后 2 小时血糖、空腹血脂、肝、肾功能测定。

超声检查：月经规则者在月经周期第 3～5 天，口服避孕药患者在停服一个月后检查。稀发排卵者有卵泡直径>10mm 或有黄体出现，应在下个周期复查。无性生活者查行直肠 B 超。

【鉴别诊断】

多囊卵巢综合征应与库欣综合征、先天性肾上腺皮质增多症、卵巢男性化肿瘤、肾上腺肿瘤、高泌乳素血症、中枢神经病变等疾病进行鉴别。

【中医辨证】

PCOS 以"经来无期，量或多或少"为主症。病位在胞宫，与肾、肝、脾三脏相关，主要致病因素为痰湿、瘀血、郁火。临床常见证型有肾虚痰阻、脾虚痰湿、阳虚血瘀及肝郁化火。

肾虚痰阻者多伴腰膝酸软，小腹冷痛，带下量多色白质稀，性欲冷淡，头晕头重,口腻痰多,夜尿频多,大便稀溏,舌淡苔腻,脉沉而无力;脾虚湿困者多伴经血淋漓,经血色淡,质稀薄,面色萎黄,体肥疲倦,气短乏力,嗜睡,肢体困重,大便溏,舌淡苔腻,脉滑;阳虚血瘀者多伴经血色黯,夹血块,形体畏寒,小腹腰骶冷痛,眼眶鳖黑,肌肤甲错,舌质紫黯,有瘀斑、瘀点,脉沉紧;肝郁化火者多伴经血暴下,或淋漓不尽,经血鲜红,质地稠厚,经前乳胀,心烦易怒,失眠多梦,胸胁、少腹胀满不舒,舌红,苔黄,脉弦数。

【现代医学治疗原则】

现代医学虽然对本病已进行了大量研究,但其致病原因及实质的认识仍不明确。临证而言,对本病的诊断相对比较容易,但治疗相对困难。对有生育要求者,主要治疗手段有药物治疗和手术治疗等。药物治疗为首选方法,如采用促排卵、抗雄激素和抗胰岛素等药物,往往出现不良反应、易复发等现象。促排卵治疗的高排卵率、高流产率、低妊娠率,则易导致卵巢过度刺激综合征等不良反应。手术治疗一般采用腹腔镜下卵泡穿刺打孔、卵巢多点电凝等,但容易出现术后粘连、复发等问题。如何进一步深化该病的研究、尤其是提高生育期女性的怀孕成功率已经成为众多学者关注的焦点。

【针灸治疗方法】

1. 毫针刺法

取穴:中脘、关元、中极、卵巢、子宫、三阴交、丰隆、肾俞、脾俞、肝俞。

配穴:肾虚痰阻者加太溪、水泉、大钟;脾虚湿困者加阴陵泉、太白;阳虚血瘀者加血海、膈俞、命门;肝郁化火者加期门、太冲、行间;排卵期加八髎穴。

操作:针刺腹部穴位时,嘱患者于针刺前将小便排空,取 2 寸毫针迅速刺入透皮,后徐徐进针。施以轻度提插捻转,至针下有沉紧感。肾俞、脾俞、膈俞向脊柱方向斜刺。排卵期期间,卵巢穴的针刺方法有以下特殊要求:局部皮肤消毒,选用 2～3 寸毫针垂直刺入,深度掌握在 2 寸左右,根据患者的体型适当调整。刺入后反复行提插捻转,使局部产生酸麻重胀,针感向外生殖器放射为佳。针刺八髎穴时,选用 3 寸毫针刺入,可刺入 2～2.8 寸左右。当针尖进入骶后孔后,患者可出现酸麻重胀向外生殖器放射的针感。每次针刺留针 30 分钟。隔日 1 次或每周两次。自月经恢复正常周期后,卵泡期与黄体期隔日针刺 1 次,排卵期每天针刺。每个月经周期为 1 个疗程,治疗 3～6 个月经周期。

2. 电针疗法　在控制性超促排卵(COH)前一月经周期及 COH 过程中配

合应用电针疗法（月经期除外）。

取穴：肾俞、气海、足三里、三阴交、内关、子宫穴。

操作：以上穴位捻转进针后，行针至出现酸麻重胀等得气感觉后，用电针仪电极线接针灸针。采用疏密波，电流强度以患者感觉舒适为度，每次30分钟。每日1次，电针5天，休息1～2天，直至取卵日。

3. 灸法

取穴：关元、子宫、卵巢、肾俞。

配穴：脾虚者加脾俞；痰湿重者加脾俞、膀胱俞；阳虚者加命门、腰阳关。

操作：温针灸：待针刺入穴位得气后，于针柄尾端置入长度3cm，直径2cm的艾段，需与皮肤保持一定距离自下而上点燃施灸。待患者自觉皮肤发烫后，在艾灸与皮肤之间垫隔板，防止温热感过强出现烫伤现象。每次选择2个主穴，1个配穴进行艾灸，每穴1壮，每周2～3次即可。隔药饼灸：选用淫羊藿、补骨脂、肉桂、附子、鹿角胶、菟丝子、杜仲、香附等补肾壮阳药物，制成粉末后与糯米粉、黄酒调成药饼，置于穴位上。艾绒制成艾炷后置于药饼上，每穴灸3壮。

4. 耳穴疗法

取穴：脾、内分泌、子宫、肾。

配穴：肥胖者加胃、皮质下、口、大肠、缘中。

操作：每次选取以上2～3个主穴，1～2个配穴。毫针刺入后接电针，低频刺激，强度以患者耐受度为主。每次30分钟，隔日1次。双侧耳穴交替使用，经期停止治疗。也可选用耳压治疗，选穴同上。嘱咐患者三餐前30分钟揉按，每穴按揉1分钟，以耳朵微微发热为佳。每4天换耳穴1次。夏季则以每两天更换一次为宜。

5. 埋线疗法

取穴：①中脘、天枢、关元、梁门、外陵、水道、丰隆；②肾俞、大肠俞、脾俞、膀胱俞、阴陵泉。

操作：患者埋线部位局部皮肤常规消毒。医生双手戴一次性无菌手套，根据患者埋线部位距离，选取合适的埋线针型号。医生左手捏起进针部位，右手持一次性埋线针快速刺进穴位处皮肤，进入脂肪层稍有阻力后，缓慢将埋线针退出皮肤，再次消毒出针部位即可。以上两组穴位交替使用，埋线治疗10～15天1次，6次为1疗程。

6. 挑治疗法

取穴：水道、卵巢、三焦俞、肾俞、腹部反应点、腰骶部反应点。

操作：腹部及腰骶部反应点需通过触诊确定。一般腹部反应点多位于归来穴、卵巢穴附近，腰骶部多位于髂后上棘下缘、骶髂关节附近，反应点多伴有明显压痛、硬结等。操作时暴露挑针治疗的部位。皮肤常规消毒后，采用0.4mm×40mm规格的小号针刀或迅速刺入皮肤，达皮下硬结处后做节律的牵拉松解运针。刺激频率约60~80次/分钟，松解2~3分钟即可。挑治疗法避开经期，每周行1~2次治疗。

【按语】

近年来，关于针灸促排卵、恢复卵巢功能以及调整月经周期等方面有许多研究，这些成果为针灸配合ART来提高PCOS的妊娠成功率提供了依据。如王少锦等通过对针灸效应产生的神经-内分泌机制的分析，提出针刺效应的实现与细胞信息传导有密切关系。针刺对PCOS患者下丘脑-垂体-卵巢轴的内分泌功能具有良性调整作用，可使性腺激素分泌正常，并改善患者排卵功能。崔薇等采取回顾性分析，研究了电针干预对行体外受精-胚胎移植（IVF-ET）的（PCOS）患者卵子质量的影响。结果显示：电针组纺锤体位于极体11点至1点的卵子数占获卵数的比例明显高于对照组。说明电针干预可以改善卵子质量，提高优胚率，进而提高患者的临床妊娠率。崔燕等开展了中药调周法结合针灸治疗肾虚痰湿型PCOS不孕患者的临床研究。结果发现，针灸疗法可增加调周法疗效。有效降低体重指数，改善胰岛素抵抗状态，逆转女性生殖功能障碍，增加周期排卵率，提高临床妊娠率。这些研究都证实针灸可以多角度地良性影响PCOS患者的妊娠结局。笔者在临床上也有很多本病成功治疗的案例。我们认为对于PCOS患者，针灸治疗时应攻补兼施、综合调理。而以"调周"为原则，重在建立正常规律的月经周期。必要时可配合现代医学雌孕激素替代疗法。先使其月经来潮，其后则在卵泡期滋阴养血，排卵期补肾通络，黄体期温阳暖宫，黄体后期活血祛瘀，促进机体正常排卵，如能坚持治疗三个月经周期，其月经后期及闭经现象即能得到有效改善。

本病分为肥胖型与体瘦型，肥胖型患者应以减重为治疗前提，在严格控制饮食、运动的条件下，同时配合耳穴疗法、埋线疗法以达到减重目的。排卵障碍是PCOS患者最主要症状，也是PCOS患者最主要的不孕因素，主要包括卵泡发育不良与卵泡滞留两种情况。因此，排卵期前后的针灸治疗非常关键。尤其针对卵泡滞留的患者采用八髎穴与卵巢穴强刺激的方法，可达到补肾通络的作用，有助于卵泡的正常排出。

关于针灸疗法对PCOS的效果，目前国内外学者有不同认识。周洁等分析了针灸治疗 PCOS 患者 RCT 所发 SCI 的 10 篇论文。研究表明,针刺比注意力控制、体育锻炼和盐酸二甲双胍的疗效均好,但针刺与假针刺的效应没有明显差异。即针刺非经非穴,其疗效和常规的针刺手法也没有统计学差异,这与针灸的传统理论是相悖的。由于缺少高质量的研究,针刺治疗 PCOS 的疗效仍未得到国际认可。但笔者在临床上确实通过针灸疗法,明显改善了患者的临床症状,并使多位患者成功受孕。怎样选择更有针对性的治疗方案、选择更切合的治疗时机,可能是提高针灸治疗 PCOS 的关键。而高质量的论文,除了设计外,选择更符合 PCOS 病理,也更符合针灸作用特点的对照指标也可能更为重要。

第四节　盆腔炎性不孕

【概述】

盆腔炎症性疾病(PID)是发生于上生殖道炎症性疾病的总称,包括子宫内膜炎、输卵管炎、输卵管卵巢脓肿及盆腔腹膜炎等。PID 的诊断主要依据临床表现、微生物学、腹腔镜和组织病理学等检查结果。其临床表现轻重不等,亚临床型占近 60%,本病常发生在有月经、性生活频繁的妇女,有急性和慢性之分。急性盆腔炎如未及时有效治疗,易迁延反复发作,形成慢性盆腔炎症,即盆腔炎症后遗症。并导致不孕、慢性盆腔痛、输卵管妊娠等。有研究显示,盆腔炎第 1 次发作时不孕发生率为 8%～13%,而到第 3 次发作时不孕发生率为 40%～60%。对不孕者行盆腔粘连松解及输卵管再通术后患者获得自然妊娠的几率是 0～44%,多数患者最终须借助 ART 技术获得妊娠。

【现代医学病因与病理机制】

女性的生殖道具有比较完善的自然防御功能,可以抵御感染;阴道内有正常的微生物环境,不会引起感染。但当机体免疫功能降低,或者自然防御功能遭到破坏,产后、流产及妇科手术后,或者性卫生不良,内分泌发生变化或外源性病原体侵入,邻近器官炎症直接蔓延,均可导致盆腔炎症发生。

盆腔炎的病原体可分为内源性和外源性。内源性病原体主要是寄居在阴道内的微生物群,包括需氧菌及厌氧菌。外源性病原体主要是性传播疾病的病原体,如沙眼支原体、淋病奈瑟菌。两种病原体可单独存在,也可混合感染。感染途径可以是病原体沿生殖道黏膜上行蔓延,或经淋巴系统蔓延,或经血循环传播,或者腹腔脏器感染后直接蔓延。

盆腔炎根据炎症部位，可以分为急性子宫内膜炎及子宫肌炎、急性输卵管炎、输卵管积脓、输卵管卵巢脓肿、急性盆腔腹膜炎、急性盆腔结缔组织炎等。

慢性盆腔炎的病理表现为组织破坏、广泛粘连、增生及瘢痕形成，导致输卵管阻塞、增粗；输卵管卵巢粘连形成肿块；输卵管积水或囊肿；主、骶韧带增生、变厚。盆腔炎性疾病导致不孕主要源于两方面：一方面由于急、慢性盆腔炎反复发作引起的输卵管粘连、上举、通而不畅甚至阻塞等；另一方面由于子宫内膜炎症影响子宫内膜的再生、修复等正常功能。此外，盆腔炎破坏卵巢功能，影响激素分泌，从而影响到卵泡的发育成熟、排卵及黄体功能，均会导致不孕症的发生。而对于 ART 患者，慢性盆腔炎可降低卵巢对外源性促性腺激素的敏感性，使超促排卵时卵巢反应性下降，并可能作用于卵母细胞的质量、胚胎的发生、子宫内膜的容受性等 IVF 的多个环节，降低 IVF-ET 的临床妊娠率，影响 ART 的预后。

【中医病因病机】

盆腔炎在中医中无相应的病名，按照其临床表现当属于中医"癥瘕""不孕""妇人腹痛"等范畴。本病急性期多以热毒、湿热为主；慢性期的基本病机是肾虚血瘀，多以寒凝、血瘀、气滞、湿热、肾虚为主。

急性盆腔炎多发生在产后、流产后、宫腔内手术处置后，或经期卫生不洁之时。邪毒乘虚侵袭，稽留于胞宫脉络及冲任，与气血相搏结，邪正交争，而发热疼痛，邪毒炽盛则腐肉酿脓，甚至发为急性腹膜炎、感染性休克。慢性盆腔炎以肾虚为本，多由湿热内侵，致使气血阻滞，湿热瘀血互结积于下焦；或寒湿外袭，与血相结，凝结瘀滞，积于下焦；或素体气虚，推动无力，血行不畅，凝而致瘀；或七情所伤，肝气郁结，气机不畅，瘀血内停，脉络不通。

【诊断】

根据患者的病史、症状、体征及实验室检查可初步诊断。

最低诊断标准是性生活频繁的年轻女性或者具有性传播疾病的高危人群，宫颈举痛或者子宫压痛、附件压痛。

附加标准：体温超过 38.3℃；宫颈或者阴道有黏液脓性分泌物；阴道分泌物涂片见到大量白细胞；红细胞沉降率升高；血 C- 反应蛋白升高；实验室证实：宫颈淋病奈瑟菌或衣原体阳性。

特异标准：子宫内膜活检可发现子宫内膜炎的组织学证据；经阴道超声检查或磁共振显像显示输卵管壁增厚、输卵管积液、并发或不并发盆腔积液或输卵管卵巢脓肿；腹腔镜检查盆腔炎性疾病。

【检查】

盆腔炎常规妇科检查，可见宫颈举痛或子宫、附件压痛，其次还需进行阴道分泌物，阴道、宫颈管分泌物，或尿道分泌物，或腹腔液（经后穹隆、腹壁，或经腹腔镜获得），做直接薄层涂片；或做分泌物标本病原体培养；后穹隆穿刺，获得正常腹腔液、血液（新鲜、陈旧、凝血丝等）、脓性分泌物或脓汁，都可使诊断进一步明确；超声检查有助于识别来自输卵管、卵巢及肠管粘连一起形成的包块或脓肿；腹腔镜检查可以明确诊断和鉴别诊断，并对盆腔炎的病变程度进行初步判定。男性伴侣的检查也有助于女性盆腔炎的诊断。可做尿道分泌物作直接涂片染色或淋病双球菌培养。

【鉴别诊断】

急性盆腔炎需与急性阑尾炎、输卵管妊娠流产或破裂、卵巢囊肿蒂扭转或破裂等急症鉴别。慢性盆腔炎应与盆腔淤血综合征、子宫内膜异位症、卵巢肿瘤相鉴别。

【中医辨证】

急性盆腔炎的中医辨证可分为热毒壅盛证和湿热瘀结证。热毒壅盛证：高热恶寒甚或寒战，下腹疼痛拒按，精神不振，口干口苦，恶心纳少，带下量多，色黄如脓，秽臭，大便秘结，小便黄赤，舌红苔黄糙或黄腻，脉洪数或滑数；湿热瘀结证：热势起伏，寒热往来，下腹部疼痛拒按，或胀满，带下量多黄稠臭秽，经量增多，经期延长，淋漓不止，大便溏或燥结，小便短赤，舌红有斑点，苔黄厚，脉弦滑。

慢性盆腔炎的中医辨证可分为肾虚血瘀、湿热瘀结、气滞血瘀、寒湿凝滞和气虚血瘀证。①肾虚血瘀证：下腹坠痛或刺痛，遇劳加重，腰膝酸软，白带量多质稀，神疲，面色晦黯，头晕耳鸣，性淡漠，舌黯有瘀斑，苔白，脉沉涩。②气滞血瘀证：下腹胀痛或刺痛，痛处固定，腰骶胀痛，胸胁乳房胀痛，经行腹痛加重；经期延长或月经过多，经色黯红夹有血块，白带量多，偶尔色黄，舌黯红或见瘀斑，脉弦涩。③气虚血瘀证：下腹隐痛或刺痛，缠绵日久，痛延腰骶，经行加重，带下量多，精神萎靡，食少纳呆，疲乏无力，月经多伴有血块，舌黯红有瘀斑，苔白，脉弦涩无力。④寒湿凝滞证：下腹坠胀疼痛有冷感，腰骶冷痛不适，带下量多，色白质稀，形寒肢冷，喜热恶寒，经期腹痛加重。或见月经延后，量少，色紫黯，大便稀溏。舌质淡黯，苔白厚或滑腻，脉沉弦紧。⑤湿热瘀结证：下腹胀痛或刺痛，痛处固定，腰骶胀痛，带下量多，色黄质稠。经行腹痛加重，经期延长或月经过多，口干但不欲饮，大便干结或黏腻，小便色黄。舌质红或黯红，或见边尖瘀斑，苔黄腻或白腻，脉弦滑或弦涩。

【现代医学治疗原则】

本病急性期应使用针对性抗生素。适当的抗生素治疗能使绝大多数的急性盆腔炎彻底治愈，治疗原则是经验性、广谱、及时和个体化。对于抗生素控制不满意的输卵管卵巢脓肿或盆腔脓肿的患者，可以行手术治疗。根据病情可以行经腹手术或腹腔镜手术，原则以切除病灶为主。慢性盆腔炎患者根据不同的并发症给予相应的治疗。慢性盆腔痛患者可以对症综合治疗，对输卵管妊娠或输卵管积水患者当选择手术治疗，不孕患者则可以选择 ART。

【针灸治疗方法】

1. 毫针刺法

取穴：关元、气海、中极、子宫、三阴交、足三里。

配穴：湿热蕴结加蠡沟、阴陵泉；气滞血瘀加太冲、血海；肾阳虚加命门；肾阴虚加太溪；寒凝加足三里、关元温针灸；气虚加脾俞。

操作：针刺前嘱患者排空膀胱，并根据患者的体型和穴位定位以评估针刺深度。常规消毒后，选用一次性针灸针，快速透皮进针。各穴针以平补平泻，针感强度以患者能忍受为度。留针 30 分钟，每周 2~3 次，10 次为 1 疗程，连续治疗 3 个月经周期。在行经期以泻法为主，祛瘀生新；在经后期、经间期、经前期采用针灸序贯疗法调经为主，兼顾扶正固本，培补肾元。

2. 灸法

取穴：中极、归来。

操作：取清艾条 1 支，点燃艾条，放置于穴位上约 1 寸半至 2 寸距离，以患者皮肤有温和、舒适感后固定位置，每穴灸 10 分钟。于每次经前期开始艾灸，直至行经期开始。

3. 耳穴疗法

取穴：子宫、卵巢、内分泌、腹、肝、交感。

配穴：气虚加脾；血热、湿热加耳尖放血；肾虚加肾。

操作：耳廓局部常规消毒，将粘有王不留行药籽的胶布（0.5cm×0.5cm）贴在相应耳穴上，并用手按压固定，以有酸胀痛热感为度。双耳交替，每日按压 3~5 次，以耳部烘热为度，3~4 日更换 1 次。

4. 刺络拔罐疗法

取穴：八髎穴、肾俞、子宫穴。

配穴：血瘀加膈俞；血热加大椎；湿热加脾俞、胃俞。

操作：局部皮肤常规消毒，用三棱针或采血针重刺3～5下，然后用抽气罐吸拔出血3～5ml，留罐5～15分钟。于行经期开始治疗2～3次。

5. 埋线疗法

取穴：①气海、归来、肝俞；②关元、次髎、血海。

配穴：湿热加蠡沟、阴陵泉；寒凝加足三里；气虚加脾俞；肾虚加肾俞。

操作：两组穴位交替进行，常规消毒。将1cm长的羊肠线从埋线针头的针尖处装入针体，线头与针尖内缘齐。下腹部穴位由下向上斜刺，背部穴位由下向上平刺，进针得气，边推针芯边退针管，将羊肠线埋植于穴位皮下组织或肌层内，线头不得外露。消毒针孔，外敷无菌敷料。每10天治疗1次，两组穴位交替。

6. 穴位注射

取穴：肾俞、次髎、关元、子宫、三阴交、阴陵泉。

操作：选用复方当归注射液，穴位皮肤常规消毒后，用5ml注射器抽取复方当归注射液，垂直刺入穴位，进针得气，回抽无血时将复方当归注射液缓慢注入穴位。每次注射3～5穴，每穴注射1～2ml，交替取穴。

7. 火针

取穴：中极、水道、归来、三阴交、次髎。

配穴：肾虚者加肾俞、关元加灸；湿热瘀阻者，加针阴陵泉、蠡沟；气滞者加针肝俞、太冲；脾胃虚弱者，加针脾俞、足三里。

操作：局部常规消毒，选择中粗火针或者一次性针灸针，将针烧红至白亮迅速刺入选定部位，只点刺不留针。针刺深度：腹部穴位刺3～5分，三阴交刺2～3分，背部穴位刺2～3分，火针完毕用消毒干棉球按揉穴位。火针疗法也可配合刺络拔罐疗法使用。

【按语】

盆腔炎症急性发作期，需及时采用有效的抗生素迅速控制病情，以防病情迁延成慢性病变。针灸对慢性盆腔炎的治疗，如慢性盆腔痛、月经周期及经量色质的异常等，可按照月经周期的不同特点给予相应的治疗方法。在行经期当以泻为主。如子宫内膜炎患者，通过针刺局部穴位，促使子宫内膜脱落。子宫内繁殖的细菌等也随着经血排出体外，促进形成无感染的子宫内膜，有利于患者恢复。治疗可选用刺激量比较大的火针、刺络放血疗法。在月经的其他周期，应注意通过针灸提高机体免疫力，补肾固本，控制病情减少发作。如经后期阴长阳消，当以滋肾养阴为主，使用肾俞、太溪等穴位，配合采用穴位注射疗法；经间期重阴必阳，当以温肾活血以协助阴阳转化，可选用艾灸等助阳之法；经前期阳长阴消，则应注重培补肾阳，疏理肝气，配合艾灸、电针使用。在穴位选择上，常以局部取穴（腹＋腰）配合四肢远端穴位。针灸局部刺激可以促进血液循环，改善局部组织营养状态，扩张血管，改善新陈代谢，加速炎症吸收。而远端取穴重在调理肝脾肾三脏及冲任为主。盆腔炎性疾病后遗症黄体功能不全者，中医多辨为脾肾阳虚，胞宫失于温煦，甚至宫寒。临床多见腰腹不温、少腹冷痛、经血夹杂血块及内膜，经期便溏亦是其重要临床特征。可多采用火针或灸法。

女性盆腔器官静脉丰富，慢性炎症易导致局部组织粘连、结缔组织增生、微循环障碍。淤血及盆腔内炎症所造成粘连不断刺激盆腔神经丛，故长期反复发生不同程度的下腹部疼痛、坠胀等症状，使得内服药物无法迅速起效。针灸多种疗法可起到活血化瘀、清热利湿、理气止痛之功效，发挥整体调节和局部调节的双重优势。可消除盆腔炎症，使得粘连松解，恢复盆腔组织器官功能，提高卵巢反应性，并进而改善子宫内膜环境，增加内膜血流，从而达到促进受孕的目的，在治疗本病方面有独特优势。

第五节 子宫内膜异位症性不孕

【概述】

子宫内膜异位症是一种具有活性的子宫内膜组织（腺体和间质）侵犯子宫内膜以外部位引起的疾病。近年来因患此病而不孕的女性越来越多，发病率日趋升高。育龄期是子宫内膜异位症的高发年龄阶段，发病率约占10%。绝经后妇女该病的发生率降低，约为2%～5%。子宫内膜异位症不论轻重均有可能导致不孕。轻度子宫内膜异位症引起的不孕可能由内分泌改变、免疫因素、腹腔液内环境和胚胎着床障碍所引起；重度则可能与输卵管扭曲、输卵管阻塞及盆腔粘连有关。随着生殖医学技术日新月异的发展，ART已经成为该病所致不孕症的一线治疗方法。

【现代医学病因与病理机制】

现代医学对子宫内膜异位症的发病机制尚未十分明确。根据流行病学调查，常见病因主要包括年龄因素、孕产史、月经状况、医源性内膜移植、家族遗传、免疫因素、社会环境因素等。

1. 年龄因素 子宫内膜异位症属于雌激素依赖性疾病,多发于育龄期妇女。青春期发病率低,更年期后本病发病率也显著下降。

2. 孕产史 孕激素对本病具有保护性作用。妊娠期大量孕激素的作用能使异位的内膜坏死萎缩,对本病有一定的治疗作用。所以,未生育妇女发病率增高。

3. 月经状况 调查研究显示,月经初潮提前,月经周期短,月经量多等月经特点有加重本病发病的几率。

4. 医源性内膜移植 人工流产、剖宫产术等过程导致的子宫内膜移植是本病发病的主要原因之一。

5. 家族遗传 本病的发病具有一定的遗传倾向,子宫内膜异位症患者的直系亲属发生该病的危险性显著增加。

6. 免疫因素 子宫内膜异位症患者血清和腹水中抗内膜抗体、CA125、IgA、IgG 等含量的增高,均提示该病的发病与自身免疫相关。

7. 社会环境因素 环境污染中的一些污染物具有激素干扰的特性,被称为"环境激素",能诱导体内雌激素的异常分泌,引起子宫内膜异位症的发生与加重。此外,精神压力、经期过度运动也是本病发病原因之一。

【中医病因病机】

根据子宫内膜异位症的临床表现特点,本病归属于中医学"痛经""癥瘕""不孕""月经不调"等病证范畴。中医学认为,子宫内膜异位症是离经之血,积聚成瘀,滞留于胞宫及体内其他位置而成。因此,"血瘀"是产生该病的直接原因。血瘀的发生与气滞、气虚、寒凝、邪热、手术等因素密切相关。以上因素均可导致脏腑功能失调,气血失和,瘀血凝聚于胞宫及络脉,发为本病。常见证型包括气滞血瘀、寒凝血瘀、湿热瘀结、气虚血瘀、肾虚血瘀等。

【诊断】

1. 临床表现 育龄期妇女出现周期性痛经、月经过多或经量增加,呈进行性加重。非子宫部位的异位出血,常并发不孕不育及慢性盆腔痛、性交痛、肛门坠胀痛、排便痛等;膀胱子宫内膜异位者,表现为周期性尿频、尿痛、血尿;腹壁瘢痕及脐部的子宫内膜异位症则出现周期性局部肿块及疼痛;肠道子宫内膜异位症患者可出现腹痛、腹泻或便秘,甚至有周期性少量便血;异位内膜侵犯和压迫输尿管时,可出现一侧腰痛和血尿,但极罕见。

2. 分型 子宫内膜异位症包括腹膜型、卵巢型、深部浸润型及其他型。其中 95% 位于盆腔,以卵巢型及腹膜型最多见。卵巢型子宫内膜异位症即卵巢子宫内膜异位囊肿，又称巧克力囊肿。

3．体征　阴道的异位病灶多位于后穹隆。检查可见在后穹隆处有触痛结节，严重者呈黑紫色。卵巢血肿常与周围组织粘连、固定，检查时可触及张力较大的包块并有压痛，破裂后发生内出血，表现为急性腹痛。

【检查】

妇科检查：常于子宫直肠陷凹、宫骶韧带或宫颈后壁，触及一个或更多硬性小结节，触痛明显。

辅助检查：血清CA125含量升高；抗子宫内膜抗体（EMAb）阳性。

B超检查：可于子宫后方或侧方探及囊肿，包膜粗糙。彩超可见囊内无血流信号。

宫、腹腔镜检查：内镜是本病诊断最可靠的方法。

磁共振成像（MRI）：能明确定位病变的范围、起源和粘连脏器的病变，对于本病存在较高的诊断价值。

【鉴别诊断】

子宫内膜异位症的鉴别诊断包括子宫肌瘤、附件炎、卵巢癌、直肠癌四方面，通过相关辅助检查可以较精确地对子宫内膜异位症的诊断进行鉴别。

【中医辨证】

气滞血瘀者经前或经期少腹胀痛，乳房胀痛，经行不畅，经色黯红，有血块，块下痛减，肛门坠胀，平素情绪抑郁。舌黯或有瘀点、瘀斑，苔白脉弦；寒凝血瘀者经前或经期少腹冷痛，得温则舒，形寒肢冷，经行不畅，经色黯，有血块，块下痛减。时伴恶心呕吐，肛门重坠，大便溏薄。舌淡黯苔白，脉沉紧或弦紧；湿热瘀结者经前或经期少腹灼热疼痛，拒按，时伴发热，经色深红质稠，有血块，口渴烦躁，尿黄便秘。舌红或黯红苔黄，或有瘀斑、瘀点，脉弦数；气虚血瘀者经期或经后少腹隐痛，喜按喜温，经色淡黯，或有血块。平素神疲乏力，口淡纳差，肛门重坠，大便不实，面色无华。舌淡黯有齿印，苔白，脉细缓或细弦；肾虚血瘀者经期或经后少腹隐痛，喜按喜温，腰酸膝软，头晕耳鸣，经色淡黯，或有血块。平素神疲欲寐，性欲淡漠，难于受孕，肛门重坠，大便溏薄。面色晦黯，或面额黯斑，舌淡黯，或有瘀斑，苔白，脉沉细或细涩。

【现代医学治疗原则】

现代医学对子宫内膜异位症的治疗主要包括药物与手术治疗。药物治疗包括使用孕激素的假孕治疗以及促性腺激素释放激素激动剂GnRHa的假绝经疗法。手术治疗是合并不孕子宫内膜异位症患者的首选治疗措施。手术可明确诊断，同时剥离结节，分离粘连。术后复发是影响预后的关键因素。因此，宫、腹腔镜手术和 GnRHa 药物的结合，逐渐成为现代医学治疗本病的主要方案。

【针灸治疗方法】

1. 毫针刺法

取穴：关元、子宫、中极、血海、三阴交。

配穴：气滞血瘀者加太冲、合谷；寒凝血瘀者加命门、肾俞；湿热瘀结者加丰隆、天枢、阴陵泉；气虚血瘀者加脾俞、胃俞、足三里；肾虚血瘀者加肾俞、膈俞；巧克力囊肿者，加卵巢穴；腰骶痛者加腰阳关；乳房胀痛者加膻中、期门；肛门坠胀感者，加次髎；尿频、尿痛者加中极、阴陵泉；腹壁周期性局部肿块及疼痛者取局部围刺；肠道子宫内膜异位症有周期性腹痛、腹泻或便秘、便血者加天枢、上巨虚、下巨虚。

操作：针关元与中极穴时，嘱患者排空小便，用 1.5 寸毫针与皮肤成 15°～30° 向下斜刺 1.0 寸，施以捻转补法，使针感向会阴方向扩散；针三阴交时，用 1.5 寸毫针沿胫骨边缘，针尖稍朝上，与皮肤呈 45° 刺入，使针感向身体近端扩散；针刺次髎穴时，以 3 寸毫针刺入第二骶后孔，令针感至会阴部或小腹部为度，施捻转法 1 分钟。手法宜轻柔，不宜导致滞针；针刺卵巢穴时深度掌握在 2 寸左右，刺入后反复行提插捻转手法。当出现酸麻重胀的针感，并向外生殖器放射为佳。其余各穴均以 1.5 寸毫针迅速刺入透皮，后徐徐进针。施以轻度提插捻转，至针下稍有沉紧感即可。自月经干净开始治疗直至下一次月经当天停止，每周针刺 3 次。

2. 灸法

取穴：神阙、关元、肾俞、次髎。

操作：患者取仰卧位或俯卧位，暴露施灸部位。将艾条点燃对准相应穴位进行温和灸，使患者局部皮肤有温热感而无灼痛为宜。腹部与腰骶部穴位交替使用治疗。月经前 1 周开始治疗，直至经期结束，每周 3 次。

3. 火针疗法

取穴：中极、关元、子宫、八髎、水道、归来、三阴交、足三里。

操作：穴位常规消毒，选用钨锰合金中号火针，加热待针身发白后，迅速刺入上述穴位约 20mm，每次选 4～6 个穴位，交替选用。出针后立即用消毒棉球按压针孔，防止感染。月经前 1 星期开始治疗，直至经期结束，每周 1～2 次。

4. 耳穴疗法

取穴：内生殖器、皮质下、神门、内分泌。

操作：耳穴可采用电针、耳压等方法进行治疗。耳穴局部消毒后，将0.5寸毫针刺入相应耳穴上，刺入深2分左右，小幅度捻转，接上电针，频率50HZ，连续波，每次30分钟，双耳交替针刺。也可采用王不留行籽贴压，双耳交替，每次按压1～2分钟，以耳部烘热度，每日3～5次。治疗从月经干净次日开始直至下一次月经第2天停止，每周2次。

5. 刺络拔罐疗法

取穴：次髎、十七椎。

操作：患者俯卧位，在穴位附近寻找淤积的小血管。用左手拇、食指提捏穴位附近，使局部血液循环增加。常规消毒后，用一次性采血针对准已消毒的部位，快速刺入5～8次。拇、食指挤压出血部位后，再将火罐置于放血部位，出血量控制在5ml以内。月经期间进行放血治疗1～2次。

6. 穴位贴敷

取穴：神阙、关元、中极、次髎。

操作：将七厘散用黄酒调匀，置于穴位处以胶布固定。也可直接用血竭巴布贴进行贴敷治疗。气滞血瘀者可加橘核、延胡索、川楝子、吴茱萸等药末；寒凝血瘀者可用姜汁与黄酒混合调药。每次月经干净后10天开始治疗，直至下一次月经干净时结束治疗，每周2次。

7. 穴位注射

取穴：关元、中极、次髎、三阴交。

操作：常用的注射液包括苦参注射液、丹参注射液、维生素K注射液、当归注射液、延胡索乙素注射液等。穴位处皮肤常规消毒，快速直刺进入皮下。达到一定深度，患者有明显麻胀感后回抽无血，缓慢注入注射液。每个穴位注射1ml注射液，出针后用消毒干棉球按压针孔片刻。月经干净后开始治疗直至下一次月经来潮，每周3次。

8. 穴位埋线

取穴：月经前1周：三阴交、肾俞、次髎；月经干净后：血海、子宫、关元。

操作：患者埋线部位局部皮肤常规消毒，医生双手戴一次性无菌手套，根据患者埋线部位距离，选取合适的埋线针型号。医生左手捏起进针部位，右手持一次性埋线针快速刺进穴位处皮肤。进入脂肪层稍有阻力后，缓慢将埋线针退出皮肤再次消毒出针部位即可。一个月经周期共埋线2次，月经前及月经干净后各埋线1次。

【按语】

现代医学认为，子宫内膜异位症是一种炎症性和自身免疫性疾病。异位的子宫内膜绝大多数位于盆腔内。因其改变了盆腔内环境，不孕患者腹腔液和输卵管液中自由基含量明显增多，会影响排卵、受精、胚胎的运输及着床。本病患者卵泡内环境改变及颗粒细胞凋亡率升高，可影响卵子质量，造成卵母细胞的受精率显著低于输卵管性不孕患者，从而使妊娠率降低。在ART技术的运用中人们发现，子宫内膜异位症患者对控制性超排卵的反应性差。这可能与卵巢组织本身受到异位灶的破坏，周围组织粘连影响了卵巢组织的血运以及患者内分泌、自分泌、旁分泌不同导致卵泡内环境的改变有关。此外，子宫内膜容受性降低，也可能是导致其妊娠率低的一个原因。因此，本病对妊娠以及ART技术的结局影响十分重要。

本病的现代医学治疗方法按病变部位、范围及对生育要求而异，包括药物、手术及联合应用治疗。药物疗法主要有假绝经疗法、假孕疗法、促性腺激素释放激素激动剂疗法、孕三稀酮疗法和米非司酮疗法。其疗效肯定，但副作用和复发率较高。手术治疗是子宫内膜异位症，特别是合并不孕者首要和基本的措施。主要治疗目的是缓解疼痛，去除子宫内膜异位症的结节，分离粘连、减少复发和术后粘连，纠正盆腔异常的解剖关系，改善盆腔血循环，以利于恢复生育功能。药物疗法尽管对控制本病有效，但难免对卵巢功能产生过度抑制，最终影响患者的生殖能力。本病由于在临床上有不同症状、不同病变、不同分布和扩散及不同程度的表现，可谓病变广泛、形态多样，极具侵袭和复发性。大量研究显示，针灸治疗对本病有效，其作用是多角度的。可能通过"下丘脑-垂体-卵巢轴"或"神经-内分泌-免疫网络"，也可能是同时作用于两种系统，使机体内环境趋于稳定平衡状态，从而对本病起到治疗效果。

中医学认为，"瘀阻胞脉"是子宫内膜异位症的主要病机，因此针灸治疗该病的主要原则是活血化瘀。针灸疗法能够直接作用于局部，改善局部的血液循环，清除靶器官中的瘀血。但其治疗时机十分关键。月经期是女性月经周期中排泄经血的时期，也是清除瘀血的关键时期。因此，在月经期间根据证型选择火针、艾灸、刺络拔罐等方法促进活血化瘀更直接有效。此外，加重黄体期的针灸刺激量，以减轻患者经前小腹坠胀、腰骶不适等症状，亦有利于月经顺利来潮，并减轻疼痛与减少血量。

虽然瘀血阻滞是本病的主要病理特点，但是导致瘀血的原因却十分复杂，诸如寒邪、气滞、气虚、肾虚、痰湿等。针灸治疗需根据患者情况，通过辨病与辨证相结合，对病对症选择相应的治疗方案。由于子宫内膜异位症常伴有性激素异常，而针灸疗法对女性内分泌也存在良性调节作用。因此，在治疗上采用针灸序贯疗法可使其周期性变化趋于正常。即在月经期活血化瘀，卵泡期滋阴养血兼化瘀消癥，排卵期活血通络，黄体期温阳暖宫并理气活血祛瘀。这样才可能达到更好效果。

子宫内膜异位症由于内膜异位位置的不同，症状表现存在一定的差异。针灸治疗除了明确病因以外，还应辨清发病部位，针对病位进行治疗，以充分发挥针灸的局部作用优势。例如肛门坠胀、排便痛者取次髎、委中穴，腰骶痛者加腰阳关、命门等。

附：子宫腺肌症

【概述】

子宫腺肌症是指子宫内膜异位到子宫肌层间形成病灶，同时伴有子宫肌层反应性增生的一种良性侵袭性疾病，过去也称为内在性子宫内膜异位症。当病变在子宫肌层内表现为局限性的结节时，又称为子宫腺肌瘤。15%～40%子宫腺肌症患者合并子宫内膜异位症。子宫腺肌症与子宫内膜异位症虽然为两个独立的疾病，但从病理机制、临床表现、中医辨证以及治疗方法上极为相似。因此，在本节中将子宫腺肌症附入进行论述。

【现代医学病因与病理机制】

传统理论认为子宫腺肌症的发生是由于子宫内膜基底部内陷侵入子宫肌层引起的病变，迄今为止，其确切的病因和发病机制并不明确。普遍认为本病的发病机制主要与内膜改变有关，而局部雌孕激素水平异常以及外力刺激等因素是促进内膜内陷的主要原因。

1. 内膜改变　病理上观察到，子宫腺肌症的内膜间质细胞和肌细胞均显著增生，内膜新生血管的生成也显著增加。

2. 激素异常　子宫腺肌症是一种激素依赖性疾病。研究发现子宫腺肌症的子宫内膜以及深部肌层均广泛分布雌激素和孕激素受体及其亚型。

3. 外力刺激　研究发现，反复进行妊娠期刮宫的妇女发生子宫腺肌症的风险也增大。

4. 其他　一些证据表明子宫腺肌症具有家族聚集性，基因遗传、免疫应答、生长因子可能在其中扮演了重要的角色。

【中医病因病机】

有学者通过对数百例子宫内膜异位症及子宫腺肌症患者的中医证候分型进行分布规律的分析，结果显示两种疾病在中医症候分型上大致一致，并且临床上以"气滞血瘀肾虚"为主。因此，本病的中医病因病机可参考子宫内膜异位症的进行辨析。

【诊断】

1. 临床症状　痛经是子宫腺肌症最典型症状，其往往表现为继发性痛经，且呈进行性加重。小腹冷痛，多为绵绵而痛，量多时痛剧，痛剧时腹冷汗出。部分患者伴呕吐，肛门坠胀或手足不温等。痛经常于经前一周开始至月经结束。月经失调主要表现为月经量明显增多或经期延长等。

2. 体征　妇科检查子宫均匀增大呈球形，大小一般不超过孕 12 周大小。质地变硬，呈周期性变化经期。经前期子宫有触痛感；经期子宫增大，质地变软，压痛比平时更明显，同时伴有严重的痛经；经期后，子宫缩小。子宫常与周围尤其是后面的直肠粘连而活动较差，子宫腺肌瘤可表现为质硬的结节。

3. 结合影像学检查　如盆腔或阴道 B 超、MRI、CA125 等可诊断。

【检查】

1. 妇科检查　子宫均匀增大呈球形，一般不超过 12 周妊娠子宫大小，表面可有局限性或不规则结节状隆起，质硬有压痛，经期压痛明显。

2. 辅助检查

实验室检查：部分子宫腺肌病患者血清 CA125 水平升高。

B 超检查：子宫呈不同程度增大，内膜线移位或显示不清，病灶无明显边界，多数发生在后壁（占 80%）。表现为后壁增厚，呈稍强不等的粗颗粒状，间以大小不等的低回声区，呈蜂窝状、栅栏状改变。

MRI 检查：表现为子宫非对称性增大、形态规则，结合带最大厚度≥12mm 和（或）肌层内出现边界不清的低信号区。结合带最大厚度 / 最大肌层厚度>40%，子宫肌层内点状高信号病灶。在同时合并子宫腺肌症和子宫肌瘤的患者，MRI 较超声具有更高的诊断准确性。

【中医辨证】

参考本节子宫内膜异位症辨析。

【现代医学治疗原则】

以手术、介入与药物为主。手术包括子宫次全切术、病灶切除术、内膜去除术等。介入手术以子宫动脉栓塞术使子宫肌层缺血缺氧坏死。药物治疗类似于子宫内膜异位症,采用假绝经以及假孕药物治疗。

【针灸治疗方法】

子宫腺肌症的针灸治疗方法可参考子宫内膜异位症进行。

【按语】

本病与子宫内膜异位症两者在病因病机、中医辨证上基本一致,但流行病学数据显示,本病患者的痛经及月经异常发病率明显高于子宫内膜异位症患者,而子宫内膜异位症患者的不孕比例则较本病患者明显增高。因此,采用针灸治疗时应根据两者症情不同在治疗上有所侧重。

针灸治疗本病重在止痛与调经。腺肌症行经期子宫体积增大,质地变软,触痛明显。针灸取穴与治疗当以腰腹部等局部取穴为主。以泻为用,可采用刺络拔罐、火针等针灸方法;经后期子宫体积变小,压痛及痛经症状明显减轻。此时胞宫藏而不泻,应渐蓄经血,针灸取穴三阴交、太溪、复溜、肝俞、肾俞等以育阴养血,调节全身气血为主;排卵期是阴升至极点,向阳转化的时期,此期应滋阴助阳,促进阴阳转化。阳足方可助瘀浊排清,经行通利。针灸取关元、气海、太冲、阳陵泉等穴,并采用艾灸、温针、火针等刺激方法。以温阳理气兼活血化瘀,起到软坚散结,缓消癥块的功效。

针对有生育要求的患者,针灸治疗本病时不能仅仅以止痛为主,还应考虑到腺肌症患者的不孕因素。本病不孕原因尚未十分明确,关注较多的主要是子宫腺肌症子宫内膜 - 肌层界面(EMI)的变化。子宫腺肌症 EMI 过度增生,结构破坏,改变子宫内膜内层的协调作用,影响精子的运动,导致胚胎植入的失败,甚至由于子宫弹性下降导致早产的发生,等等。我们在临床上发现,针灸可能通过改善腺肌症患者内分泌水平以及子宫内膜局部的血液循环而达到对 EMI 的调节作用,但过程较长,需要坚持治疗。

第六节　排卵障碍性不孕

【概述】

排卵障碍也称排卵功能紊乱,是指在多种因素影响下,下丘脑 - 垂体 - 卵巢轴(HPOA 轴)功能失调,导致卵泡发育不良。或到一定阶段即出现发育停滞不前,卵泡闭锁,卵泡成熟未破裂黄素化甚至不排卵。根据 WHO 建议,排卵障碍可分为以下 3 型。Ⅰ型:下丘脑 - 垂体功能不足型,又称为低促性腺激素性性腺功能减退。特点是内源性 Gn（FSH 及 LH）低下，引起雌激素水平降低，包括下丘脑性无排卵、垂体功能障碍引起的无排卵等；Ⅱ型：下丘脑 - 垂体功能失调型。特点是 Gn 正常或 FSH 水平正常，而 LH 水平增高。造成 LH/FSH 比例失调，E_2 水平正常，大部分无排卵妇女属于此类，包括无排卵型异常子宫出血、多囊卵巢综合征、黄体功能不足等；Ⅲ型：卵巢功能衰竭型，又称高促性腺激素性性腺功能减退。特点是 FSH 水平增高，内源性 E_2 水平低下，如卵巢早衰、卵巢对促性腺激素不敏感综合征等。此外，还有一类特殊类型，即高催乳素血症引起的排卵障碍。排卵障碍性不孕中的关键问题有两个，即卵子的成熟障碍与排出障碍。这两者中的任何一个出现问题都会导致妊娠障碍。本病属于中医学的"闭经""崩漏""月经不调""月经过少""不孕"等范畴。

【现代医学病因与病理机制】

卵泡的生长发育是一个十分复杂的生理过程，主要受到（HPOA 轴）系统和卵巢局部微环境的调控。卵泡按其形态主要可以分为：始基卵泡、窦前卵泡、窦状卵泡、成熟卵泡。尽管有多种调控因素参与卵泡的生长发育，但最终影响卵泡的不可能是某一孤立单独因子，而是多种调控因子共同完成。卵巢正是通过这些因子相互作用，组成一个系统的调控网络，在卵泡的发育过程中发挥重要作用。达到理想状态的排卵需有以下前提条件：①形成优势卵泡并存在成熟卵子；②持续 2～3 天卵泡来源的高水平的雌二醇（E_2），持续 40～58 小时的 LH/FSH 峰；③ LH/FSH 峰出现前 12 小时维持一定的血清孕酮（P）水平。排卵前卵丘 - 卵母细胞复合体会脱离颗粒细胞层，游离于卵泡腔内。卵泡壁特定部位会存在局部破裂，此时达到峰值的内源性 E_2 可以正反馈刺激下丘脑释放大量促性腺激素释放激素（GnRH），促进垂体释放 Gn（主要为 FSH 和 LH），引起 LH/FSH 峰。LH 峰值的重要作用是最终促使卵母细胞发育成熟并排卵。LH 峰是可靠的即将排卵指标，通常出现在排卵前 36 小时。若 LH 峰值过早出现，LH 不是呈现持续性上升（仅为一过性上升），可导致卵泡在尚未发育成熟之前提前排卵，即小卵泡排卵。

现代医学认为排卵障碍的原因主要有以下几个方面：①下丘脑性病变、垂体功能障碍引起无排卵；②卵巢病变：如先天性卵巢发育异常、多囊卵巢综合征、卵巢早衰、功能性卵巢肿瘤、卵巢对促性腺激素不敏感综合征等；③内分泌代谢方面的疾病如甲状腺、肾上腺皮质功能亢进或低下、重症糖尿病等，均可影响卵巢功能，导致不排卵。此外，全身性疾病如体重过重或过轻、营养不良、精神过度紧张等皆可影响排卵。因此，排卵障碍性不孕的关键问题即卵子的成熟障碍与排出障碍,这两者中的任何一个出现了问题都会导致不孕症。

【中医病因病机】

现代中医学认为,肾气盛衰直接关系到肾-天癸-冲任-胞宫生殖轴的功能状态,关系到能否摄精成孕及胎儿孕育的全过程,故肾虚为病发生的根本。肾阴是卵子生长成熟的物质基础,肾阳是卵子生长和排出的动力。先天肾气不足或房事不节、反复流产损伤肾气或高龄肾气渐虚,都可以导致冲任虚衰不能摄精成孕;而女子以肝为先天,以血为本。肝血充沛则太冲脉盛,下注胞宫,促进卵泡的生长发育。肝主调节一身气机。女子久不成孕,肝气郁滞,气血运行不畅可致血瘀;或气不布津,聚而成痰,可为痰阻。肝郁、血瘀、痰阻均可影响卵子排出。又因肝郁日久,克脾伤脾,则任脉不通而带脉不达,胞脉之门闭塞,精不得入而致不孕。更甚者可化火伤肝肾之阴,致冲任脉虚,胞宫失养,卵子生长受阻。瘀血也是本病常见病理现象。经期产后余血未净,房事不节或经期摄食生冷、留滞寒凉之地或内伤七情气血逆乱可致气机不利,血脉瘀阻胞宫,冲任受损,胞脉阻滞不通而致不孕。现代人多肆意饮食肥甘厚味,或形体肥胖,缺少锻炼,或饮食无律,损脾伤脾。脾虚运化无力致使水湿积聚成痰,阻滞气机,损伤阳气。而致冲任不通,生化功能不足,月事不调,而不能成孕。可见,本病的病因病机复杂多样,肾虚、肝郁、血瘀、脾虚痰阻既可单独致病,也可以相互影响,导致本病发生。

【诊断】

1. 无排卵所致不孕症的诊断标准

(1)超声监测证实卵泡发育不良或卵泡可发育成熟但不排卵。

(2)基础体温记录呈单相3个月以上。

(3)宫颈黏液结晶检查无椭圆体出现。

(4)月经前6天子宫内膜检查无典型分泌期变化。

(5)内分泌测定持续在早、中卵泡水平,无周期性变化或排卵期后。

(6)卵巢组织活检提示无卵泡发育。

以上6项中具备2项者可诊断为无排卵。

2. 黄体功能不全的诊断标准

(1)基础体温双相,但后期上升不典型或少于12天。

(2)经前期子宫内膜呈分泌期变化,但与正常月经周期的反应日期相比相差2天以上。

（3）黄体期卵巢B超显像见黄体表现而不孕。

（4）排卵后6天，尿孕酮<5mg/24h，或两次血清孕酮量<10ng/ml。

以上4项中具备2项，结合临床，可作诊断。

【检查】

1. **症状**　无排卵者可表现为月经初潮年龄较大，月经量少，月经延迟或稀发，或闭经，或崩漏不止，或溢乳、不孕；黄体功能不全者可表现为月经量少、经期提前、经前点滴出血，或经前乳胀、溢乳，月经周期先后不定或反复自然流产。

2. **体征**

（1）全身检查情况因人而异：卵巢发育不良者，可见身材瘦小，乳房平坦，毛发较疏；多囊卵巢综合征者，多为形体肥胖，毛发浓密；高催乳素血症者，挤压乳房可有乳汁溢出。

（2）妇科检查：卵巢发育不良者大阴唇平坦，阴毛稀疏，子宫偏小；多囊卵巢综合征者，阴毛浓密，甚至呈棱形分布。子宫大小正常，双侧附件可扪及增大的卵巢；子宫内膜异位症者，阴道后穹窿部可扪及痛性结节。子宫多后倾，大小可正常，活动欠佳，单侧或双侧附件可扪及固定包块。

【中医辨证】

1. **肾气虚型**　婚久不孕，月经不调或停闭，经量或多或少，色黯。头晕耳鸣，腰膝酸软，或精神疲倦，小便清长。舌淡，苔白，脉沉细，两尺尤甚。

2. **肾阳虚型**　婚久不孕，月经迟发，或月经延迟，或停闭不行，经色淡黯，性欲淡漠，小腹冷，带下量多，清稀如水。或子宫发育不良，头晕耳鸣，腰膝酸软，夜尿多，眼眶黯，面部黯斑，唇黯。舌质淡黯，苔白，脉沉细尺弱。

3. **肾阴虚型**　婚久不孕，月经常提前，经量少或月经停闭，经色较鲜红。或行经时间长，甚则崩中或漏下不止。形体消瘦，头晕耳鸣，腰膝酸软，五心烦热，失眠多梦，眼花心悸，肌肤失润，阴中干涩。舌质稍红略干，苔少，脉细或细数。

4. **肝气郁结型**　婚久不孕，月经或先或后，经量多少不一。或经来腹痛，或经前烦躁易怒，乳房胀痛。精神抑郁，善太息。舌黯红或舌边有瘀斑，脉弦细。

5. **瘀滞胞宫型**　婚久不孕，月经多延迟或周期正常，经来腹痛，甚或呈进行性加剧。经量多少不一，经色紫黯，有血块，块下痛减。经行不畅、淋漓难净，或经间期出血。或肛门坠胀不适，性交痛。舌质紫黯，或舌边有瘀点，苔薄白，脉弦或脉细涩。

6. 痰湿内阻型　婚久不孕，多自青春期始即形体肥胖。月经常延迟、稀发，甚则停闭不行，带下量多，色白，质黏无臭。头晕心悸，胸闷泛恶，面目虚浮。舌淡胖，苔白腻，脉滑。

【现代医学治疗原则】

主要包括药物诱发排卵、手术治疗、ART 等。随着医学模式的改变，心理疗法也逐渐受到人们重视。

【针灸治疗方法】

1. 针灸序贯疗法

主穴：经前期取穴：气海、关元、阳陵泉、太冲；行经期取穴：十七椎、命门；经后期取穴：三阴交、太溪、肾俞、膈俞；排卵期取穴：气海、关元、子宫、足三里、复溜。

配穴：肾精亏损型：加腰阳关；肝气郁结型：加太冲（双）、肝俞穴（双）；气滞血瘀型：加膈俞、血海穴（双）；痰湿内阻型：加丰隆（双）、脾俞穴（双）。

操作：经前期前半段针刺后加用温针灸（2cm 长清艾条为 1 壮，交替置于气海、关元，每次灸 2 壮），后半段留针期间则加用电针治疗，采用疏密波，频率 2/30Hz，电流强度 1～2mA，以患者局部有酸胀而无疼痛感为度；行经期上穴加用刺络拔罐；经后期刺法以平补平泻法，留针 30 分钟；排卵期针刺后，腹部置艾灸箱以两段 2cm 长艾灸点燃灸腹部；每周治疗 2 次。

2. 腹针疗法

主穴（君、臣）：引气归元（中脘、下脘、气海、关元）。针刺地部。

配穴（佐、使）：气穴（脐下 3 寸、旁开 0.5 寸，双穴）、水道（脐下 3 寸，旁开 2 寸，双穴），归来（脐下 4 寸，旁开 2 寸，双穴）。针刺人部。

操作：患者平卧位，暴露腹部，上述穴位皮肤行常规消毒。避开毛孔、血管，将 0.22mm×40mm 规格的专用套管薄氏腹针迅速弹入穴位皮下，候气 3～5 分钟。然后将针尖刺入预计深度后，手法采用轻刺激，无酸麻胀痛感留针 30 分钟。

针刺时间：自月经第 5 天开始，每隔 3 天针刺 1 次（排卵后终止）。若治疗持续 15 天仍未见优势卵泡，则停止本周期治疗。

3. 毫针刺法

主穴：关元、中极、子宫、双侧三阴交、肾俞穴。

配穴：肾精亏损型：加腰阳关、太溪穴（双）；肝气郁结型：加太冲（双）、肝俞穴（双）；气滞血瘀型：加刺膈俞、血海穴（双）；痰湿内阻型：加丰隆（双）、脾俞穴（双）。

操作：选择于月经周期的第 4～6 天，经量开始减少时开始针刺，施以捻转、提插、中强刺激，得气后留针 30 分钟，隔日 1 次。阴道 B 超监测卵泡发育情况，当最大卵泡直径为 18mm 时确认排卵后停止针刺。

4. 电针疗法

取穴：同上。

操作：上穴针刺得气后接上电针仪，用 F_2 波形，留针 30 分钟，电流强度尽量加大至患者能忍受刺激量为宜，隔日 1 次。阴道 B 超监测卵泡发育情况，当最大卵泡直径为 18mm 时确认排卵后停止针刺。

5. 灸法

主穴：神阙、关元、气海、子宫、足三里。

配穴：肾虚加肾俞；肝郁加肝俞；痰湿内阻加脾俞、丰隆。

操作：选择于月经周期的第 4～6 天，经量开始减少时开始艾灸。每穴用艾条悬灸 15～20 分钟，每日 1 次。阴道 B 超监测卵泡发育情况，当最大卵泡直径为 18mm 时确认排卵后停止。

6. 耳穴疗法

主穴：子宫、卵巢、内分泌、神门。

配穴：血瘀、肝郁加肝；气血虚弱加肾、脾。

操作：月经来潮的第 5 天开始用王不留行籽贴压，双耳交替，每日按压 3～5 次，每次 1～2 分钟，3～5 日更换 1 次。

7. 穴位注射

主穴：关元、气海、中极、子宫、三阴交、肾俞。

操作：末次月经第 7、9、11、13 天用促性腺激素（HMG）1 支注入上述穴位，每次选 1 穴。针刺入局部有胀感或向下放射时注入药物。或 B 超监测卵泡直径达到一定大小时，予维生素 B_1 2ml、维生素 B_{12} 1ml 等份混合，每次选择 2～4 个穴位。上述穴位各注入 0.5ml，每日 1 次。

8. 穴位埋线

主穴：关元、气海、中极、子宫、足三里、肾俞。

配穴：肝气郁滞型加肝俞；痰浊阻滞型加丰隆、脾俞；瘀血阻滞型加血海、膈俞、三阴交。

操作：选择合适穴位处的皮肤进行消毒，将一段 1～2cm 长的已经消过毒的羊肠线，一头放在针管的前端，另一头接针芯。左手食指与拇指捏紧穴位的皮肤，右手拿针，刺到所需要深度，15 天 1 次。避开月经期操作，3 个月经周期为 1 个疗程。

9. 火针疗法

主穴：关元、三阴交、子宫、次髎穴。

操作：月经第 5 天开始，火针针刺上述穴位，速进速出，进针深度为 15～25mm。隔日 1 次，连续治疗 3～5 次。

10. 刺络拔罐疗法

主穴：十七椎、命门穴。

操作：于行经期或卵泡期，三棱针或一次性采血针点刺上述穴位。速进速出，然后用抽气罐或玻璃罐拔罐放血，1～2 次即可。

【按语】

排卵障碍为不孕症发生的主要原因之一，约占 25%～30%。针灸在促排卵过程中可通过直接刺激卵巢及子宫局部以改善其微循环，提供组织更多营养，改善子宫壁，促进卵泡发育，调整机体内环境，使优势卵泡与子宫内膜同步生长。以有利于受精卵的着床。针灸治疗避免了西药促排治疗高排卵、低受孕的副作用，使得其受孕率明显提高。针灸治疗时间多从患者月经周期第 5～6 天开始，此时期为阴长阳消期。治疗可促进阴液增长，为卵泡和子宫内膜的生长奠定物质基础。故取穴也多从冲任二脉及肾、肝、脾三经选取，如关元、中极、三阴交、子宫等。

本病治疗需根据患者的不同证型表现以选择适合的穴位辨证施治，较之西药周期疗法的刻板规律用药更具个体化。除了传统针灸疗法，重点推荐本书作者提出的针灸序贯疗法。即按月经周期中的行经期（卵泡期）、经后期、排卵期、经前期（黄体期）分期治疗。如初诊时患者无月经来潮或不排卵，可先采用雌孕激素序贯疗法促其月经来潮。待月经来潮后，按经后期治疗并监测卵泡发育，改善卵泡发育不良现象以促其排卵。后按照针灸序贯治疗方案，在西医辨病的基础上，结合中医辨证，综合治疗，以提高疗效。治疗过程中需及时观察患者生理、病理变化及时调整治疗方案。

第七节　免疫性不孕

【概述】

所谓免疫性不孕症是指精子作为一种独特抗原，当女方生殖道缺乏某种酶或有炎症、创伤等因素存在时,与女方机体免疫系统接触,引起免疫反应。精子、精浆、透明带和卵巢这些生殖系统抗原均可产生自身免疫或同种免疫。产生相应的抗体包括:抗精子抗体(AsAb)、抗子宫内膜抗体(EmAb)、抗卵巢抗体(AoAb)、抗心磷脂抗体(ACA)、抗透明带抗体(AZPAB)、抗滋养细胞膜抗原的抗体(TAAB)、抗绒毛膜促性腺激素抗体(AHCGAb)及抗核抗体(ANA)等自身免疫抗体。免疫反应的产生可以影响排卵、受精、胚胎着床而最终导致不孕。

【现代医学病因与病理机制】

1. 抗精子抗体所致不孕　当女性的精子抗原正常免疫防护机制遭到破坏时,体内的独特型抗体及抗独特型抗体的网络功能发生紊乱,使抗精子抗体不断增加而致免疫性不孕。

2. 抗子宫内膜抗体所致不孕　EmAb 可以抑制排卵,干扰精子和卵子的运行,阻碍精卵结合,阻碍孕卵着床以及影响早期胚胎的发育。与子宫内膜抗原结合后,可引起子宫内膜免疫病理性损伤,继而从多方面导致不孕发生。

3. 抗卵巢抗体所致不孕　正常女性体内存在一定量的非致病性抗卵巢抗体(AoAb)。一旦由于其他原因造成 AoAb 增多,抗原抗体结合,就会引起卵巢受损。当机体免疫功能受损时,可影响卵泡的一系列变化,使卵巢性激素分泌异常,甚至发生卵巢早衰和闭经。透明带变化可干扰排卵、精卵结合,以及受精卵着床;颗粒细胞、内卵泡膜细胞代谢障碍,能影响雌孕激素的生成,从而引发不孕。体内有卵巢抗体的女性可能卵泡发育不良或不能形成优势卵泡,要么即使形成优势卵泡却不能自然排出,而导致不孕发生。

4. 抗心磷脂抗体所致不孕　抗心磷脂抗体(ACA)可与卵巢表面的磷脂相结合,从而干扰卵子形成和卵子的排出功能,引发不孕;或 ACA 可结合精子的磷脂成分,影响精子获能、干扰其穿透进入卵子,导致不孕;或 ACA 作用于滋养层细胞表面的磷脂依赖抗原,可以干扰或阻碍其黏附、融合及分化的过程,合体滋养层细胞生产缺乏,降低子宫对胚胎的接受性,维持妊娠的 HCG 分泌减少;或 ACA 与组成细胞膜带有负电荷的抗心磷脂结合,从而产生一系列不良反应。主要是小血管内血栓形成,进而影响胎盘的功能,导致不孕。

5. 抗透明带抗体所致不孕　透明带(ZP)免疫性很强。抗透明带抗体(ZPAb)与 ZP 结合可干扰卵泡和卵细胞之间的信息交流,掩盖 ZP 上的特异精子受体,卵子会失去与同种精子结合的功能而致不孕。

【中医病因病机】

此病多与肾虚、血瘀、湿热有关。由于冲任、胞宫损伤，邪毒或湿热与血相搏，干扰气血，以致肾阳不足，肾阴亏损；痰热蕴结，气滞血瘀，多因湿热瘀毒病邪使气血失调，精血亏虚；湿毒内蕴，湿性重浊黏腻，能影响精子的活力，使精子产生凝集；热邪耗伤阴液，使精稠易凝；久病或顽疾则多瘀，瘀可致精子畸形、凝集、活动力低下。也可使精液液化时间延长而导致胞宫不能摄精成孕。因此，现代中医学认为，本病当属本虚标实之证。肾虚为本，热灼精血、精血凝聚、精失常道、痰瘀内结胞中为标。临床上以实证或虚实夹杂多见。

【诊断】

排除其他原因的不孕，如无排卵、黄体功能不全及输卵管炎等原因所致的不孕。

血清检测证实抗精子抗体、抗子宫内膜抗体、抗心磷脂抗体、抗卵巢抗体、抗透明带抗体任何一项为阳性者。

【检查】

1. 症状　婚后未避孕，有正常性生活，同居一年而未受孕或曾妊娠、未避孕而又2年以上未受孕者。

2. 实验室检查　抗精子抗体、抗卵巢抗体、抗子宫内膜抗体、抗心磷脂抗体、抗透明带抗体、人绒毛膜促性腺激素抗体等阳性。

【中医辨证】

1. 肾阳亏虚型　婚后不孕，月经后期、量少、色淡，或经闭，白带量多，头晕耳鸣，腰膝酸冷疼痛，畏冷肢寒，下肢尤甚，性欲减退，小便频数清长，夜尿频多，大便溏薄，舌质淡，苔白滑，脉沉细。

2. 肾阴亏虚型　婚久不孕，月经延期，量少，或闭经，淋漓不尽，头晕耳鸣心悸，失眠健忘，腰膝酸软，五心烦热，潮热盗汗，咽干口渴，形体消瘦，午后颧红，小便短黄，舌红少津，脉细数。

3. 痰湿内阻　婚久不孕，经行延后，或量少或闭经，带下量多，色白黏稠，形体肥胖，面色㿠白，头晕目眩心悸，胸脘痞闷，呕恶，纳呆，舌苔腻，脉滑。

4. 肝气郁滞　婚久不孕，月经先后不定，经量或多或少，经行不畅，色紫有块，经前乳房作痛，或胸胁胀满窜痛，善太息，情志抑郁或急躁易怒，经行少腹胀痛，大便溏结不调，舌质黯红或正常，舌苔薄白或薄黄，脉弦或缓。

5. 瘀滞胞宫　婚久不孕,月经后期,经量多少不一,色紫有块,少腹疼痛拒按或腰骶疼痛拒按,临经尤甚,舌质黯有瘀点,脉弦或涩。

【现代医学治疗原则】

目前国内外对因免疫因素所致不孕的治疗方法较多。多采用避孕套隔绝、免疫抑制剂、激素治疗,宫腔内人工授精及体外受精助孕技术等治疗方法。

【针灸治疗方法】

1. 毫针刺法

主穴:肾俞、关元、命门。

配穴:瘀滞胞宫加中极、三阴交;肝气郁滞加太冲、肝俞、期门;痰湿内阻加丰隆、阴陵泉、脾俞;肾虚加太溪、腰阳关、足三里。

操作:常规消毒后,采取提插捻转补泻法。每天1次,10次为1疗程,每1疗程间休息3天。

2. 灸法

主穴:双侧三阴交。

操作:月经干净3天开始。每日艾灸双侧三阴交30分钟,以皮肤温热为宜。15～20天为1个周期,3个周期视为1个疗程。

3. 耳穴疗法

主穴:盆腔、内分泌、内生殖器、肾、肝、脾。

操作:用王不留行籽贴压,双耳交替。每穴按压1～2分钟,每日按压3～5次,3～4日更换1次。

4. 埋线疗法

取穴:有两组穴位,肾俞(双)、气海、中极、三阴交(双);命门、关元、子宫(双)、足三里(双),两组交替使用。

操作:患者埋线部位局部皮肤常规消毒,医生双手戴一次性无菌手套。根据患者埋线部位距离,选取1～1.5cm长的羊肠线装入针体。背部穴位在局部下方向上平刺,下腹部穴位直刺(排尿后),下肢穴位直刺至所需深度。得气后,边推针芯,边退针管,将羊肠线埋植于穴位皮下组织或肌层内,线头不得外露。埋线后消毒针孔,外敷创可贴,固定24小时。两组穴位交替,每周治疗1次,经期暂停,4周为1疗程。也可采用一次性免穿线蛋白线埋线,选择穴位与治疗疗程同上。

5. 自血穴位注射

主穴:血海、三阴交、足三里、肝俞、肾俞。

操作：每次选用 2 个穴位，1 次 / 天。静脉取血 4ml。常规皮肤消毒，采用 7 号针头，对准穴位快速刺入后，慢慢上下提插 2～3 次。患者诉有酸胀得气感后，回抽如无回血，即将自体血缓慢注入，每穴各 2ml。于每月月经干净后第 3 天开始注射，每隔 3 日 1 次，连续 5 次。1 个月经周期为 1 个疗程。

6. 麦粒灸

主穴：足三里、关元、大椎。

操作：穴位上涂抹少量凡士林，将艾绒搓成麦粒大小，直接置于穴位上。将艾绒点燃，待患者感觉疼痛后快速移除麦粒艾炷。每穴灸 7 壮，灸后涂抹碘伏，防止由于灸疮破溃发生感染。隔日 1 次，避开月经期，1 个月经周期为 1 个疗程。

【按语】

免疫性不孕发病率高且难以治愈，已成为世界性难题。现代医学病因研究较透彻，但治疗方面尚有欠缺，免疫抑制等疗法疗效差、费用高且副作用大。现代中医学认为，肾虚、血瘀是本病主要病理特征。针灸疗法中艾灸为临床常用。笔者在临床上尤其常用麦粒灸。麦粒灸为小艾炷灸，属于直接灸范畴。其艾火燃烧时热力温和，能快速窜透皮肤，直达体表深部，刺激局部穴位。通过经络传导，气血运行，发挥其扶正祛邪、温通气血的作用。临床资料显示，麦粒灸可改善患者血液的高凝状态以及增强或调节其免疫功能，可能是治疗本病的有效方法，值得深入研究。

有资料显示，穴位埋线疗法也是治疗本病的有效方法。黄奕涵等将 60 例免疫性不孕患者按照随机原则分为埋线组（28 例）和对照组（32 例，口服甲基强的松龙治疗）。治疗前两组患者血清抗精子抗体测定，无统计学差异（$P > 0.05$）。但经过 3 个月治疗及疗程结束后的 3 个月随访，埋线组临床治愈 7 例，绝对有效 6 例，相对有效 12 例，无效 3 例，愈显率为 46.43%，总有效率为 89.29%，其愈显率优于对照组。杨义娟等观察了消抗汤配合穴位埋线对肾虚血瘀型抗精子免疫性不孕症的临床疗效，也得出了同样结论。羊肠线作为一种异种蛋白，可诱导人体产生变态反应，使淋巴组织致敏，配合抗体、巨噬细胞来破坏、分解、液化羊肠线，使之分解为多肽、氨基酸等。其在体内软化、分解、液化吸收，对穴位产生持续性的生理及生物化学刺激可长达 20 天或更长。此疗法可软化局部组织，改善病变区的血液循环和淋巴循环，促进新陈代谢，营养细胞，有利于组织修复。且在针法上弥补了普通针刺疗效维持时间短，就诊次数多等缺点，尤其适合本病治疗。

第八节 输卵管性不孕

【概述】

输卵管性不孕是指输卵管结构或功能受损所导致的不孕症。输卵管因素是女性不孕症中最常见的原因之一,占女性不孕因素的 1/3,且发病率呈上升趋势。盆腔感染、子宫内膜异位症、结核、手术、输卵管发育不全等均可导致输卵管性不孕症。输卵管性不孕在中医学中属"无子""断绪""癥瘕"等范畴,主要病机为瘀血阻滞,胞脉不通。

【现代医学病因与病理机制】

盆腔感染、人工流产、结核病史、宫内节育器避孕和阑尾手术是输卵管性不孕的主要原因。输卵管性不孕主要的病理改变为非特异性慢性输卵管炎,其次为输卵管子宫内膜异位症、结节性输卵管峡部炎、输卵管管腔纤维闭塞及输卵管结核,导致输卵管伞的严重破坏及输卵管近端间质部及峡部的闭塞。①非特异性慢性输卵管炎:输卵管管腔狭窄,黏膜内大量浆细胞和淋巴细胞浸润,管壁纤维组织增生;②输卵管子宫内膜异位:输卵管内可见子宫内膜异位,异位病灶由子宫内膜腺体和间质细胞组成;③结节性输卵管炎:输卵管黏膜破坏,周围纤维组织增生,慢性炎性细胞以淋巴细胞为主浸润,肌层内有残存扩张的腺体;④管腔纤维闭塞:输卵管内纤维组织增生致管腔闭塞,少量淋巴细胞浸润和残存的腺体被挤向边缘;⑤输卵管结核:输卵管黏膜上皮破坏,可见结核结节(上皮样细胞、朗格汉斯细胞、淋巴细胞和浆细胞等)及部分黏膜上皮增生。输卵管管壁因炎症淋巴细胞浸润,组织纤维化而增粗。黏膜皱襞显著减少甚至消失,管壁僵硬,炎症还可以引起输卵管周围病变,如盆腔粘连使输卵管推移、牵拉,改变了输卵管与卵巢的关系或造成输卵管扭曲或成螺旋状,影响受孕。

【中医病因病机】

中医学认为,本病病理产物主要为瘀、痰、寒,其中"瘀"为致病核心。瘀血积聚于孕育胎儿的胞脉中,胞脉不畅,阻碍阴阳两精相遇,故无子。

【诊断】

输卵管性不孕的诊断,可通过输卵管通液、子宫输卵管碘油造影、子宫输卵管超声造影、腹腔镜检查、输卵管镜检查,生育镜以及血清学衣原体检查等。腹腔镜检查是判定输卵管是否通畅的金标准。

【检查】

1. 症状　婚后未避孕，有正常性生活，同居 1 年而未受孕或曾妊娠、未避孕而又 2 年以上未受孕者。

2. 体征　子宫输卵管碘油造影或腹腔镜检查证实输卵管不通或扭曲、上举。

【中医辨证】

1. 血瘀夹滞　不孕，情绪抑郁或急躁，经前乳房胀痛，头痛，经期小腹胀痛，月经有血块，色黯，舌淡红或黯红，有瘀斑瘀点，苔白或微黄，脉细或细弦。

2. 血瘀夹虚　不孕，面色晦黯或萎黄不华，形体消瘦或虚浮，气短乏力，头晕耳鸣，腰膝酸软，怕冷或五心烦热，性欲淡漠，经期小腹隐痛，腰部酸痛，月经有血块，舌淡红或黯红，苔白或苔少，脉细或细沉。

3. 血瘀夹湿　不孕，形体肥胖，平素口腔黏腻、痰多，小腹胀痛，带下量多，色白或黄，月经有血块，舌黯红，苔白腻或黄腻，脉细或细沉。

【现代医学治疗原则】

主要为药物、手术、ART。药物多采用抗生素，主要用于急性期输卵管炎；手术包括宫、腹腔镜微创手术等。IVF-ET 适用于输卵管缺如或不可逆性输卵管损害。

【针灸治疗方法】

1. 毫针刺法

主穴：子宫、三阴交。

配穴：血瘀夹虚型加中极、归来、气海、太溪；血瘀夹湿型加丰隆、脾俞。

操作：针刺提插、捻转，中强刺激，得气后留针 30 分钟，每日或隔日 1 次。

2. 灸法

主穴：神阙、关元、子宫、三阴交。

配穴：肾虚加肾俞；肝郁加肝俞；痰湿内阻加脾俞、丰隆。

操作：每穴用隔姜灸或艾条灸 15～20 分钟。一般每日 1 次，10 次为 1 疗程。

3. 耳穴疗法

主穴：盆腔、内分泌、内生殖器。

配穴：血瘀加肝；血虚加肾、脾。

操作：用王不留行籽贴压，双耳交替，每日按压3～5次，每次1～2分钟，以耳部烘热为度，3～5日更换1次。

4．电针疗法

主穴：三阴交、子宫。

配穴：中极、归来、关元、次髎、肾俞。

操作：毫针刺入中极、子宫（针尖斜向内下方），提插捻转手法，使针感下传向外阴部放散。得气后接上电针仪30分钟，用F_2波形，电流强度尽量加大至患者能忍受刺激量为宜。每日1次，连续15天，3个月经周期为1个疗程。

5．穴位注射疗法

主穴：关元、气海、次髎、子宫、三阴交。

操作：维生素B_{12} 1ml、复方丹参注射液2ml混合后注射上述穴位，每穴0.5ml，每次选择2～4个穴位，每3日1次。

6．刺络拔罐疗法

主穴：十七椎、命门穴。

操作：三棱针或一次性采血针点刺上述穴位，速进速出。然后用抽气罐或玻璃罐进行拔罐放血，留罐10分钟。每周1次，避开月经期。

【按语】

输卵管性不孕的发病原因众多、复杂，以一种因素为主，多种因素混合而致。引起器质性的病因有炎症、输卵管周围粘连、盆腔结核、输卵管发育异常、盆腔肿瘤、子宫内膜异位症、手术、寄生虫病等；引起功能性的病因有输卵管内环境改变、内分泌原因、精神原因、避孕失败等。针灸在盆腔炎、输卵管周围粘连性所致的输卵管不孕方面有一定疗效，但对于结核性、结节性输卵管、输卵管发育异常、盆腔肿瘤等严重原因导致的不孕症则效果不佳，应尽早考虑腹腔镜诊疗术或ART以完成孕育的目的。

针灸治疗本病以疏肝理气、化瘀通络为主。如刺络拔罐疗法和丹参注射液穴位注射可以改善盆腔血液循环和组织营养，利于炎症病灶的吸收，粘连松解，软化输卵管及其周围粘连，促使输卵管管腔黏膜的修复，提高通畅度及蠕动功能，利于精卵相合而种子。艾灸下腹，通过热的传导作用，直达病所，有利于改善盆腔的血液循环，促进炎症吸收，达到温通局部经络气血的目的。

第九节　复发性流产

【概述】

复发性流产为自然流产连续 3 次以上者，每次流产往往发生在同一妊娠月份。本病中医称为"滑胎"，发生率占生育年龄妇女的 1%～5%，且有逐年上升趋势，属不育范畴。有研究表明，自然流产发生的危险随着流产次数的增加而增加。在连续发生 2 次自然流产后，第 3 次妊娠胚胎丢失的危险则高达80%。

【现代医学病因与生理病理机制】

1．染色体和单基因异常　在流产物的染色体结构异常中以染色体的易位及倒置最为常见。约 4% 的复发性流产夫妇中可发现染色体核型改变，包括平衡易位、罗伯逊易位、生殖体的嵌合体和倒位。

2．子宫解剖结构异常与复发性流产关系　最常见的畸形依次为纵隔子宫、双角子宫和双子宫。子宫腔粘连综合征也与复发性流产有关，而宫颈功能不全则主要与晚期流产有关。子宫肌瘤对复发性流产患者的影响取决于肌瘤的大小和部位。

3．感染性疾病与流产关系　阴道生态失调可能导致感染、前列腺素的释放、胎膜早破、晚期流产或者早产的几率增高。

4．内分泌失调与流产的关系　生殖内分泌功能紊乱是导致流产的重要原因。研究发现高泌乳素血症会导致复发性流产，而抑制垂体前叶泌乳素的分泌能显著减少流产的发生率。如果发生高泌乳素血症，要排除垂体肿瘤。另外，黄体期子宫内膜泌乳素的表达下降也与复发性流产有关。多囊卵巢综合征（PCOS）影响了约 10% 的育龄期妇女，并与早期复发性流产的风险增加有关。

5．免疫因素与复发性流产关系　免疫学机制参与了胚胎着床。母体对移植胚胎的适应性免疫反应是胎儿 - 胎盘单元建立的关键步骤。免疫因素导致的复发性流产可分为自身免疫型和同种免疫型。

（1）同种免疫与复发性流产关系：同种免疫是因为母 - 胎界面的免疫耐受机制发生异常，胚胎受到母体免疫应答的攻击而使胚胎遭受排斥导致。因此，流产也许是母体对胚胎产生不适当的体液或细胞免疫反应的结果。

（2）自身免疫性疾病与复发性流产关系：自身免疫型流产患者通常可在

体内检出各种抗体，如抗心磷脂抗体（APA）、抗核抗体（ANA）、抗甲状腺抗过氧化酶抗体、抗甲状腺球蛋白抗体、抗精子抗体、抗卵巢抗体、抗子宫内膜抗体及抗胚胎抗体等。其中 APA 与复发性流产的关系最为密切。

【中医病因病机】

滑胎的病因病机主要是肾气虚弱，冲任受损，胎元不固。也有血热动胎，跌仆损伤等原因，临床多见脾肾气虚。胞脉者系于肾，冲任二脉皆起于胞中。母体冲任损伤则导致胎元不固；胎元不健，多因父母先天之精气亏虚，两精虽能相合但先天禀赋不足，导致胚胎不能成形，或成形易损，发为滑胎。明代《景岳全书·妇人规》较为全面地论述了滑胎的病因病机，指出："凡妊娠之数见堕胎者，必以气脉亏损而然。而亏损之由，有禀质之素弱者，有年力之衰残者，有忧怒劳苦而困其精力者，有色欲不慎而盗损其生气者。此外如跌扑饮食之类，皆能伤其气脉。气脉有伤而胎可无恙者，非先天之最完固者不能，而常人则未之有也。"同时提出胎热、肝肾亏虚、肝脾不和可导致滑胎。

【诊断】

本病诊断主要依据病史（以往发生过 3 次或 3 次以上自然流产，且常发生在同一个妊娠月），应注意其连续性与自然发生的特点。可无明显症状，或孕后有胎漏、胎动不安的症状（阴道有少量出血，色淡或色褐，无血块及妊娠物流出，伴小腹隐痛或坠胀。或伴有腰痛，嗜睡乏力，纳呆，恶心欲吐等早孕反应，尿妊娠试验阳性）。

【检查】

1. 一般检查　体检及盆腔检查时应注意子宫大小、位置，附件情况，基础体温测定，宫内膜检查，子宫输卵管造影，必要时作宫腔镜和腹腔镜检查。实验室检查包括血常规、血沉、血型及精液常规等。

2. 妇科检查　子宫颈口未开，子宫大小与妊娠月份相符。同时排除阴道炎、宫颈炎、宫颈息肉等疾病。

3. B 超检查　早孕，宫内妊娠囊与停经月份相符或不符，有胎芽或有胎心搏动。

【鉴别诊断】

流产必须与功能性子宫出血、输卵管妊娠、葡萄胎、子宫肌瘤、绒毛膜上皮癌等进行鉴别。

输卵管妊娠：起病即伴有剧烈的下腹部撕裂样疼痛，且常局限于一侧；阴道出血多为点滴状，色黯，常伴有与阴道出血量不成比例的失血性休克，子宫颈有举痛；后穹窿常饱满，亦有触痛。子宫大小正常或稍大，宫旁或子宫直肠窝有时可触及软性肿块，并有明显触痛。尿妊娠试验阳性或阴性。

子宫肌瘤：当子宫肌瘤发生玻璃样变或囊样变时，子宫也增大，且质地不硬。肌瘤好发年龄为 40～50 岁，无闭经史，常有月经过多或不规则阴道出血史。子宫肌瘤囊性变时虽其质较软，但肌壁仍有软硬不一致感觉。妊娠试验阴性。B 型超声波声象图子宫增大，肿物与子宫不可分，肿块轮廓多不规则，呈结节状。

【中医辨证】

1. 气血虚弱　症见屡孕屡堕，头晕目眩，身倦乏力，心悸失眠，面色苍白，舌淡苔薄，脉来中空，滑而无力。

2. 肾气亏损　症见胎堕数次，腰膝酸软，小腹下坠，头晕耳鸣，尿频或失禁，舌质淡，脉沉细而滑，两手尺脉尤甚。

3. 血热型　症见胎动不安，滑胎数次，小腹作痛，心烦口渴，喜冷饮，或有潮热，尿短色黄，大便秘结，舌红苔黄，脉来滑数，两尺脉尤为明显。

【现代医学治疗原则】

孕前治疗：子宫肌瘤剔除术，宫腔粘连松解，宫颈内口修补。

孕时原因不明者：可按黄体功能不全予以补充黄体酮或 HCG 3000U。

宫颈内口松弛：孕前未行修补者可于 14～16 周行宫颈内口环扎，于分娩前或流产不可避免时拆除缝线。

近年来生殖免疫研究表明，复发性流产的原因约 50%～60% 与免疫紊乱有关。随着对免疫性复发性流产机制的研究进展，目前治疗成功率已大大提高。其中最常用的方法是主动免疫疗法和被动免疫疗法。

【针灸治疗方法】

1. 毫针刺法

主穴一：中极、归来、漏谷、足三里；主穴二：曲骨、子宫、地机、三阴交。

配穴：内关。

操作：怀孕不足 5 个月者，使用第一组穴位；怀孕超过 5 个月、胎位下坠至临盆者针第二组穴位，腹痛甚者加内关。下腹部穴位，进针得气后采用补法；下肢穴位则宜平补平泻。留针 15～30 分钟。每日 1 次，15 次为 1 疗程。

2. 温针疗法

主穴：百会。

配穴：足三里、外关、行间、三阴交、血海、关元。

操作：主穴必取，配穴酌情交替选用。用 30 号毫针向前横刺百会穴，施以捻转手法，行针得气后留针；足三里、外关、三阴交、血海、关元等穴均直刺，施以提插手法。得气后在针尾装艾卷，每段长约 3 寸，点燃加温；行间穴向上斜刺，得气后加强刺激。

3. 艾灸疗法

主穴：三阴交。

操作：艾条悬灸三阴交，每穴 20 分钟，以皮肤温热稍红为佳。每天 1 次，避开经期，连灸 20 天为 1 个疗程，共 3 个疗程。暂避孕。

4. 耳穴疗法

主穴：子宫、卵巢、脾、胃、肾、皮质下。

配穴：肝、胆。

操作：用王不留行籽贴压，双耳交替。每穴按压 1～2 分钟，每日按压 3～5 次，3～4 日更换 1 次。

5. 穴位注射

主穴：公孙、肾俞。

操作：穴注公孙时采用仰卧位，穴注肾俞时采用侧卧位。用 5ml 注射器配 6.5 号针头，抽取丽参注射液 2ml。穴位皮肤常规消毒，公孙穴直刺 1 寸深，肾俞穴注射时针尖朝向脊柱成 45°，刺入 1.2 寸深。回抽无回血时，每穴推入药液 1ml，出针后按压针孔，防止药液返流和出血。每天治疗 2 次，间隔 6 小时。

6. 腹针疗法

主穴：中脘、下脘、天枢、气海、关元、子宫。

配穴：足三里、三阴交、太冲。

操作：针尖刺入皮下后进行一定幅度的捻转操作，由施术医师根据临床经验判断以得气为度，留针 30 分钟。其间 10 分钟和 20 分钟后进行较轻微的手法刺激。隔日 1 次，20 次为 1 个疗程。所有患者均进行 1 个疗程的腹针治疗。

7. 穴位埋线

取穴：有两组穴位，肾俞（双）、气海、中极、三阴交（双）；命门、关元、子宫（双）、足三里（双），两组交替使用。

操作：患者埋线部位局部皮肤常规消毒，医生双手戴一次性无菌手套。根据患者埋线部位距离，选取合适的埋线针型号穿入羊肠线。医生左手捏起进针部位，右手持一次性埋线针快速刺进穴位处皮肤。进入脂肪层稍有阻力后，缓慢将埋线针退出皮肤，再次消毒出针部位即可。每10天治疗1次，每个月共埋线3次，3个月为1疗程。埋线避开月经期。

8．麦粒灸

主穴：足三里、关元、大椎。

操作：穴位上涂抹少量凡士林，将艾绒搓成麦粒大小，直接置于穴位上，将艾绒点燃。待患者感觉疼痛后快递移除麦粒艾炷，每穴灸7壮。灸后涂抹碘伏，防止由于灸疮破溃发生感染。隔日1次，避开月经期。3个月经周期为1个疗程。

【按语】

复发性流产原因复杂，包括解剖学异常、遗传学异常、感染、不良环境接触、免疫、内分泌、血栓形成等。其中免疫因素约占50%～60%，通常分为自身免疫型和同种免疫型。其中自身免疫型与自身抗体相关，如抗心磷脂抗体，约占1/3，另2/3原因不甚明确，常与缺乏封闭抗体有关。现代医学主要采用肾上腺皮质激素联合阿司匹林或主动免疫进行治疗。

在针灸治疗复发性流产的过程中，"补肾固元、调理冲任"为根本治疗原则，补脾胃、补气血是在此治疗原则上衍生出的具体治法。在培补先天之精、调理冲任二脉的过程中，应注意使用补法或者平补平泻法，不可使用泻法（有明确瘀血阻滞经络的症状时，则可以使用泻法或者放血疗法）。根据证型，可多用灸法或者温针灸培固体内阳气，也可同时服用固精调本中药一起改善子宫内环境及全身生理病理状态。

治疗本病的针灸方法中，腹针疗法较为特殊。腹针疗法的穴位集中于腹部，而女性生殖内分泌重要器官——子宫和卵巢均位于下腹部，而部分复发性流产的病因与生殖系统感染有关。故使用腹针疗法之时，不仅能直接对子宫、盆腔等靶器官进行精准治疗，也可对女性生殖内分泌水平起到整体调整作用。"标""本"同治，可起到良好治疗效果。

因为本病相当一部分与免疫有关，埋线疗法、麦粒灸均有良好的免疫调整作用，可在临床上酌情使用。

第十节　薄型子宫内膜

【概述】

适宜的子宫内膜厚度是胚胎成功种植的必要条件。大量研究显示，无论在常规 IVF/ICSI-ET 还是接受赠卵的周期中,适宜的内膜厚度均与胚胎种植率及妊娠率显著相关。较厚的内膜与较薄的内膜相比,可获得更高的妊娠率。尽管近年来有子宫内膜厚度低于 4mm 妊娠的个案报道,但多数学者认为,胚胎种植过程中子宫内膜厚度存在阈值。这一可能使胚胎成功种植的最小子宫内膜厚度称为"阈厚度"。低于阈厚度的子宫内膜则称为"薄型子宫内膜"(thin endometrium, TE),目前认为 7mm 是辨别薄型内膜较为理想的分界值。即种植日子宫内膜低于 7mm,可以被认为子宫内膜偏薄。薄型子宫内膜(EMT 7mm 以下)可导致胚胎种植能力降低,增加流产率,从而降低妊娠率导致不良妊娠结局。

【现代医学病因与病理机制】

正常月经周期中,子宫内膜上皮、腺体及间质均随着卵巢分泌激素水平的变化而变化。在增殖期,随着卵泡生长及雌激素水平增加,子宫内膜厚度逐渐增加,而在黄体期受雌孕激素联合作用子宫内膜出现分泌反应。由于分泌期内膜需在增殖期内膜的基础发育而来,若增殖期子宫内膜发育不良,势必会影响着床窗期子宫内膜的容受性,从而导致胚胎着床率降低,妊娠率下降。目前,对于薄型子宫内膜"薄"的原因及机制仍缺乏确切的认识。可以是全身因素,也可以是局部因素,以及一部分不明原因。

(一)全身因素

1. 内分泌紊乱 如雌激素过低、孕激素不足、卵巢衰竭、长期口服促排卵药及避孕药等。雌激素与子宫内膜上的雌激素受体结合后,引起内膜增生,而孕激素引起分泌反应。当内源性雌激素、孕激素减少时会导致内膜增生不良;雌激素受体的下调、受体不敏感及受体基因多态性,也会阻断雌激素与其受体结合后的促内膜增殖作用。如临床常用的促排卵药克罗米芬的抗雌激素作用已被反复证实。在促排卵周期中,克罗米芬消耗子宫内膜中的雌激素受体,导致子宫内膜对雌激素无反应,增生不良。长期口服避孕药则可以抑制内膜腺体增殖、腺体分泌减少、腺体 / 间质比例偏低、间质水肿、蜕膜化、内膜血管减少及萎缩反应。这种抑制效应在停药后可以持续数年。

2. 结核感染 我国属结核病高发地区。在不孕症患者中,相当一部分存在生殖系统结核感染。子宫内膜结核可随月经周期性剥脱,并由输卵管病灶的持续播散反复感染。持续的内膜结核可导致内膜完全破坏、广泛瘢痕形成。生殖器结核患者即使得到及时治疗、病灶消失后,子宫内膜再生能力仍受到相当程度的影响。

（二）局部因素

1. 宫腔操作史 在人流术、清宫术等操作中，无论负压吸引还是刮匙搔刮都可对子宫内膜造成损伤。有研究显示，妊娠期宫腔操作是子宫内膜损伤的重要诱发因素。因人流不全或胎盘残留而二次清宫的患者，宫腔粘连的发生率可高达 40%。宫腔粘连的典型组织学改变为内膜纤维化，内膜间质被纤维组织替代而腺上皮变为无活性的立方或柱状上皮。临床采取宫腔镜下粘连分离、球囊加宫内节育器放置、透明质酸防粘连及术后大剂量雌激素促内膜生长治疗，约 70% 的患者子宫内膜得以修复并可获得妊娠。但由于内膜基底层损伤、纤维瘢痕形成、血运障碍等，部分患者术后虽宫腔大小、形态基本恢复，子宫内膜厚度及容受性却无法完全恢复，即形成薄型子宫内膜。

2. 宫腔感染 宫腔操作后如继发感染会进一步加重内膜损伤，尤其是妊娠期的宫腔操作。因为妊娠后整个机体内分泌环境的改变及子宫内膜微环境、细胞因子等变化可能使其处于更易受到损伤的状态。操作后妊娠物被移除，患者体内激素水平剧烈变化，骤然失去雌孕激素的支持，亦可能对激素依赖性的内膜修复过程产生不利影响。

另外，年龄因素、生长激素分泌不足等也可导致薄型子宫内膜。

【中医病因病机】

本病可归属于中医学"月经过少""闭经""不孕"等疾病。按照中医辨证，薄型子宫内膜的病机当属本虚标实，其发生与肾虚、湿热、血瘀密切相关。当进行人流术等宫腔内操作时，金刃器械可直接造成胞宫、冲任、肾精的损伤，气血生成及运行受阻，滞而成凝；血流状态影响体内精液输布，则易内生湿热；术后正虚的状态加之护理不当，亦易感湿热之外邪，从而导致本病发生。

【诊断】

经阴道超声检查取子宫标准级切面，测量子宫内膜与子宫肌层的交界处双层子宫内膜最大的距离。在黄体中期（排卵后 6～10 天）子宫内膜厚度≤7mm 者即被诊为薄型子宫内膜。

【中医辨证】

本病以月经量少，色黯或色淡为主症。病因有虚、实两个方面，虚者有肾虚、脾虚、血虚，实者寒凝血瘀和湿热阻滞。

肾气虚者多伴头晕耳鸣，腰膝酸软，尿频，性欲淡漠，舌淡红，苔薄白，脉沉细；肾阴虚者多伴有手足心热，甚则潮热盗汗，心烦少寐，颧红唇赤，舌红，苔少或无苔,脉细数;肾阳虚者畏寒肢冷,腰痛如折,面色晦黯,或目眶黯黑,小便清长,夜尿多,大便溏,舌淡,苔白,脉沉弱;脾虚者多伴有神疲肢倦,食欲不振,脘腹胀闷,大便溏,面黄,舌淡胖有齿痕,苔白腻,脉缓弱;血虚者多伴头晕目花,心悸怔忡,少寐多梦,皮肤不润,面色萎黄,舌淡,苔少,脉细;寒凝血瘀者小腹冷痛拒按,得热则痛缓,形寒肢冷,面色青白,舌紫黯,苔白,脉沉紧;湿热阻滞者形体肥胖,胸脘满闷,或面浮肢肿,神疲肢倦,头晕目眩,带下量多,色黄,舌淡胖,苔黄腻,脉弦滑。

【现代医学治疗原则】

本病治疗一般包括内分泌治疗、增加内膜血流灌注,以及一些促进内膜再生的新技术,如子宫内膜微创术和宫腔内干细胞移植等。

【针灸治疗方法】

1. 针灸序贯疗法 行经期取穴:十七椎、命门;经后期取穴:三阴交、太溪、肾俞、膈俞;排卵期取穴:气海、关元、子宫、足三里、复溜;经前期取穴:气海、关元、阳陵泉,太冲。行经期上穴加用刺络拔罐,经后期针刺以平补平泻法,留针30分钟。排卵期针刺后,腹部置艾灸箱以两段2cm长艾条点燃灸腹部。经前期前半段针刺后加用温针灸;后半段留针期间则加用电针治疗。采用疏密波,频率2/30Hz,电流强度1~2mA,以患者局部有酸胀而无疼痛感为度。每周治疗2次,1个月为1疗程,连续治疗3个疗程。

2. 火针疗法 在以上治疗的基础上,于排卵后(时点1)及经前期末期(时点2)这两个时点进行火针干预。

时点1选穴:肾俞、命门、腰阳关;

时点2选穴:肾俞、次髎穴。

具体操作:即患者取俯卧位,暴露腰骶部。局部常规消毒后,医者左手持已燃酒精灯,右手持1.5寸30号毫针,烧针至通红,迅速准确地刺入所选穴位。节点1刺入深度1~2mm,节点2刺入深度3~5mm,刺入后敏捷地将针拔出,疾入疾出,全程约半秒。出针后在针刺部位拔火罐,留罐10分钟。嘱咐患者火针点刺处当天不能沾水,忌食生冷荤腥等发物。

3. 灸法

取穴:神阙、关元、中极、曲骨、足三里。

操作:患者取仰卧位或俯卧位,暴露施灸部位,将艾条点燃对准相应穴位进行温和灸,使患者局部皮肤有温热感而无灼痛为宜。腹部与腰骶部穴位交替使用治疗,每周3次。1个月为1疗程,连续治疗3个疗程。

4. 耳穴疗法

取穴：内生殖器、皮质下、神门、内分泌。

操作：耳穴可采用电针、耳压等方法进行治疗。耳穴局部消毒后，将0.5寸毫针刺入相应耳穴上，刺入深2分左右，小幅度捻转，接上电针，频率50Hz，连续波，每次30分钟，双耳交替针刺。耳压治疗，选穴同上，留埋期间每天用手指按压耳穴3～5次，每次1～2分钟，按压时以耳朵微微发热为佳。治疗从月经干净次日开始直至月经第23天停止，每周2次。

5. 刺络拔罐疗法

取穴：肾俞、大肠俞、十七椎。

操作：患者俯卧位，在穴位附近寻找淤积的小血管。用左手拇、食指提捏穴位附近，使局部血液循环增加，常规消毒后，用一次性采血针对准已消毒的部位，快速刺入5～8次。拇食指挤压出血部位后，再将火罐置于放血部位，出血量控制在3ml以内。治疗从月经干净次日开始直至月经第23天停止，每周1次。

6. 穴位注射

取穴：关元、中极、次髎、三阴交。

操作：常用的注射液包括黄芪注射液和复方当归注射液。穴位皮肤常规消毒，快速直刺进入皮下，达到一定深度。患者有明显麻胀感后抽无回血，缓慢注入注射液。每个穴位注射1ml注射液，出针后用消毒干棉球按压针孔片刻。月经干净后开始治疗直至下一次月经来潮，每周3次。

【按语】

子宫是胎儿居住的"宫殿"，子宫内膜是宫殿中孕育生命的"温床"，是胚胎的"落脚处"，是他们扎根发芽的地方。如果子宫内膜过薄，意味着种植的"土壤"贫瘠，胎胎着床时难以生存，女性自然也很难受孕。子宫内膜厚度随着月经周期体内内分泌激素水平的变化而改变。在月经期由于内膜脱落而变薄，其后随着卵泡发育，雌激素分泌增加而内膜增厚。在卵泡成熟排卵后，子宫内膜由增生状态变为分泌状态而利于胚胎着床。

中医学认为，月经的调节多依赖"肾 - 天癸 - 冲任 - 胞宫"生殖轴。肾主生殖，而胞宫的全部功能就是生殖功能。由此可见，肾与胞宫功能是一致的。月经周期的变化实乃肾中阴阳的消长转化。在周期转化的关键时刻，根据周期演变特点论治调摄，可更充分发挥针灸的效用。笔者临床上大多采用针灸序贯疗法治疗本病。而在经间期末期与经前期初期之间这个时点，则加用火针治疗。因为经间期末期为重阴必阳后期,卵子排出之后由阴转阳。采用火针是针刺与温灸效应结合,选择命门、腰阳关穴,可借火助阳,促进此后的经前期重阳延续,从而温煦子宫,为受孕或排经的生理服务。火针后在针刺部位加用闪火法留罐,可活血化瘀,促进气血活动,改善子宫周围的血流灌注,为胚胎受孕提供良好的内环境。而经前期末期病情复杂,既有本质不足,又有现象上的热证、实证以及各种瘀滞症状,此期在助阳为主的原则下,可兼以理气清热解郁。此期选穴肾俞、次髎,火针部位可较深,并立即在针刺部位闪火法留罐,以能少量出血为佳,目的在于应用火针温阳至重帮助阴阳顺利转化。而排出经血,引气发散也可改善患者此期出现的烦躁头痛,乳房作胀等一系列实热瘀滞症状。笔者曾对 72 例患者作随机对比观察,结果显示,特定时点火针干预对患者子宫内膜厚度的改善效果明显优于普通针灸疗法,有其独特优越性。

　　灸法也是治疗本病的有效方法。这是因为"寒冰得火而散之",寒随热散;而热证得火而解,火郁发之;虚病得火而壮,温热补益;实病得火则解,火能消物。所以,灸法适合多种证型,且可由患者自己操作而得以长期坚持。但有一些患者表现为平日小腹寒凉,喜热恶寒,经期小腹冷痛拘急,一派宫寒之象。但观其舌象,则为舌体瘦薄,舌质黯红,舌苔薄黄等阴虚火旺之象。此时用艾灸则会损伤阴津,助长虚火。所以,本病的明确辨证十分重要。

　　尽管子宫内膜厚度是反映子宫内膜容受性的重要指标,但同样影响子宫内膜容受性的还有子宫内膜形态、子宫内膜血供等。对于反复宫腔操作,子宫内膜损伤明显,局部瘢痕严重者,似乎治疗后子宫内膜厚度增加仍不明显。但由于改善了局部血供与对内分泌激素的良性调整作用,仍有助于胎胎着床。笔者临床上曾使数位子宫内膜仅为 4～5mm 的患者成功着床、生育。笔者认为,针灸改善子宫内膜容受性的疗效,可在子宫内膜厚度的基础上,结合子宫内膜的形态,血供等指标一并观察。

第十一节　子宫肌瘤

【概述】

　　子宫肌瘤(uterine fibroid)是女性生殖器官中最常见的一种良性肿瘤,由平滑肌和结缔组织组成,常见于 30～50 岁的妇女。由于子宫肌瘤主要是由子宫平滑肌细胞增生而成,其中有少量纤维结缔组织作为一种支持组织而存在,故称为子宫平滑肌瘤。

【现代医学病因与病理机制】

子宫肌瘤的病因目前仍不十分清楚,可能涉及女性性激素水平异常、正常肌层的细胞突变及局部生长因子间的较为复杂的相互作用。

子宫肌瘤的发生发展可能是多因素共同作用的结果。本病多发生在生育期,青春期前及绝经后少见,提示其发病与雌激素水平有关,而孕激素有促进肌瘤有丝分裂、刺激肌瘤生长的作用。有学者认为生长激素与肌瘤生长有关,生长激素能协同雌激素促进有丝分裂而促进肌瘤生长,而人胎盘催乳素也能协同雌激素促有丝分裂作用。卵巢功能、激素代谢均受高级神经中枢的控制调节,故神经中枢活动对肌瘤的发病也可能起重要作用。因子宫肌瘤多见于育龄、丧偶及性生活不协调的妇女,长期性生活失调而引起盆腔慢性充血也可能是诱发子宫肌瘤的原因之一。资料显示,本病高发的危险因素与女性月经初潮年龄、生育次数和年龄、种族和遗传、口服避孕药、外源性雌激素类物质、肥胖、情志、饮食、职业有关。

【中医病因病机】

本病按照其临床表现和体征,当属于中医的"积聚""癥瘕"范畴。中医学认为,本病多因产后血室正开,胞脉空虚,风寒湿邪乘虚侵入胞宫,凝滞血脉,导致寒凝血瘀;或经期未尽,败血蓄于体内,瘀血聚集胞内;或正气虚弱,或郁怒伤肝,气滞血瘀,导致瘀血阻滞,结于胞中,渐聚成块;或嗜食辛辣、寒凉之物,寒湿、湿热停于体内,气滞血瘀发为"积聚""癥瘕"。总之,本病虚实夹杂,临床多从虚、从瘀而治。其中经产不慎,六淫乘袭,七情内伤,饮食劳逸是导致本病的主要原因,而瘀血内停是关键。

【诊断】

子宫肌瘤多无明显症状,临床表现为:①经量经期异常。月经量增多、经期延长或周期缩短,可为周期性出血。但亦可表现为不具有月经周期性的不规则阴道流血。②白带增多。肌壁间肌瘤使宫腔面肌增大,内膜腺体分泌增多。伴有盆腔充血导致白带增多,出现感染则有脓性白带。③下腹包块。如肌瘤较大可在腹部触及。④压迫症状。可出现尿频尿急,或排尿困难及尿潴留,或下腹坠胀不适、便秘等。其他症状可有下腹坠胀、腰酸背痛,经期加重等。子宫肌瘤的体征与肌瘤大小、位置、数目及有无变性有关。

【检查】

常规妇科检查,辅助超声检查可区分子宫肌瘤与其他盆腔肿块,MRI 可准确判断肌瘤大小、数目和位置。如有需要还可以选择宫腔镜、腹腔镜、子宫输卵管造影等方法。

【鉴别诊断】

子宫肌瘤常易与下列疾病混淆，应予以鉴别：子宫腺肌症及腺肌瘤；妊娠子宫；子宫恶性肿瘤；子宫内翻；子宫肥大症；子宫畸形；子宫内膜异位囊肿；卵巢肿瘤；盆腔炎性包块等。

【中医辨证】

子宫肌瘤"瘀血内停"是关键。辨证分型可分为气滞血瘀、气虚血瘀、寒凝血瘀、痰湿互结、瘀血内停等证型。①气滞血瘀证：下腹部有位置不固定的包块，腹部刺痛或胀痛，月经量多有血块，或漏下不止，周期紊乱，乳房胀痛，面色晦黯，舌淡有瘀斑，脉弦涩；②气虚血瘀证：月经期量较多，月经淋沥不断，色淡，腹中有结块，小腹坠胀，四肢无力，带下量多，舌质淡，脉虚涩；③寒凝血瘀证：下腹部检查有包块，遇寒加重，得温则减，月经量少淋沥不断，有血块，带下色白，量多，舌淡有瘀斑，脉虚细；④痰湿互结证：经期延长，腹中有结块，胸脘痞闷，带下量多，苔白，脉细；⑤瘀血内停证：肌肤不润，面色晦黯，胞中积块拒按，固定不移，时有疼痛，坚硬，月经淋沥不断，或量多，脉沉涩。

【现代医学治疗原则】

本病治疗需根据患者的症状、年龄和生育要求以及子宫肌瘤的大小、类型、数目综合考虑，对于无症状肌瘤可观察等待，进行随访；症状轻、近绝经年龄或者不适合手术者可行药物治疗；对药物治疗无效、症状重、体积大、引起不孕或流产、或者怀疑有肉瘤变的患者需进行经腹部、阴道或者宫腔镜及腹腔镜治疗。

【针灸治疗方法】

针对"瘀血内停"的中医病机特点，针灸治疗本病的原则是活血化瘀。同时针对不同的病理因素，配合行气、补气、散寒、化痰、祛湿等方法。

1. 毫针刺法

取穴：行经期（卵泡期）：十七椎、命门。

经后期：三阴交、太溪、肾俞、膈俞。

排卵期：气海、关元、子宫、足三里、复溜。

经前期：气海、关元、阳陵泉、太冲。

配穴：气滞加血海、太冲；气虚加脾俞；寒凝加关元温针灸；痰湿加脾俞、丰隆。

操作：患者平卧，局部穴位消毒，根据穴位解剖特点给予相应的针刺深度，均以平补平泻法为主。针感强度以患者能忍受为度。每周2～3次，每次30分钟，10次为1个疗程。

也可采用序贯疗法，在行经期以泻法为主，配合刺络放血疗法，重在活血化瘀；在经后期、经间期、经前期采用调经为主，兼顾扶正固本，培补肾元。经后期阴长阳消，当以滋肾养阴为主，使用肾俞、太溪等穴位；经间期重阴必阳，当以温肾活血以协助阴阳转化；经前期阳长阴消，则应注重培补肾阳，疏理肝气。

2. 耳穴疗法

取穴：子宫、内分泌、交感、皮质下。

配穴：脾虚加脾；肾虚加肾；气滞加肝。

操作：常规消毒后先针刺，有酸痛胀麻感为得气，行中强度刺激，留针30分钟。起针后另外一个耳廓行耳穴贴压治疗，嘱患者每日自行按压穴位3～5次，每次1～2分钟，强度以有得气感为宜，3～5日后换另一侧耳廓进行耳穴贴压。

3. 埋线疗法

取穴：八髎、关元、子宫。

配穴：寒凝血瘀者加足三里；气滞血瘀者加血海、膈俞；气虚血瘀者加脾俞；痰湿血瘀者加脾俞、丰隆。

操作：常规消毒，将置有医用无菌可吸收线装入埋线针。左手将穴位处皮肤提起，右手持针刺入到所需深度。当出现针感后右手慢退针管，将线体埋植在穴位的皮下组织或肌肉层内，棉球按压针孔片刻后结束。每10天埋线1次。

4. 穴位注射

取穴：中极、子宫、气海、足三里、次髎。

配穴：气滞血瘀取血海、膈俞；痰湿瘀结取丰隆、阴陵泉；湿热瘀阻取曲池、脾俞；肾虚血瘀取肾俞、血海。

操作：使用黄芪注射液或复方当归注射液等份混合。穴位常规消毒后，用5ml注射器抽取注射液适量，直刺得气后回抽无血再行注射，每穴1～1.5ml。起针后用消毒棉球按压针孔止血。每周2～3次，10次为1疗程。

5. 穴位贴敷

取穴：关元、气海、中极。

操作：采用三棱、莪术、大黄等中药，将药物研成粉末，加上黄酒调配成药饼，将药饼贴敷于穴位上，外贴胶布。每日 1 次，每次 6～8 小时，3 个月为 1 疗程，连续治疗 2 个疗程，疗程结束后复查 B 超以及相应的实验室检查。

6. 电针

取穴：子宫，关元，血海，三阴交，阴陵泉，地机，合谷。

配穴：气虚加脾俞；气滞加太冲；寒凝加关元温针灸；痰湿加脾俞、丰隆。

操作：穴位局部消毒，用一次性针灸针快速进针。得气后，接通电针仪，连续波，刺激强度以患者能忍受为度。每周 2～3 次，每次 30 分钟，10 次为 1 疗程。

7. 火针

取穴：中极、关元、水道、归来。

配穴：气滞血瘀型配合谷、照海；气虚血瘀型配照海、足三里、肾俞；痰瘀互结型配合谷、足三里。

操作：以中粗火针，采用速刺法，点刺不留针，针刺深度 0.5 寸左右。每周 2～3 次，10 次为 1 个疗程。

8. 刺络放血疗法

取穴：子宫、中极、八髎。

操作：局部皮肤常规消毒，用三棱针或采血针重刺 3～5 下，然后用抽气罐吸拔出血 3～5ml，留罐 10 分钟左右。

【按语】

针灸治疗子宫肌瘤时，首先需明确诊断子宫肌瘤的大小、类型、数目，对于需要手术的患者，应当提醒积极治疗，切不可一味采用保守疗法。对于无症状肌瘤，或症状轻，近绝经年龄或者不适合手术者，或者肌瘤小于 3cm 者，可进行针灸治疗。同时，B 超定期监测肌瘤大小。根据本病病机"瘀血内停"，针灸疗法多采用局部取穴配合循经取穴。疏通经络，活血化瘀，消补兼施，方能取得一定疗效。

本病的发生与性激素水平，尤其是雌、孕激素水平以及卵巢功能有关。针灸在行经期注重"祛瘀"的同时，在月经周期其他阶段需要调节患者激素水平。按照月经周期激素分泌情况，卵泡期的中晚期，卵泡分泌的雌激素逐渐增加，并于排卵前达到高峰；黄体期早期，血浆中的雌激素水平下降，到排卵后 1～2 日，黄体开始分泌雌激素，才又逐渐上升，而孕激素则持续上升直至最高峰。因此，在雌激素快速上升的经后期采用针灸序贯疗法，可滋阴养血，调补肝肾之阴；黄体期雌、孕激素水平均升高，需采用针灸疗法特别是灸法补肾助阳，调理肝气。通过针灸疗法，良性干预女性激素水平，调整下丘脑 - 垂体 - 卵巢 - 子宫轴，整体改善患者内分泌功能，达到标本兼治的目的。

子宫肌瘤常为多发性，并且不同类型肌瘤可同时发生于同一子宫，即多发性子宫肌瘤。其直径通常小于 1cm，无针对性药物治疗，也不适合手术疗法。对于该种情况，针灸治疗可以通过综合调整，改善内分泌紊乱现象而获得一定效果。

第十二节　心因性不孕

【概述】

心因性不孕系指由于心理障碍造成的不孕。患者本身并无器质性病变，但由于紧张、抑郁等不良情绪和心理因素，进而影响内分泌 - 自主神经系统 - 性腺激素，引起停经、输卵管挛缩、宫颈黏液分泌异常等而导致不孕。心因性不孕症是现代心身医学提出的全新概念。在生殖医学领域中，注意力几乎全部集中在生物学因素上，对心理因素尚很少重视。而心理因素在不孕症中所起的作用是复杂的，心理问题常与身体因素紧密联系在一起。如何认识心理因素在不孕症发病中的重要作用，并在治疗中采取相应的措施，是摆在妇产科临床医生面前的新课题。大量临床研究显示，针灸在心身疾病的防治方面有着无可比拟的优势与丰富积累，因而可能在治疗心因性不孕方面发挥重要作用。

【现代医学病因与病理机制】

现代医学认为，心因性不孕主要源于以下方面：①焦虑紧张的负面情绪使体内一些激素水平发生变化。催乳素、褪黑素以及内源性鸦片碱浓度增高，致使垂体功能受到不同程度的抑制，进一步使得由垂体调控的促性腺激素释放激素和促性腺激素的分泌也受到影响，干扰正常的排卵过程；②精神紧张通过自主神经的调节作用，对卵巢的血液供应、受精卵的顺利着床均起到不良影响，使生殖过程多个环节出现不同程度的紊乱；③从应激的角度来说，压力产生的应激作用可以激活下丘脑 - 垂体 - 肾上腺轴，增高来自肾上腺分泌的雄激素，对生殖系统产生影响。简言之，长期处于紧张焦虑状态下的妇女，通过下丘脑影响垂体前叶以及中枢神经介质的改变，进而影响性腺功能。抑制排卵，产生闭经或引起阴道、子宫及输卵管痉挛性收缩，宫颈黏液异常，盆腔淤血等,进而造成不孕。

ART作为治疗不孕症的有效手段之一,为广大不孕患者带来了生育希望,但同时也带来了身体上的痛苦与心理上的压力。有研究显示,心理因素与已知的生物学变量如年龄、不孕持续时间、IVF-ET治疗失败次数等一样是影响IVF-ET治疗结果的独立因素。一方面由于IVF-ET的侵入性和复杂性,如治疗时间长,每日需注射促排卵针,超声监测卵泡生长情况,抽血化验激素水平,激素类药物引起机体的不适等;另一方面由于所需费用昂贵,成功率不确定且在治疗过程中随时可能因出现异常情况而停止治疗。心理压力影响ART治疗结局的作用机制,目前认为可能与神经传导异常、儿茶酚胺的损耗及丘脑下部神经受体的异常干扰等因素有关。有报道称:焦虑、抑郁等心理因素会导致机体应激系统即HPA轴被激活,HPA轴的各个环节可从各个水平抑制生殖轴。表现为肾上腺皮质激素、催乳素过多分泌,雄激素过多。而下丘脑对压力的反应所释放出的亲皮质激素释放因子会抑制性腺激素释放因子的分泌,影响IVF-ET治疗过程中控制性超排卵的效果,从而影响IVF-ET治疗结局。

【中医病因病机】

情志因素在中医病因学中是重要的致病因素。《素问·举痛论篇》有:"余知百病生于气也。怒则气上,喜则气缓,悲则气消,恐则气下,寒则气收,炅则气泄,惊则气乱,劳则气耗,思则气结。"而明代李中梓"妇人之病,易伤七情"的论点更完善了情志与不孕之间的关联性。七情之中,以怒、思、恐对不孕影响最大。抑郁忿怒伤肝,致气郁气逆。肝失疏泄,气血不调,冲任不能相资,可导致不孕;忧思伤脾,每使气结。致脾失健运,痰湿内生,胞脉受阻,难以受孕;惊恐伤肾,每使气下。致气机紊乱,肾气摄纳无权,不能摄精成孕。因此,本病多以肾虚为本,肝郁、血瘀及痰湿为标。其中肝郁与其他病机的关系尤为密切。肝主疏泄,调畅气机,气行则血行。若肝郁气滞,易致血瘀;肝失条达,肝木乘土,亦会致脾胃运化失司,水液代谢失常,形成痰湿;肝与肾具有精血同源的关系,两者相互滋生,相互促进。因此,肝郁在不孕症的病程发展中扮演关键角色。

【诊断】

本病目前没有较明确的诊断标准。梅艾等于1972年提出了诊断心因性不孕症的3个标准:①夫妇在性交时有想要孩子的强烈愿望,但就是没有孩子;②必须搞清楚夫妻一方或双方不愿做父母,这可通过访谈时了解有关成长过程的资料来证实；③一定要有一个清楚的机制来解释，为什么渴望怀孕却不能受孕。汉弗莱于1984年指出用排除法诊断不孕症，即将那些无法解释病因的不孕症归结为心因性不孕症。随着研究不孕症的技术日新月异，对那些目前无法解释原因的不孕夫妇，最终都可能会证实存在某种病理因素。故像梅艾等提出的标准，对不孕原因的解释留有余地是较为中肯的。相信随着不孕症诊断技术的发展，其诊断标准将日趋完善。

【鉴别诊断】

本病的诊断需十分谨慎，需经各种诊断方法排除其他病因。

【中医辨证】

心因性不孕临症可有虚、实两个方面。虚者有肾虚、脾虚、血虚；实者肝郁气滞、寒凝血瘀和痰湿阻滞。

虚证属肾气虚者多伴头晕耳鸣，腰膝酸软，尿频，性欲淡漠，舌淡红，苔薄白，脉沉细；肾阴虚者多伴有手足心热，甚则潮热盗汗，心烦少寐，颧红唇赤，舌红，苔少或无苔，脉细数；肾阳虚者畏寒肢冷，腰痛如折，面色晦黯，或目眶黯黑，小便清长，夜尿多，大便溏，舌淡，苔白，脉沉弱；脾虚者多伴有神疲肢倦，食欲不振，脘腹胀闷，大便溏，面黄，舌淡胖有齿痕，苔白腻，脉缓弱；血虚者多伴头晕目花，心悸怔忡，少寐多梦，皮肤不润，面色萎黄，舌淡，苔少，脉细。

实证肝郁者小腹胀痛拒按，烦躁易怒，胸胁胀满，嗳气叹息，甚至精神抑郁，舌紫黯或有瘀斑，脉沉弦或涩而有力；寒凝血瘀者小腹冷痛拒按，得热则痛缓，形寒肢冷，面色青白，舌紫黯，苔白，脉沉紧；痰湿阻滞者形体肥胖，胸脘满闷，或面浮肢肿，神疲肢倦，头晕目眩，带下量多，色白质稠，舌淡胖，苔白腻，脉滑。

【现代医学治疗原则】

现代医学对不孕症的治疗主要是病因治疗，而对本病则以合理心理干预为主，根据病情，适当辅助抗焦虑与抗抑郁药。

【针灸治疗方法】

1. 毫针刺法

主穴：四神聪、百会、中脘、关元、子宫、卵巢、三阴交。

配穴：肾气虚者加肾俞、复溜；肾阴虚者加肾俞、太溪；肾阳虚者加肾俞、命门；脾虚者加脾俞、胃俞；血虚者加足三里、悬钟；气滞血瘀者加太冲、血海、膈俞；寒凝血瘀者加命门、膈俞；痰湿阻滞者加丰隆、阴陵泉。

操作：四神聪、百会等头部穴位，采用快速平刺进针，针体与皮肤呈10°～15°。针刺四神聪穴时，针尖朝向百会穴。当针尖到达帽状腱膜下层时停止进针，以得气为度；针关元穴时，用1.5寸毫针与皮肤成15°～30°向下斜刺1.0寸，施以捻转补法，使针感向会阴方向扩散；针三阴交时，用1.5寸毫针沿胫骨边缘，针尖稍朝上，与皮肤呈45°刺入，使针感向身体近端扩散。其余各穴均以1.5寸毫针迅速刺入透皮，后徐徐进针，施以轻度提插捻转，至针下稍有沉紧感即可。手法宜轻柔，切忌峻补重泻，留针30分钟。一般隔日针1次，10次为1疗程，疗程间休息3～5天，再行下一疗程。

2. 灸法

取穴：关元、肾俞、三阴交。

配穴：脾虚者加脾俞、足三里。

操作：待针刺入穴位得气后，于针柄尾端置入长度3cm，直径2cm的艾段，需与皮肤保持一定距离自下而上点燃施灸，待患者自觉皮肤发烫后，在艾灸与皮肤之间垫小块隔板，防止温热感过强出现烫伤现象。每次选择2个主穴，1个配穴进行艾灸，每穴1壮，隔日1次。

3. 耳穴疗法

取穴：神门、心、肝、内分泌、皮质下。

操作：每次取选取以上2～3穴，毫针刺入后接电针，低频刺激，强度以患者耐受度为宜，每次30分钟，隔日1次。双侧耳穴交替使用，经期停止治疗。也可选用耳穴贴压治疗，选穴同上。留埋期间每天用手指按压所压耳穴3～4次，每次1～2分钟，以耳朵微微发热为佳。

4. 经皮电刺激疗法

主穴：内关、足三里、三阴交。

操作：在穴位处贴专用电极贴片，相邻穴位分别连接2对电极联线，治疗频率为100Hz。电刺激强度为20mA，每次30分钟，每日治疗1次。

5. 火针疗法

取穴：关元、脾俞、肾俞。

配穴：膈俞、次髎、三阴交。

操作：患者取卧位，穴位常规消毒，选用钨锰合金细火针，加热待针身发白后，迅速刺入上述穴位约20mm。出针后立即用消毒棉球按压针孔，防止感染。

6. 穴位按摩

取穴：头部（百会、太阳）、后枕部（风池）、内关、三阴交、涌泉。

操作：患者自行按揉以上穴位，每穴点揉 5 分钟左右。每日或隔日按摩 1 次，治疗 10 次为 1 疗程。

7. 穴位埋线

取穴：风池、中脘、气海、关元、足三里、三阴交。

配穴：脾虚加脾俞；肾虚加肾俞、命门；肝郁气滞加肝俞；痰湿阻滞加丰隆。

操作：患者埋线部位局部皮肤常规消毒，医生双手戴一次性无菌手套。左手捏起进针部位，右手持一次性免穿线蛋白线埋线针快速刺进穴位处皮肤。进入脂肪层稍有阻力后，缓慢将埋线针退出皮肤，再次消毒出针部位即可。埋线治疗 10～15 天 1 次，6 次为 1 疗程。

8. 穴位注射

主穴：气海、关元、足三里、三阴交、心俞、肝俞。

操作：每次选 2～4 穴，用 1ml 注射器 7 号针头抽取 2ml 维生素 B_{12}。穴位皮肤常规消毒，快速直刺进入皮下，达到一定深度。患者有明显麻胀感后抽无回血，缓慢注入药液。出针后用消毒干棉球按压针孔片刻，隔日 1 次。

【按语】

基于心理因素在不孕症中的重要作用，对不孕症患者进行合理的心理干预开始被人们所关注。国外的心理干预发展已经进行多年，较为成熟，通常称为心理治疗。是在一定的心理学理论体系指导下改变患者的感受、认知、情绪和行为等，从而改善其心理状态、行为方式以及由此引起的各种躯体症状。国内在临床方面，通常采用的是在进行正规治疗的同时按初诊、复诊、咨询、人工辅助生殖技术等各个阶段给予一定心理干预。但迄今为止，对不孕症患者进行的心理咨询及治疗还在探索阶段，国内大多数生殖中心并没有配备专业的心理治疗师，没有形成完善的心理干预。随着抗焦虑、抗抑郁药物的诞生和发展，苯二氮䓬类、选择性 5- 羟色胺再摄取抑制剂等药物常被用于缓解各类疾病产生的焦虑、紧张等状态，但此类药物均存在一定的缺陷。同时在不孕不育领域，前来就诊的不孕患者多为身体基本健康人群。绝大多数患者并不属于临床诊断意义上的焦虑症和抑郁症，仅是心理方面不自主的存在一定压力，并且这些压力往往容易被患者所忽视。因此，通常的抗焦虑、抗抑郁药物也不容易为不孕患者所接受。针灸疗法疗效显著安全，可以在本病的治疗中发挥重要作用。

毫针刺法为本病的传统方法，其可选穴位多。可通过适当刺激起到调整气机、安神宁志的作用；耳穴疗法对于抗焦虑与抗抑郁有其特殊功效，且可以针刺与穴位埋针并用，以保持针灸效果；经皮穴位电刺激疗法则是现代医学与传统中医相结合形成的一种新型疗法。其原理是通过特定的低频率脉冲电流输入人体，形成模拟人体生物电的微弱电流，进而治疗疾病。与传统中医手针相比，经皮穴位电刺激可以设定固定的刺激频率及强度，穴位得气感强，操作者只需通过简单的培训即可自行使用。且可以有效避免毫针刺破皮肤带来的疼痛感，有利于较长期使用。而穴位埋线与穴位注射、火针等可以根据临床症状与证型酌情使用。这些方法对于控制不孕伴随的一些症状疗效十分显著。随着症状的改善，也可以很好地缓解患者的焦虑与抑郁情绪而有助于受孕。

第十三节　卵巢储备功能下降

【概述】

卵巢储备功能是指由卵巢内存留卵泡数量和质量决定的卵巢皮质区形成可受精的卵母细胞功能。卵巢的储备功能决定患者能否及采用何种辅助生育技术怀孕，便于制订个体化超排卵用药方案，以提高卵子利用率和患者妊娠率，减少用药量。卵巢产生卵子的能力减弱，卵母细胞质量下降，导致生育能力下降，称为卵巢储备功能下降（DOR）。当 DOR 时，就意味着获卵数及可供移植胚胎数减少，妊娠率降低。DOR 是卵巢早衰的序幕。研究表明，从 DOR 到卵巢早衰是一个渐进性的过程。若不及早进行干预治疗，可在 1～6 年间发展为卵巢早衰。有文献报道，DOR 在女性人群中发病率约为 10%，并有上升趋势。

【现代医学病因与病理机制】

现代医学认为，本病可能源于先天性卵子数量较少，正常卵泡闭锁过程加速或出生后卵子被不同机制破坏致使卵泡过早耗竭。随着人们对卵巢功能调节的认识不断深化，传统的下丘脑 - 垂体 - 卵巢轴（HPO）已不再是卵巢功能的唯一调节因素。在卵巢局部还存在着一个多因子调节系统或网络，以旁分泌、自分泌形式参与卵巢周期性优势卵泡选择、排卵、性激素合成等，通过调控促性腺激素受体，影响其对卵巢的作用。若这一过程中的任何环节受到破坏都有可能造成卵巢功能下降甚至最终发展为卵巢早衰（POF）。

除了遗传与基因因素外，以下几种因素都可能导致 DOR。

1. 年龄　随着年龄的增长，卵母细胞的数量及质量逐渐下降，卵泡闭锁加快，颗粒细胞增殖率下降，凋亡率升高。这些因素均可导致 DOR。

2. 免疫学因素　免疫功能异常可直接或间接影响卵泡生长、发育和成熟，从而影响卵巢功能。有些 DOR 患者同时患有其他自身免疫性疾病，如桥本甲状腺炎。而血中自身免疫抗体的产生也是 DOR 的原因之一。如抗卵巢抗体（AOA）、抗卵子透明带抗体、抗心磷脂抗体（ACA）、抗核抗体（ANA）等可引起颗粒细胞、黄体细胞等卵巢特异性靶细胞损伤，使卵泡过度闭锁。某些细胞因子直接作用于 B 细胞，促进 B 细胞增殖、分化和分泌免疫球蛋白，也可以诱导细胞毒性 T 淋巴细胞、自然杀伤（NK）细胞和淋巴细胞激活的杀伤（LAK）细胞等的分化和效能，导致卵巢抗原靶细胞损伤和凋亡及卵巢的过度损伤和凋亡，造成卵泡过度闭锁，排卵障碍，最终导致 DOR 及 POF。

3. 子宫内膜异位症（EMT）　该病困扰着 7%～50% 育龄妇女，为约 6% 不育夫妇的主要不育原因。BMT 可能造成输卵管卵巢解剖粘连，血清和卵泡液中激素水平异常，腹腔液成分改变，以及子宫内膜环境改变。临床表现为卵泡发育受损，卵泡期延长，卵母细胞质量下降，受精率下降以及低着床率。

4. 医源性因素　包括药物与手术因素。长期服用抗风湿药物雷公藤、抗精神病药物、大剂量（800mg）地服用达那唑等都可能造成 DOR。而手术因素，尤其是腹腔镜电灼及子宫动脉栓塞术，都可能发生非目标性卵巢功能损伤。输卵管切除术及卵巢囊肿经手术后对卵巢储备功能有一定影响，而放疗、化疗对 DOR 也有重要影响。

5. 感染因素　青春期女性及幼女患流行性腮腺炎，结核性、淋菌性、化脓性盆腔炎，衣原体感染导致的卵巢炎，水痘病毒、巨细胞病毒感染等也较易造成卵巢的损伤。

6. 情志因素　精神情绪与卵巢功能的衰退二者有着密切关系。具有明显精神创伤、精神脆弱过敏、性格内向、常烦躁易怒、离婚或寡居的女性，往往进入中年后较正常妇女的卵巢功能会出现明显的衰退，甚至发生 POF。这是因为长期在情绪不稳、心情抑郁、焦虑等不良情绪困扰和刺激下，中枢神经系统与下丘脑 - 垂体 - 卵巢轴功能失调，导致卵泡刺激素、黄体生成素异常分泌，排卵功能障碍，闭经，严重者发生 POF。

7. 环境因素　逐渐增多的环境污染也成为越来越多女性有 DOR 乃至 POF 的原因。如烟草会通过损害原始卵母细胞和增加雌激素在肝内的代谢，造成生殖轴的紊乱，从而导致卵巢功能的衰退。而橡胶、塑料、化学制剂、居室或办公室装修异味、周围长期有噪声均为 DOR 的危险因素。

【中医病因病机】

传统中医学中并没有"卵巢储备功能降低"的病名,按其临床表现,可归属于"不孕""经断前后诸证""月经先后不定期"等范畴。中医学认为,肾为先天之本,主宰女性生殖。肾之功能的强弱不光对女性月经来潮产生影响,更与其孕育胎儿的能力密切相关。肾藏精,精化气。肾气充盛,天癸成熟,冲任通畅,气血调和。男精壮,女经调,适时而合,两精相搏,胎孕乃成。若先天肾气不足,天癸乏源,久病大病,房事不节,反复流产损伤肾气;或房劳多产,久病失血耗损真阴;阴虚内热,热扰冲任血海;或情志不遂,肝气郁结,瘀滞冲任,均可发为不孕症。总之,中医学认为,女性的月经、带下、妊娠、分娩全过程都受肾 - 天癸 - 冲任 - 胞宫这一生殖轴调节,内因或外因使生殖轴功能受损,则会导致不孕。该病以本虚为主,兼有标实。主要证型有肾虚不孕、脾虚不孕、肝郁不孕、瘀阻不孕、气血虚弱不孕及冲、任、督、带脉受损所致不孕。

【诊断】

1. 有 DOR 高危因素,单卵巢、卵巢手术史或者年龄≥40 岁。

2. 一次常规方案促排卵,取卵数≤3 个。

3. 一次非正常的卵巢储备功能测试,例如:窦卵泡数<5～7 个,或者抗苗勒管激素(AMH)<0.5～1.1ng/ml。

以上三条符合任意两条即可诊断为 DOR。

【检查】

1. 实验室辅助检查　女性基础性激素六项检查,在早卵泡期(月经第 2～3 天)抽取血标本检查雌激素(E_2)、促卵泡激素(FSH)、黄体生成素(LH)、泌乳素(PRL)、雄激素(T)、孕激素(P)。

2. 抗苗勒管激素测定　小于 0.5～1.1ng/ml 为 DOR。

3. 阴道 B 超观察　观察基础窦卵泡数(AFC)(直径 2～10mm 的卵泡)、卵巢体积。

【卵巢储备功能的评价】

1. 年龄　女性的生育能力随着年龄增长而逐渐下降。年龄是判断卵巢储备能力的直观指标。女性高质量的卵子主要分布在 25～35 岁之间,该年龄段内 ART 患者的优质胚胎及临床妊娠的比率显著高于<25 岁和>35 岁年龄段的患者。一般女性 35 岁以后,颗粒细胞的增生率下降,产生激素水平能力下降,不仅卵泡的数量急剧减少,而且卵细胞质量下降。

2. 基础卵泡刺激素（bFSH）　月经周期的第 2～4 天测得的血清卵泡刺激素称为基础卵泡刺激素，能够反映卵巢的储备功能。年龄增加后，卵巢对促性腺激素的反应降低，通过负反馈调节，下丘脑分泌的促性腺激素释放激素反应性增加，引起 FSH 升高。目前对于预测 DOR 的 bFSH 值尚无统一标准。普遍认为，bFSH>10U/L 提示 DOR。但是 bFSH 在反映卵巢储备功能中具有相对滞后性。部分患者 bFSH 水平尚正常，临床即可表现出卵巢反应低下；而当 bFSH 出现升高时，往往提示卵巢功能已明显下降。出现此种现象主要是因为升高的 FSH 使卵泡提前募集、生长，生长的卵泡分泌 E_2 增高，抑制下丘脑 - 垂体 - 性腺轴的负反馈机制，垂体生成 FSH 减少，使 bFSH 在卵巢储备功能刚开始下降的一段时间内并不表现异常。因此，bFSH 预测卵巢储备的敏感性较差，需要结合其他指标共同评估。

3. 基础雌二醇（bE_2）　月经周期的第 2～4 天测得的血清雌二醇称为基础雌二醇，主要来源于颗粒细胞，由生长卵泡产生。bE_2 同 bFSH 一样具有周期波动性。当 DOR 时，bE_2 的升高早于 bFSH 升高出现。bE_2 用于评估 DOR 的阈值尚无统一标准。一般认为，bE_2>80pg/ml 或<20pg/ml 可预测卵巢低反应，IVF 中周期取消率上升；当 bE_2 水平>100pg/ml 时，即使 bFSH<15U/L，临床妊娠率也极低。

4. 基础卵泡刺激素 / 基础黄体生成素（bFSH/bLH）　正常情况下，随着生理年龄增长，bFSH 和 bLH 均会上升，bFSH 上升得更早、更明显。即使 bFSH 和 bLH 仍各处在正常范围，bFSH/bLH 也有可能已经出现异常。因此，DOR 首先表现为 bFSH/bLH 的升高。但是对于 bFSH/bLH 预测 DOR 的阈值，同样尚无统一标准。一般认为，bFSH/bLH>2 提示卵巢反应性差。多数学者认为，当 bFSH/bLH>3.5 时，IVF 周期取消率高，其临床妊娠率几乎为零。

5. AMH　AMH 在女性中主要由卵巢中次级卵泡、窦前卵泡及小的窦卵泡（D<4mm）的颗粒细胞分泌，D>8mm 的卵泡几乎不分泌；AMH 可控制卵泡的早期生长发育和决定卵泡募集的数量。作为唯一由初级卵泡、小中窦卵泡的颗粒细胞分泌的细胞因子，能够如实地反映原始卵母细胞池的大小，预测卵泡的活性。AMH 分泌及作用独立于下丘脑 - 垂体 - 性腺轴控制之外，不依赖促性腺激素，受周期影响小，血清检测方便且稳定，其敏感性和特异性均高于基础性激素及抑制素 B。但对于预测卵巢储备功能及 C0H 中的卵巢反应性的 AHM 阈值，目前尚无统一标准。美国生殖医学协会 2015 年最新指南提出：以一般 IVF 人群为样本，AMH0.2～0.7ug/L 对卵巢反应性评估的敏感度和特异性分别为 40%～97%、78%～92%。

6. **基础窦卵泡（AFC）**　AFC 是成熟卵泡的前体，其数目能够间接反映卵泡池中剩余的原始卵泡数目，即卵巢储备状况，其数目与年龄呈负相关。该指标能预测卵巢反应性及 IVF 的结局。即便对于基础 FSH 正常的 DOR 患者，也是重要的判定标准。对于 AFC 评测卵巢储备功能的阈值，目前尚无统一标准。美国生殖医学会（ASRM）2012 指南指出，AFC<3～4 个（双侧卵巢）时，对卵巢低反应的预测特异性高（73%～100%），但灵敏度较低（9%～73%）。

7. **卵巢体积**　卵巢体积的测量一般建议在早卵泡期（月经第 3～5 天），此时可减少优势卵泡对测量值的影响。卵巢体积与原始卵泡储备、生长卵泡的数目有关，但并不能反映卵泡质量。一般认为，卵巢体积<3cm^3 可作为预测 IVF 周期取消率的阈值，特异性为 92%。

【中医辨证】

本病以月经量少，月经稀发，甚至闭经，不孕为主症。伴有不同程度的围绝经期症状。如面部潮热，烦躁易怒，心悸失眠，胸闷头痛，性欲减退，阴道干涩等症。根据临床辨证，又可呈现不同症状。

1. **肾虚血瘀型**　月经延后，月经量少，色黯有块，小腹痛，块下痛减，腰骶酸痛，头晕耳鸣，潮热汗出，性欲减退。舌淡或紫黯，边有瘀斑，脉沉细或沉涩。

2. **肾虚肝郁型**　月经量少，经期先或后，或先后不定，不孕，乳房胀痛，腰膝酸软，经色黯红，有血块，胸胁胀痛，时叹息，少腹胀痛，头晕耳鸣，舌淡，苔薄白，脉弦或沉弦。

3. **肝肾阴虚型**　月经先期，经量多或少，不孕，腰膝酸软，头晕耳鸣，两目干涩，口干咽燥，五心烦热，性欲减退，舌质红，苔薄白或少苔，脉弦细。

4. **痰湿凝滞型**　月经后期，经量少，色淡红或淡黯，质粘腻如痰，不孕，带下多黏腻，胸闷呕恶，形体肥胖，腰膝酸软，头晕耳鸣，舌淡苔白腻，脉沉或滑。

5. **脾肾两虚型**　月经先期或后期，经量或多或少，色淡红，质稀，不孕，神疲乏力，心悸气短，少气懒言，面色萎黄，或伴小腹空坠，头晕眼花，食少纳差，舌淡苔白，脉细弱。

6. **气滞血瘀型**　月经后期量少，色紫黯，有血块，痛经，不孕，胁肋胀痛，腹胀，舌淡红，苔薄白或黄，脉弦涩。

【现代医学治疗原则】

本病尚缺乏特异性疗法。除了一般生活心理干预外，多采用雌孕激素序贯疗法,脱氢表雄酮(DHEA)与生长激素治疗。体外受精-胚胎移植(IVF-ET)已成为治疗 DOR 合并不孕患者的常规方法。其他可采用一些盆底康复技术等。

【针灸治疗方法】

1. 针灸序贯疗法　按月经周期中的经前期(黄体期),行经期(月经期),经后期(卵泡期),排卵期分期采用针灸序贯疗法治疗。经前期取穴:气海,关元,阳陵泉,太冲;行经期取穴:十七椎,命门;经后期取穴:三阴交,太溪,肾俞,膈俞;排卵期取穴:气海,关元,子宫,足三里,复溜。经前期前半段针刺后加用温针灸,后半段留针期间则加用电针治疗,采用疏密波,频率 2/30Hz,电流强度 1～2mA,以患者局部有酸胀而无疼痛感为度;行经期上穴加用刺络拔罐,经后期针刺以平补平泻法,留针 30 分钟;排卵期针刺后,腹部置艾灸箱以 2 段 2cm 长艾段点燃灸腹部。每周治疗 2 次,三个月为 1 疗程。期间可进行相关检测判断针灸疗效。

2. 毫针刺法

分期取穴:月经期:百会、三阴交、地机、太溪、十七椎、次髎。

经后期:百会、中脘、气海、关元、天枢、血海、归来、太溪。

经间期:百会、关元、大赫、卵巢、肾俞、次髎、复溜、太冲。

经前期:天枢、中脘、大赫、复溜、加关元、气海、足三里温针灸。

以上穴位均采用常规刺法,行平补平泻手法,每周三次,间隔 1～2 天,每次 20 分钟,三个月为 1 疗程。

3. 灸法

取穴:关元、肾俞、三阴交。

配穴:脾虚者加脾俞、足三里。

操作:待针刺入穴位得气后,于针柄尾端置入长度 3cm,直径 2cm 的艾段,需与皮肤保持一定距离自下而上点燃施灸。待患者自觉皮肤发烫后,在艾段与皮肤之间垫小块隔板,防止温热感过强出现烫伤现象,每次选择 2 个主穴,1 个配穴进行艾灸。每穴 1 壮,隔日 1 次。

4. 耳穴疗法

取穴:子宫、内分泌、腹、肾、皮质下。

操作:每次取选取以上 2～3 穴,毫针刺入后接电针,低频刺激,强度以患者耐受度为主,每次 30 分钟,隔日 1 次。双侧耳穴交替使用,经期停止治疗。也可选用耳压贴压治疗,选穴同上。留埋期间每天用手指按压耳穴 3～4 次,每次 1～2 分钟,以耳朵微微发热为佳。

5. 火针疗法

取穴:关元、脾俞、肾俞。

配穴:膈俞、次髎、三阴交。

操作:患者取卧位,穴位常规消毒,选用钨锰合金细火针,加热待针身发白后,迅速刺入上述穴位约 20mm。出针后立即用消毒棉球按压针孔,防止感染。

6. 穴位按摩

取穴:腹部及腰骶部反应点、肾俞、关元、足三里、三阴交。

操作:患者取仰卧位,医者在腹部,尤其是下腹部寻找阳性反应点,点揉 5 分钟,再将腹部肌肉抖动数次,最后点按关元穴 5 分钟。患者再取俯卧位,于腰骶部寻找阳性反应点,点揉 5 分钟后,在肾俞、八髎穴进行揉法、擦法,使局部微微发热为度。最后按足三里、三阴交,每穴点按 5 分钟。每日或隔日按摩 1 次,治疗 10 次为 1 疗程。

7. 穴位埋线

取穴:中脘、关元、天枢、归来、子宫、三阴交。

配穴:脾虚加脾俞、足三里;肾虚加肾俞、命门;气滞血瘀加肝俞;痰湿阻滞加丰隆、足三里。

操作:患者埋线部位局部皮肤常规消毒,医生双手戴一次性无菌手套,根据患者埋线部位距离,选取合适的埋线针型号。医生左手捏起进针部位,右手持一次性免穿线蛋白线埋线针快速刺进穴位处皮肤,进入脂肪层稍有阻力后,缓慢将埋线针退出皮肤,再次消毒出针部位即可。埋线治疗 10～15 天 1 次,6 次为 1 疗程。

8. 穴位注射

主穴:关元、子宫、次髎、肾俞、三阴交。

操作:使用 10ml 注射器 5 号针头抽取黄芪、当归注射液各 2ml。穴位皮肤常规消毒,快速直刺进入皮下,达到一定深度,患者有明显麻胀感后抽无回血,缓慢注入药液,每穴 1～2ml。出针后用消毒干棉球按压针孔片刻,每次选择 2～3 穴位交替进行注射,每日 1 次。

9. 经皮电刺激

主穴:关元、子宫、三阴交。

配穴:肾气虚者加肾俞、太溪;肾阴虚者加肾俞、太溪;肾阳虚者加肾俞、命门；脾虚者加脾俞、胃俞；血虚者加足三里、悬钟；气滞血瘀者加太冲、血海、膈俞；寒凝血瘀者加命门、膈俞；痰湿阻滞者加丰隆、阴陵泉。

操作：在穴位处贴专用电极贴片，相邻穴位分别连接 3 对电极联线。治疗频率为 100Hz。电刺激强度为 20mA，每次 30 分钟，每日治疗 1 次。

【按语】

卵巢是女性的性腺，其主要功能是产生卵子、排卵、分泌女性激素，这两种功能分别成为卵巢的生殖功能和内分泌功能。DOR 患者因卵巢的生殖、内分泌功能下降，会影响患者的生育力，降低自然受孕和人工受孕的成功率，直接影响 ART 的最终结局，而成为目前妇科内分泌、生殖界的研究热点。目前，现代医学尚无公认有效的解决方案，干细胞移植等方法尚在临床试验阶段，其适应证也受到诸多限制。因此，除了生活方式的调整，维生素 E、辅酶 Q10 等非特异性药物外，DHEA 是目前唯一比较认可的能提高卵巢功能的药物。但激素替代因有潜在的致癌性以及对心血管、对肝肾功能的损害，以及国内民众的观念，限制了其在国内的使用。大量研究及我们的临床实践显示，本病针灸疗效显著。可以改善卵巢功能，调节月经节律，提高胚胎种植率和临床妊娠率，并进而影响 ART 结局，是极有开发与应用价值的治疗方法。

本病的治疗中，采取与月经周期相对应的针灸序贯疗法十分重要。从中医角度分析，行经期一方面祛除陈旧的瘀浊，另一方面已开始启动新周期，是新旧交替的时期。选用十七椎、命门穴，配合刺络拔罐疗法，意在促进血行，活血化瘀；经后期选用肾俞、膈俞以补肾调血，三阴交、太溪以健脾补肾，使气血旺从而荣养胞宫。卵泡顺利发育，排卵期选用气海、关元、子宫、足三里等穴助阳长阴；局部以艾灸温经通脉，使阴阳转化，黄体功能健全，以利卵泡能更好发育及排出。经前期至下一个月经来潮有 10～15 天时间，其前半期往往阳长不及。故选用气海、关元穴，并辅以灸法可补肾助阳，温暖胞宫，辅助阳长；而经前期的后半期常心肝火旺，故加用阳陵泉、太冲穴，并加用电针以清心宁肝理气，调理胞脉。在针灸序贯疗法的前提下，怎样结合患者自身特点，或用火针、或用埋线、或用穴位注射，或用特色灸法，方能达到更好治疗效果。

针灸在 ART 中的应用是临床新课题，近年来很多研究人员在针刺时机与方法方面进行了有益尝试。以往针灸与 ART 的配合应用，往往集中于取卵与胚胎移植的很短时间里。但求助针灸治疗的患者年龄普遍较大，卵巢功能衰退明显，在很短时间内试图改变卵巢储备功能并不现实。笔者在大量临床实践的基础上提出针灸序贯疗法。该方法一般将治疗疗程定为三个月，更符合卵泡生长与发育规律。是在辨病的基础上,辨证选穴及实施相应的刺激方法,更能适应疾病性质与患者功能状态,因而临床疗效更为保证。我们曾对 63 例患者随机分组,分析比较观察组治疗前后卵巢储备功能指标(FSH、E_2、窦卵泡数、获卵数、受精数、优质胚胎数),同时比较两组患者 IVF-ET 周期治疗结局(周期取消率、胚胎种植率、临床妊娠率)的差异。结果显示,针灸序贯治疗组诸项指标均优于对照组。这提示针灸序贯疗法能有效改善患者的卵巢储备功能,进而提高体外受精 - 胚胎移植的临床妊娠率,值得在临床上推广运用。

第十四节　男性不育症

【概述】

世界卫生组织规定,夫妇同房一年以上,未采取任何避孕措施,由于男方因素导致女方不孕者,称为男性不育。男性不育症根据临床表现,可分为绝对不育和相对不育两种。根据不育症的发病过程,又可分为原发不育和继发不育。前者指夫妇双方婚后从未受孕者,后者指男方或女方有过生育史(包括怀孕和流产史),但以后由于疾病或某种因素干扰了生殖的某环节而致连续三年以上未采取避孕措施而不孕者。男性生殖环节很多,其中任何一个环节受到疾病或某种因素干扰和影响,都可导致生育障碍。

【现代医学病因与病理机制】

男性不育症不是一个独立的疾病,是由一种或多种疾病因素、理化因素及不良生活方式作用于男性众多生殖环节后所导致的一种病症。引起男性不育的病因有很多。国内刘兴章在 1756 例无精子症研究中提出先天性异常、特发性无精子症、梗阻性无精子症、获得性睾丸损伤、内分泌病因、精索静脉曲张分别为 1164(66.3%)、321 例(18.3%)、114 例(6.5%)、71 例(4.00%)、7 例(0.4%)、79 例(4.5%)。向桂桥在 6498 例男性不育症病因分析研究中提到,在男性不育患者中生殖道感染占 52.91%,继发性不育 70.50%;在 2000 年后的 1293 例患者中,23.82% 诊断为非淋菌性尿道炎,炎症为其发病的重要原因。国外 7057 例男性不育患者病因统计结果:其中性功能障碍 1.7%,泌尿生殖道感染 6.6%,先天性畸形 2.1%,睾丸获得性疾病 2.6%,精索静脉曲张 12.3%,内分泌紊乱 0.6%,免疫性因素 3.1%,其他异常 3.0%,特发性精液异常或不明原因 75.1%。可见国内外不育症病因的统计分析有较大差异。临床资料显示,一些致病因素之间可能存在因果联系,如附属性腺感染和免疫学因素。而不同因素对精子质量下降存在倍增效应。这意味着生活方式、生殖以及可能的遗传因素可能协同放大了每一个单一因素的不良作用。

男性不育症的病理主要是从精子产生到精卵结合过程的障碍，包括以下四个方面：①精子产生障碍；②精子输送异常；③精子和卵子结合障碍；④性功能障碍。涉及 10 个男性生殖环节。男性生殖系统的组织解剖、遗传、分化与发育，男性生殖系统的神经内分泌调节，睾丸的精子发生，精子在附睾中成熟，精子排出过程中与精囊、前列腺分泌的精浆混合而成精液。精液的储存（附睾尾、精囊），精子从男性生殖道排出体外并输入到女性生殖道内（勃起与射精），生殖免疫（血睾屏障 / 血附睾屏障 / 精浆免疫抑制物），精子在女性生殖管道内运行与获能，精子在女性输卵管内与卵子受精。这众多环节中任何一个部分有问题均会影响生育。

影响精子产生的因素有很多。如营养不良、染色体的异常、睾丸的病变、肾上腺疾病、甲状腺疾病、糖尿病、感染性疾病累及睾丸、性腺功能低下、慢性呼吸系统疾病、医源性损伤、药源性损伤、放射性损伤、精索静脉曲张、肿瘤及环境和职业因素等都可能作用于睾丸从而影响到睾丸的生精功能，导致少弱畸形精子症的发生。或者诱发产生精子抗体，导致不育。另一方面，男方的精子是否可以输入到女方体内，比如严重阳痿和早泄等均可导致精液无法顺利进入女性体内，或者部分男性勃起正常但无法阴道内射精，从而造成男性不育。再者，精子需要经过输精管、射精管进入女性生殖道，经过千重万险才能遇到卵子，才能精卵结合，孕育胚胎。输精管先天畸形、特异性、非特异性炎症导致输精管或者射精管的炎症或堵塞、男性的逆行射精，都有可能导致精子无法进入女方体内与卵子结合，从而导致不育。另外，男性或者女性体内产生的精子抗体，透明质酸酶缺乏等因素，可以导致精子难以通过卵子的透明带，最终不能进入卵子内而形成受精卵，也有可能导致男性不育。

【中医病因病机】

本病属中医学"不育""无子""不福"等范畴。中医学认为，男性不育因素复杂，先、后天因素都可引起：①先天因素，包括先天禀赋不足及生殖系的先天畸形。②夫妻房劳过度。③情志失调引起肾阴阳失调，脏腑气血功能紊乱，精气藏泄失宣。④久病劳损，或劳倦太过，伤及于肾，肾气耗伤。⑤劳损太过损伤筋脉，致筋脉不和，气血不畅，肾精瘀阻。⑥饮食不节。过食生冷，完谷不化，或嗜食肥甘，脾胃损伤。⑦毒邪侵袭，外阴不洁或不洁性交，淫毒侵染，或感受风热、疫毒、风寒之邪，邪毒下注，导致淋病、血精、梅毒、浊精等。

⑧男子生殖器损伤，脉络受损，瘀血内阻。以上种种，均可影响脏腑功能状态及气血盛衰。其中尤与肝、脾、肾三脏关系密切。

【诊断】

1. 病史

（1）家族史：询问父母身体健康状况，是否近亲婚配，有无先天性遗传性疾病家谱，母亲是否有早产、流产、死胎和堕产史。通过家族询问，可以为诊断影响生育力的先天遗传性疾病提供线索。

（2）生育史：应当确定男方是否从未使一个女子受孕（原发性不育），还是曾经使一个女子受孕而不管这个女子是不是他现在的配偶（继发不孕）。

（3）既往史：既往是否有腮腺炎、睾丸炎、库欣综合征等，是否抽烟、酗酒等。

（4）其他对生育可造成影响的因素：如持续高温作业、农药和杀虫剂、重金属、电焊工、驾驶员、油漆工、长期印刷工人、电子工业工作者、污水处理工作者、消防队员等。是否长期食用粗制生棉籽油，因为棉籽油中含有棉酚，会强力抑制睾丸生精作用，引起睾丸生精障碍而致不育。

2. 体格检查

（1）全身情况：如体型、发育营养状况、血压、胡须、腋毛、阴毛分布、乳房发育等情况。

（2）外生殖器检查：注意阴茎的发育，尿道开口位置，睾丸的位置、大小、质地、有无肿物及压痛等。我国成年男性正常睾丸容积一般为 15～25ml，若 <11ml 则提示有生精障碍。附睾、输精管有无结节、压痛或缺如；精索静脉有无曲张。

（3）前列腺和精囊触诊：肛门指诊触摸前列腺和精囊的大小、硬度、有无结节及压痛，并做前列腺液的常规化验。

3. 实验室检查

（1）精液检查：我国精液常规检查正常标准为精液量 2～6ml/次；液化时间 <30 分钟；pH 值为 7.3～8.0；精子密度正常值为 >$20×10^6$/ml，精子活动率 ≥60%，活力 a 级 >25%，或活力（a+b）>50%，精子畸形率 <40%。由于精子数目及精子质量经常变化，应连续检查 3 次后取平均值。

（2）尿液及前列腺液检查：尿中白细胞增多可提示感染或前列腺炎。射精后尿检发现大量精子可考虑存在逆行射精。前列腺液镜检白细胞 >10 个 /HP，应做前列腺液细菌培养。

（3）生殖内分泌激素测定：包括睾酮 T、LH、FSH 等生殖内分泌激素。结合精液分析和体检，可以提供鉴别不育症的原因。如 T、LH、FSH 均低可诊断继发性性腺功能减退症；单纯 T 下降，LH 正常或偏高、FSH 增高即可诊断为原发性性腺功能衰竭；T、LH 正常，FSH 升高诊断为选择性生精上皮功能不全；T、LH、FSH 均增高，诊断为雄激素耐受综合征。

（4）抗精子抗体检查。

（5）睾丸活检：该方法对于判别不育症的病因有重大意义。

（6）阴囊探查术：对于无精子症患者，体检发现睾丸发育较好，输精管未扪及异常者，为鉴别是生精功能障碍还是梗阻性无精症，可选择该检查方法。

（7）输精管和精囊造影术：对于梗阻性无精子症患者可以判断梗阻部位以及输精管和精囊是否有发育异常。

（8）遗传学检查：染色体检查已经成为常规检查之一。

其他如精子功能试验等也会有助诊断。

【中医辨证】

本病病因复杂，临床表现也多种多样。除实验室检查数据异常外，有时患者局部与全身症状突出，有时则可无全身与局部症状，所以可能"无证可辨"。王琦教授提出，"肾虚夹湿热瘀毒"是现代男性不育的主要病机。即以肾虚为本，湿热瘀毒为标。他认为，纵欲过度、性激素低下导致少精、弱精症可归于"肾虚"；生殖系统炎症、前列腺炎及嗜食辛辣烟酒导致的精子活力低下、死精症、精液不液化可归于"湿热"；生殖系统慢性炎症、精索静脉曲张及输精管梗阻可归于"瘀"；而性传播疾病、急性输精管炎症及辐射等因素可归于"毒"。病性实多虚少，病位则以肝、脾、肾为主。王光辉教授认为男性不育主要分为肾气不足、脾气亏虚、湿热瘀阻、瘀血阻络四个证型。肾气不足型：精液量少，精子活力低，活动力弱，面白神疲，头晕健忘，耳鸣，腰膝酸软，或固摄无权，小便频数而清，余溺不尽，遗尿，小便失禁，性欲衰减，遗精早泄，舌淡苔白，脉沉弱等证候；脾气虚弱型：精液量多，或精液稠厚，液化不良，精子偏少，精子活动力下降。面色萎黄无华，形体胖，胸脘痞闷，食少纳呆，体倦乏力，大便溏，舌淡胖，边有齿印，苔薄白，脉细弱或濡；湿热瘀阻型：精液黏稠，精液不液化，尿频、尿急、尿痛，有灼热感，会阴或肛口坠胀不适或疼痛，尿道口有乳白色分泌物。伴见尿不尽、尿有余沥、尿黄、尿道有灼热感，口苦口干，阴囊潮湿，舌红，苔黄腻，脉弦数或弦滑；瘀血阻络型：精子偏少，或因精道瘀阻而出现无精子，或睾丸发育不良，则畸形精子多。少腹隐痛，睾丸坠胀疼痛。伴见胸胁胀满，烦躁易怒，腰膝酸痛，面色晦黯，舌质黯红，边尖有瘀斑、瘀点，苔薄白或少津，脉涩。

【现代医学治疗原则】

本病重点是明确病因，在此基础上尽量针对病因进行药物或手术治疗。目前，ART 已经成为治疗男性不育症的最重要手段之一。

【针灸治疗方法】

1. 毫针刺法

取穴：双侧肝俞、肾俞、心俞、脾俞、太冲、太溪、神门、血海穴。

操作：常规刺入上述穴位 1 寸后，施行平针法。然后单向捻转针体，使针旋转 3～6 转，以感觉针下沉紧难于再捻转为度，人为造成滞针，留针 30 分钟。出针时先反方向将针捻转，再小幅度左右旋转，使滞针松解，然后缓慢将针拔出。每日 1 次，2 个月为 1 个疗程，周日休息。该方法为伦新教授所创。临床观察显示，2 个疗程结束后，其总有效率达到 91.1%。患者精液的精子密度、精子活率、精子活力均有所提高。

2. 隔姜灸

取穴：分为两组，第一组：大赫、曲骨、三阴交、灸关元、中极或水道；第二组：八髎、肾俞、命门。

操作：两组穴位隔日交替使用。以生姜切片（直径约 3cm，厚约 0.3cm，中间用针扎数个小孔）后，将大艾炷（底直径 2cm，高 2.5cm）置于其上点燃施灸。当艾炷燃尽后，易炷再燃。每穴三壮。2 个月为 1 个疗程。

3. 电针疗法

取穴：肾俞、关元、脾俞、足三里。

配穴：偏肾阳虚配命门，偏肾阴虚配太溪，痰湿内蕴或肝经湿热配太冲、阴陵泉，肝郁血瘀配血海、期门。

操作：上穴针刺得气后接上电针仪，用 F_2 波形，留针 30 分钟。电流强度尽量加大至患者能忍受刺激量为宜。每日针刺 1 次。25 次为 1 个疗程。疗程间隔 7 天，连续治疗 3 个疗程。

4. 穴位注射

取穴：关元、水道、三阴交、太冲、肾俞。

操作：以黄芪注射液和复方当归注射液等份混合。穴位皮肤常规消毒，快速直刺进入皮下，达到一定深度。患者有明显麻胀感后抽无回血，缓慢注入注射液。每个穴位注射 2ml 注射液，隔日 1 次。出针后用消毒干棉球按压针孔片刻。3 个月为 1 个疗程。

5. 耳穴疗法

取穴：内生殖器、肝、肾、皮质下、神门、内分泌。

操作：耳穴可采用电针、耳压等方法进行治疗。耳穴局部消毒后，将 0.5 寸毫针刺入相应耳穴上，刺入深 2 分左右。小幅度捻转得气后接上电针，频率 50HZ，连续波，每次 30 分钟，双耳交替针刺。耳压治疗，选穴同上。留埋期间每天用手指按压耳穴 3～4 次，每次 2～3 分钟，按压时以耳朵微微发热为佳。每周 2 次。2 个月为 1 疗程。

6. 刺络拔罐疗法

取穴：肾俞、大肠俞、次髎、腰阳关。

操作：患者俯卧位，在穴位附近寻找淤积的小血管。用左手拇、食指提捏穴位附近，使局部血液循环增加。常规消毒后，用一次性采血针对准已消毒的部位，快速刺入 5～8 次。拇、食指挤压出血部位后，再于放血部位拔罐，出血量控制在 3ml 以内。每周 1 次。2 个月为 1 疗程。

7. 穴位埋线疗法

取穴：分为两组，第一组：大赫、中极、滑肉门、天枢、水道；第二组：八髎、膀胱俞、肾俞、肝俞、脾俞。

操作：患者埋线部位局部皮肤常规消毒。医生双手戴一次性无菌手套，根据患者埋线部位距离，将羊肠线装上合适的埋线针针体。医生左手捏起进针部位，右手持埋线针快速刺进穴位处皮肤。进入脂肪层稍有阻力后，缓慢将埋线针退出，皮肤再次消毒出针部位即可。以上两组穴位交替使用，埋线治疗 10～15 天 1 次，6 次为 1 疗程。

8. 挑治疗法

取穴：三焦俞、肾俞、腹部反应点、腰骶部反应点。

操作：腰骶部反应点需通过触诊确定，多位于髂后上棘下缘、骶髂关节附近。反应点多伴有明显压痛、硬结等。操作时暴露挑针治疗的部位，皮肤常规消毒后，采用 0.4mm×40mm 规格的小号针刀迅速刺入皮肤，达皮下硬结处后做节律性牵拉松解运针，刺激频率约 60～80 次 / 分，松解 2～3 分钟即可。挑治疗法需避开经期。每周行 1 次治疗，8 次为 1 疗程。

【按语】

大量报道显示，针灸对于改善精液量、液化状态、精子总活动力、a 级精子百分率、非前向运动精子百分率、b 级精子百分率、精子浓度、精子总数等指标有一定效果。研究证实，针刺可通过穴位的外周感觉神经或交感神经、副交感神经等的传入，对免疫功能起到双向调节作用。针灸治疗中，除了穴位选择，针刺手法与刺激量是提高疗效的关键。临床显示，患者的针感越好，疗效也越高。同时，注意兼证，正确掌握"清、泻"或"温、补"也十分重要。由于该病患者均属中青年，时间紧、工作压力大，临床应尽可能选择治疗间隔时间长，效果持久的方法，如穴位注射、埋线或针挑疗法等，以保证治疗的连续性和依从性。但这方面临床报道较少，需要更多研究探索。

中药疗法在治疗男性不育症方面有着丰富经验。大量报道显示，针药结合往往较之单纯针刺或中药疗效更佳。何渊等通过多个数据库采用 Meta 分析了针刺治疗男性不育症的文献，共计纳入 12 项研究，2177 例患者。结果表明，针灸治疗男性不育症具有一定效果，其作用与单独使用中药效果相似。但针灸联合中药及西医治疗时效果更为明显。

男性不育症病因复杂，局部感染是发病重要因素。所以，临床首先需明确病因，及时采用综合疗法以免贻误病情。

第二章

针灸在不同 ART 过程中的配合应用

第一节　超促排卵技术的配合应用

【概述】

控制性超促排卵（COH）是 ART 的重要手段之一。目的是通过给予大剂量的外源性促性腺激素（Gn），使单个周期内的卵泡募集数量上升，使多个卵泡同时发育成熟，募集较多的卵母细胞，获得高质量的胚胎，提高临床妊娠率。COH 的理想状态是促排卵后，约 10～15 个卵泡同时生长发育，能获得约 10 个成熟卵子。但是，在同样的超促排卵方案下，不同患者对药物的反应性存在较大个体差异。临床上根据不同卵巢对外源性 Gn 刺激的反应能力分为卵巢低反应、正常反应和高反应。卵巢高反应是指卵巢对（Gn）刺激异常敏感，发生多卵泡发育，约占人群 15%～30%。该类患者虽可获得更多的卵子和胚胎，但却可能发生卵巢过度刺激综合征（OHSS）。主要表现为卵巢增大、血液浓缩、胸腹水及低血容量等，甚至有可能危及生命。卵巢低反应约占人群的 9%～24%，该类患者因获卵数少可能会引起受精率及临床妊娠率降低，从而导致取消治疗周期。资料与我们的临床研究提示，针灸能良性干预患者的卵巢低反应与高反应状态，而对 COH 起到积极影响。

一、卵巢低反应

【概述】

卵巢低反应（POR）是造成 IVF-ET 失败的常见原因之一，是 IVF-ET 超促排卵过程中，卵巢对促排卵药物产生不良反应的病理表现。表现为成熟卵泡少，卵泡质量差，受精率低，优胚率低，周期取消率高，最终导致 IVF 失败。本病病因复杂，涉及内分泌及免疫等多个系统，现代医学治疗主要采用加大促性腺激素使用量来控制卵巢低反应的发生，但效果往往不够理想且副作用十分明显。

【现代医学病因与病理机制】

现代研究显示,以下原因可能导致卵巢低反应。

1. 卵巢储备功能下降(DOR) DOR 是指卵巢内存留的卵泡生长、发育、形成可成熟卵母细胞的生育潜能下降,即生育能力减退。年龄增大与 DOR 有必然关系。但个体年龄和卵巢生物学年龄并不一致,往往部分年轻的患者也存在 DOR。导致 DOR 的常见原因有基因突变、自身免疫功能紊乱、放疗及化疗、服用不明成分的减肥药及其他对卵巢功能有损伤的药物。另有部分不明原因的特发性卵巢早衰。

2. 盆腔手术史 卵巢手术如卵巢囊肿切除、巧囊剥离术、畸胎瘤剥离术;输卵管手术如输卵管整形、系膜囊肿摘除、输卵管结扎、宫外孕清除术;盆腔手术如盆腔粘连分离、盆腔内异位灶清除、阑尾切除术等。这些手术会不同程度地影响和破坏卵巢血供,使卵巢内卵母细胞受损,卵巢功能下降。

3. 免疫因素 患有甲状腺疾病,卵巢炎及抗卵巢抗体、抗子宫内膜抗体、抗心磷脂抗体阳性的患者体内存在 Gn 抗体,对 Gn 的刺激不敏感,也是造成 POR 的重要原因。

4. 疾病累及 糖尿病、少数多囊卵巢综合征、子宫内膜异位症等患者,在促排卵时也会产生 POR。

资料显示,卵巢低反应的危险因素主要有年龄、IVF 周期数 4 次以上、肥胖、子宫内膜异位症、既往手术史与流产次数。

【中医病因病机】

中医学根据本病潮热、腰膝酸软、月经量少、月经后期甚至闭经、失眠多梦、带下量少、阴道干涩、情绪焦虑等临床表现,将其归属于"不孕""月经不调""闭经""月经先后不定期""经断前后诸症"等范畴。中医学认为,本病主要源于肾虚、脾虚、肝郁。肾主生殖,藏精。卵泡的前身为始基卵泡,而它形成于胚胎时期,当属先天之精,生殖之精。POR 患者募集到的卵泡数量少,显示其肾中精气不足;肾为先天之本,脾为后天之本,先后天互滋互助。先天之精的充盈需要后天水谷精微的不断滋养,而脾阳生理功能的正常亦离不开肾阳的温煦。所以,始基卵泡的进一步成熟,不单靠肾精的充盈及肾阳的温煦,同样离不开水谷精微的不断滋养。《临证指南医案》云:"女子以肝为先天,阴性凝结,易于成郁,郁则气滞血亦滞。"若肝疏泄失常,脏腑气机失调,气血失和,亦会导致不孕。所以,卵子的生成和发育,以肾中精气充盛,肾中真阴充实,肾阳温煦为根本,脾胃运化水谷精微为物质基础,而肝气、冲任通达为必要条件。

【诊断】

卵巢低反应的诊断标准(参照 2011 年 ESHRE 达成的共识,即博洛尼亚标准(Bologna criteria),具备以下 3 条中的 2 条即可诊断:

1. 高龄(≥40 岁)或存在卵巢低反应的其他危险因素(减少卵泡数量的相关疾病包括染色体基因异常,盆腔感染,卵巢肿瘤手术和化疗史等)。

2. 前次 IVF 周期卵巢低反应,常规方案获卵≤3 个。

3. 卵巢储备下降[AFC<5 个或抗苗勒管激素(AMH)<1.1ng/ml]。

【现代医学治疗原则】

临床一般采用增大 Gn 剂量、添加生长激素、使用 GnRH 拮抗剂方案、添加 LH 制剂等方法。还有加用小剂量阿司匹林和糖皮质激素、雄激素、脱氢表雄酮、口服避孕药及一氧化碳供体等临床运用。目前,新的助孕方式如 ICSI、人类卵子的胞浆置换和核移植、囊胚移植、孵化技术、克隆及干细胞培养技术等不断地完善,在一定程度上防止了 POR 的发生。

【中医辨证】

本病以月经量少,月经稀发,月经先后无定期为主症。可伴有不同程度的围绝经期症状,如面部潮热,烦躁易怒,心悸失眠,胸闷头痛,性欲减退,阴道干涩等症。临床证型不同而有不同表现。

1. 肾虚肝郁型 月经量少,经期或先或后,或先后不定,不孕,乳房胀痛,腰膝酸软,经色黯红,有血块,胸胁胀痛,时有叹息,少腹胀痛,头晕耳鸣,舌淡,苔薄白,脉弦或沉弦。

2. 肝肾阴虚型 月经先期,经量或多或少,不孕,腰膝酸软,头晕耳鸣,两目干涩,口干咽燥,五心烦热,性欲减退,舌质红,苔薄白或少苔,脉弦细。

3. 脾肾两虚型 月经先期或后期,经量或多或少,色淡红,质稀,不孕,神疲乏力,心悸气短,少气懒言,面色萎黄,或伴小腹空坠,头晕眼花,食少,纳差,舌淡苔白,脉细弱。

4. 气滞血瘀型 月经后期量少,色紫黯,有血块,痛经,不孕,胁肋胀痛,腹胀,舌淡红,苔薄白或黄、脉弦涩。

【针灸治疗方法】

1. 进周前,根据中医辨证,积极治疗原发病,调整气血。

(1)针灸序贯疗法

按月经周期中的经前期(黄体期),行经期(月经期),经后期(卵泡期),排卵期分期采用针灸序贯疗法治疗。经前期取穴:气海,关元,阳陵泉,太冲;行经期取穴:十七椎,命门;经后期取穴:三阴交,太溪,肾俞,膈俞;排卵期取穴:气海,关元,子宫,足三里,复溜。经前期前半段针刺后加用温针灸,后半段留针期间则加用电针治疗,采用疏密波,频率2/30Hz,电流强度1~2mA,以患者局部有酸胀而无疼痛感为度;行经期上穴加用刺络拔罐,经后期针刺以平补平泻法,留针30分钟;排卵期针刺后,腹部置艾灸箱,以2段2cm长艾段点燃灸腹部。每周治疗2次,3个月为1疗程。

(2)毫针刺法

分期取穴:月经期:百会、三阴交、地机、太溪、十七椎、次髎;

经后期:百会、中脘、气海、关元、天枢、血海、归来、太溪;

经间期:百会、关元、大赫、卵巢、肾俞、次髎、复溜、太冲;

经前期:天枢、中脘、大赫、复溜、加关元、气海、足三里温针灸。

以上穴位均采用常规刺法,行平补平泻手法,每周3次,间隔1~2天,每次20分钟,三个月为1疗程。

(3)灸法

取穴:关元、肾俞、三阴交。

配穴:脾虚者加脾俞、足三里。

操作:待针刺入穴位得气后,于针柄尾端置入长度3cm,直径2cm的艾段,需与皮肤保持一定距离自下而上点燃施灸。待患者自觉皮肤发烫后,在艾灸与皮肤之间垫小块隔板,防止温热感过强出现烫伤现象。每次选择2个主穴,1个配穴进行艾灸。每穴1壮,隔日1次。适用于脾肾两虚患者。

(4)火针疗法

取穴:关元、脾俞、肾俞。

配穴:膈俞、次髎、三阴交。

操作:患者取卧位,穴位常规消毒,选用钨锰合金细火针,加热待针身发白后,迅速刺入上述穴位约20mm。出针后立即用消毒棉球按压针孔,防止感染。每周1次,三次为1疗程。适用于脾肾两虚患者。

(5)穴位埋线

取穴:中脘、关元、天枢、归来、子宫、三阴交。

配穴:脾虚加脾俞、足三里;肾虚加肾俞、命门;气滞血瘀加肝俞;痰湿阻滞加丰隆、足三里。

操作：患者埋线部位局部皮肤常规消毒，医生双手戴一次性无菌手套。根据患者埋线部位距离，选取合适的埋线针型号将羊肠线穿入针体。医生左手捏起进针部位，右手持埋线针快速刺进穴位处皮肤。进入脂肪层稍有阻力后，缓慢将埋线针退出，皮肤再次消毒出针部位即可。埋线治疗 10～15 天 1 次，3 次为 1 疗程。

（6）经皮电刺激

主穴：关元、子宫、三阴交。

配穴：肾气虚者加肾俞、太溪；肾阳虚者加肾俞、命门；脾虚者加脾俞、胃俞；气滞血瘀者加太冲、血海、膈俞；肝郁气滞者加期门、阳陵泉。

操作：在穴位处贴专用电极贴片，相邻穴位分别连接 3 对电极联线，治疗频率为 100Hz。电刺激强度为 20mA，每次 30 分钟，每日治疗 1 次。

2. 促排期

（1）毫针疗法

选穴：气海、关元、天枢、三阴交、地机、太溪、十七椎、次髎。

以上穴位均采用常规刺法，行平补平泻手法，每次 30 分钟。每周 3 次，针至取卵。

（2）灸法

取穴：神阙、关元、中极、曲骨、足三里。

操作：患者取仰卧位或俯卧位，暴露施灸部位，将艾条点燃对准相应穴位进行温和灸，使患者局部皮肤有温热感而无灼痛为宜。每周 3 次，灸至取卵。

（3）耳穴疗法

取穴：内生殖器、皮质下、神门、内分泌。

操作：耳穴可采用电针、耳压等方法进行治疗。耳穴局部消毒后，将 0.5 寸毫针刺入相应耳穴上，刺入深 2 分左右，小幅度捻转。接上电针，频率 50Hz，连续波，每次 30 分钟，双耳交替针刺。耳压治疗，选穴同上，留埋期间每天用手指按压耳穴 3～4 次，每次 1～2 分钟，按压时以耳朵微微发热为佳。每周 3 次，直至取卵。

（4）刺络拔罐疗法

取穴：肾俞、大肠俞、十七椎。

操作：患者俯卧位，在穴位附近寻找淤积的小血管，用左手拇、食指提捏穴位附近，使局部血液循环增加。常规消毒后，用一次性采血针对准已消毒的部位，快速刺入 5～8 次，拇、食指挤压出血部位后，局部拔罐，出血量控制在1ml以内。治疗从月经干净次日开始直至取卵,每3日1次。

（5）穴位注射疗法

取穴：关元、中极、次髎、三阴交。

操作：以1ml注射器快速直刺进入皮下,达到一定深度。患者有明显麻胀感后抽无回血,缓慢注入弥可保注射液。每个穴位注射1ml注射液,出针后用消毒干棉球按压针孔片刻。每次注射两个穴位,月经干净后开始治疗直至取卵。

二、卵巢高反应

【概述】

卵巢高反应是指卵巢对促性腺激素（Gn）刺激异常敏感,发生多卵泡发育。有学者认为,促排卵过程中高反应患者比正常反应患者的成功率更高。但更多研究显示,卵巢高反应患者在促排卵过程中产生的超生理剂量甾体激素环境会损害胚胎质量和子宫内膜的容受性。此类患者尽管获卵数较多,但受精率、胚胎着床率及继续妊娠率都明显低于正常反应患者。资料与我们的研究显示,针灸降低高雌激素和可能发生的卵巢刺激征方面均可起到积极作用。

【现代医学病因与病理机制】

卵巢高反应的危险因素有：年轻、偏瘦、月经周期不规律者及多囊卵巢综合征患者。这些患者随着促排卵药物的应用,大量卵泡发育,雌激素迅速增加。卵巢高反应对妊娠结局的影响主要表现在以下方面：①受精率下降。COH后卵巢高反应会使获得的卵母细胞中的未成熟卵母细胞比例增多。②着床率下降。造成胚胎着床率下降的原因包括胚胎质量下降,但更多的研究倾向于子宫内膜容受性下降。由于雌激素水平过高,子宫内膜腺体和间质细胞之间发育不同步,内膜环境不利于胚胎着床,进而导致子宫内膜容受性下降,胚胎着床率下降。③卵子的利用效率降低、剩余胚胎数量增多、卵巢过度刺激综合征风险升高。总而言之,卵巢高反应后,因获卵数过多,会造成卵母细胞质量下降,着床率降低,卵母细胞利用效率下降及并发症的发生,而不利于IVF妊娠结局。

【中医病因病机】

现代中医学认为,肾主生殖,卵泡属肾精范畴。卵泡的发育会消耗肾精,而卵巢高反应造成短时间内大批卵泡同时发育并成熟,导致肾精、肾气过度损耗,肾之阴阳平衡失调。进而造成脾肾两虚,三焦水液运行失调,气机升降失常,形成本虚标实之证。

【诊断】

HCG 注射日血 $E_2 \geq 5000pg/ml$ 或获卵数 ≥ 15 个,符合其中一项即为高反应。

【现代医学治疗原则】

超促排卵前,临床医师会根据患者年龄、储备卵泡、月经第三天基础内分泌及 AMH 值等对患者卵巢储备功能进行评估并选择相应的促排卵方案及 Gn 剂量。这一过程对于本病预防十分重要。如多囊卵巢综合征(PCOS)患者卵巢内高雄激素水平的环境使其卵巢对外源性 Gn 的敏感性大幅增加,甚至会对内源性 Gn 产生更高的敏感化,因而具有获卵数多、并发症发生率高的特点。GnRH 激动剂(GnRH-a)长方案、GnRH 拮抗剂(GnRH-ant)方案、微刺激方案等的合理应用,可在不同方面、不同程度上防止 PCOS 患者的卵巢高反应而获得更好的 COH 效果。

【针灸治疗方法】

1. 进周前,西医辨病与中医辨证相结合,积极治疗原发病,以调整脏腑气血。卵巢高反应以多囊卵巢综合征患者最为多见,可参照该章节针灸治疗。

2. 进周后,依据临床症状,可采用以下针灸方法。

(1)毫针刺法

取穴:中脘、中极、气海、归来(双侧)、子宫(双侧)、足三里(双侧)、阴陵泉(双侧)、三阴交(双侧)。

操作:每次选用 4～6 穴,上肢与腹部穴位针刺以平针法,下肢穴位适当深刺与较强刺激。每次留针 30～45 分钟,10 分钟行针 1 次。每日 1 次或隔日 1 次,直至促排结束。

(2)电针疗法

取穴:同上。

操作:腹部与下肢穴位,针刺得气后接上电针仪,用 F_2 波形,电流强度尽量加大至患者能忍受刺激量为宜。每次 30 分钟,每日 1 次或隔日 1 次,直至促排结束。

(3)耳穴电针

取穴:双侧子宫、盆腔、胃、肺、胸、腹、肝、三焦。

操作:每次选用 4～6 穴,局部消毒后,以 1 寸毫针针刺上穴,深度以刺破软骨而未透对侧皮肤为度。接上电针仪,用 F_2 波形,留针 30～60 分钟。隔日 1 次,直至促排结束。

（4）刺络拔罐疗法

取穴：八髎穴、肝俞、肾俞、子宫穴、委中、尺泽。

操作：每次选用 4～6 穴。局部皮肤常规消毒，用三棱针或采血针重刺 3～5 下，然后用抽气罐吸拔出血 3～5ml。一般需留罐 5～15 分钟，隔日或隔 2 日 1 次，直至促排结束。

（5）挑治疗法

取穴：三焦俞、肾俞、腰骶部反应点。

操作：腰骶部反应点需通过触诊确定。腰骶部多位于髂后上棘下缘、骶髂关节附近，反应点多伴有明显压痛、硬结等。操作时暴露挑针治疗的部位，皮肤常规消毒后，采用 0.4mm×40mm 规格的小号针刀迅速刺入皮肤，达皮下硬结处后做节律性牵拉松解运针，刺激频率约 60～80 次 / 分钟，松解 2～3 分钟即可。每周行 1～2 次治疗。至促排期结束。

【按语】

COH 治疗前，正确评估患者的卵巢反应性选择合适的促排方案十分重要。我们的临床工作显示，针灸因其良好的双向调整作用，对于卵巢低反应与高反应均有不错的防治效果。预防重在进周前。卵巢低反应患者多属高龄，反复 IVF 失败，卵巢手术史及卵巢储备功能下降患者。中医辨证多为虚证或虚中有实，临证又有肾虚、脾虚、血虚、阳虚、肝郁之不同，治疗多宜补法。可据具体辨证而参照针灸治疗"闭经""卵巢储备功能下降"等章节，必要时可配合服用中药；而卵巢高反应患者多为年轻与多囊卵巢综合征患者，中医辨证多为实证或虚实夹杂。进周前需积极治疗原发病。而在促排卵同时，需严格关注雌激素水平，及时采用针灸治疗。毫针刺多宜泻法，或平针法。刺络拔罐疗法、挑治疗法与耳针疗法都可酌情使用，据其具体辨证可参照针灸治疗"多囊卵巢综合征"等章节。

针灸疗法具有良好的整体与局部治疗作用，既无常见的药物毒性副作用，又不会干扰正常促排卵药物的运用与疗效。较之药物疗法配合促排卵，防治卵巢的高反应或低反应均有明显效果，值得临床推广与普及运用。

第二节　体外受精 - 胚胎移植的配合应用

【概述】

不孕不育一直以来都是人类的顽疾，其原因复杂多样。有男方因素，也有女方因素，但往往是男女双方因素综合影响的结果。因此，首先需通过对双方全面检查，找出原因后进行常规对症或手术治疗。这些方法对于病情较轻或者能针对病因有效治疗的情况可获得良好效果。但对于病情严重或无对应治疗方法的情况则往往束手无策，直到人类 ART- 体外受精 - 胚胎移植术（IVF-ET，俗称试管婴儿）的诞生，才获得突破性进展。

IVF-ET 是分别将卵子与精子取出后，置于培养皿内使其受精，再将胚胎前体受精卵移植回母体子宫内发育成胎儿的一种辅助生殖技术。主要针对以下病症：输卵管梗阻；男方重度少弱精或无精症，需经睾丸或附睾穿刺获取精子者；子宫内膜异位症伴不孕；排卵障碍患者，经一般的促排卵治疗无成熟卵泡生长；不明原因不孕，通过子宫腔内受精（IUI）等治疗无效者。

过去 30 多年来，IVF-ET 的发展可以分为三个阶段：第一阶段主要为从无到有的突破。为因女性原因尤其是输卵管梗阻造成的不孕不育找到了新的方法；第二阶段为卵胞浆内单精子显微注射（ICSI）技术的诞生。它解决了男性原因造成的不孕不育问题，使 IVF-ET 技术成功率大大提升。IVF-ET 的应用在这个阶段得到了普及；第三阶段为种植前遗传学诊断（PGD）。是从生物遗传学的角度，帮助人类选择生育最健康的后代，为有遗传病的未来父母提供生育健康孩子的机会。

IVF-ET 主要过程即是获取卵子 / 精子、体外受精、胚胎移植。影响 IVF-ET 结局因素众多，包括长 / 短方案及其他刺激排卵方案的选择、促性腺激素释放激素（Gn）用药天数 / 用量、受精方式、冷冻天数、胚胎种类（新鲜 / 冷冻）、冷冻数、复苏数、减胎数量、分娩方式、孕周数、妊娠天数、妇女不孕基础病变、年龄、移植方式、季节等。还取决于实验室条件、相关人员技术水平等。笔者十余年的临床体会与大量研究提示，针灸疗法可以介入 IVF-ET 全过程，起到良性干预作用，并可能影响 IVF-ET 的最终结局。

本章节主要介绍针灸在 IVF-ET 长刺激方案中的配合应用。其他方案可以参考运用。

传统的 IVF-ET 周期一般分成四个阶段。

1. 降调期　即在行控制性超促排卵过程中，患者于月经周期的黄体中期（月经第 18～21 天左右）注射长效促性腺激素释放激素激动剂（GnRH-a）降调节。注射 GnRH-a 后，于下次月经周期第二天进行血清黄体生成素（LH）和雌二醇（E_2）水平测定。降调节达标标准为：经阴道 B 超检查示双侧卵泡直径 <5mm，且子宫内膜厚度 <5mm；血清性激素检查示：LH<5IU/ml；E_2<20pg/

ml。降调节时期下丘脑-垂体-性腺轴处于压抑状态,体内生殖激素水平达到最低。此时按照中医辨证,患者多表现为肾阴虚,兼有肾阳虚证。如腰膝酸软,疲乏,眩晕等肾气不足症状,以及性欲减退,五心烦热,午后低热等肾阴虚证。此时,针灸治疗应注意重视补益肝肾,滋阴清热,疏肝健脾,为即将的取卵、移植做好准备。

[针灸治疗方法]

(1)毫针刺法

主穴:肾俞、肝俞、三阴交、太溪、足三里、百会。

配穴:肝气郁滞加太冲、期门;脾气痰湿加丰隆、阴陵泉、脾俞;阴虚加膈俞、阴郄。

操作:常规消毒后,采取提插捻转补泻法。隔日或 3 日 1 次,至降调期结束。

(2)电针疗法

选穴:同上。

操作:针刺得气后接上电针仪,用 F_2 波形,电流强度以舒适为宜,定时 30 分钟。隔日或 3 日 1 次,至降调期结束。

(3)灸法

主穴:肾俞、肝俞、中极、关元、三阴交、足三里。

操作:每次选用 3～4 穴,每穴艾灸 5～10 分钟,以皮肤温热为度。隔日或 3 日 1 次,至降调期结束。适用于脾肾阳虚者。

(4)腹针疗法

选穴:主穴(君、臣):引气归元(中脘、下脘、气海、关元)。针刺地部。开四关(合谷、太冲)、大横、三阴交。

操作:各穴留针 30 分钟,隔日或 3 日 1 次,至降调期结束。

(5)埋线疗法

取穴(两组穴位):肾俞(双)、气海、中极、三阴交(双);命门、关元、子宫(双)、足三里(双)。两组穴位交替使用。

操作:患者埋线部位局部皮肤常规消毒,医生双手戴一次性无菌手套,根据患者埋线部位距离,选取 1～1.5cm 长的羊肠线装入针体。背部穴位在局部下方向上平刺;下腹部穴位直刺(排尿后);下肢穴位直刺至所需深度。当得气后,边推针芯,边退针管,将羊肠线埋植于穴位皮下组织或肌层内,线头不得外露。消毒针孔,外敷创可贴,固定 24 小时。每周治疗 1 次,两组穴位交替。至降调期结束。

2. 控制性超促排卵期 降调节达标后,开始予以促性腺激素(Gn)注射进行控制性超促排卵。在此期间,阴道 B 超监测卵泡发育情况及子宫内膜厚度。同时,通过化学发光法对血清 E_2、LH、P 水平进行监测,根据患者卵泡发育情况及激素水平调整药物剂量。当双侧卵巢中直径>18mm 的卵泡在 3 个以上时,停止 Gn 注射。在超促排阶段,由于外源性大剂量的促排卵药物诱发多卵泡短时间发育,极大耗损肾精,使得肾阴匮乏,阴虚阳亢。并可致肝气疏泄失调,气机不利,冲任失畅。针灸治疗当重视补益肝肾,疏理气机、活血养血。

[针灸治疗方法]

(1) 毫针刺法

主穴:肾俞、肝俞、次髎、十七椎、三阴交、太冲。

配穴:气机不畅加章门、期门;肝肾阴虚加阴陵泉、太溪;活血养血加膈俞、血海。

操作:常规消毒后,采取提插捻转补泻法。隔日 1 次,至促排期结束。

(2) 电针疗法

选穴:同上。

操作:针刺得气后接上电针仪,用 F_2 波形,定时 30 分钟,电流强度以患者感觉舒适为宜。隔日 1 次,至促排期结束。

(3) 腹针疗法

选穴:引气归元、气穴、关元下、中极。

操作:补法为主,留针 30 分钟,隔日 1 次,至促排期结束。

(4) 刺络拔罐疗法

主穴:十七椎、命门穴。

操作:三棱针或一次性采血针点刺上述穴位,速进速出。其后以抽气罐或玻璃罐在局部拔罐放血,留罐 10 分钟。每 5 日或 1 周 1 次,至促排期结束。

(5) 耳穴疗法

主穴:盆腔、内分泌、内生殖器。

配穴:肝郁气滞加肝、三焦;腹胀、胸胀加腹、胸。

操作:耳廓局部常规消毒,将粘有王不留行药籽的胶布(0.5cm×0.5cm)贴在相应耳穴上,并用手按压固定,以耳部酸胀痛热感为度。每次贴压一侧耳廓,每穴每天按压 3~5 次,每次 1~2 分钟,3 天后换另外一侧耳廓。

3. **取卵后期** 控制性超促排卵完成后,予以人绒毛膜促性腺激素(HCG) 5000～10 000IU 肌注,注射 HCG 后 34～36 小时,经阴道 B 超引导下行穿刺取卵术。取卵当天采取 IVF 受精,3 天后选择优质胚胎冷冻保存。此期根据取卵的数目而有不同的临床表现。有部分患者表现为腹胀或腹部不适。针灸治疗应予以疏肝行气,补精养血,促进机体的恢复。

[针灸治疗方法]

(1)毫针刺法

主穴:足三里、阴陵泉、三阴交、太冲。

配穴:天枢、气海、关元。

操作:常规消毒后,采取平针法。每日或隔日 1 次,至移植前期。

(2)电针疗法

选穴:同上。

操作:针刺得气后接上电针仪,用 F_2 波形,每次 30 分钟,电流强度以患者感觉舒适为宜,每日或隔日 1 次,至移植前期。

(3)腹针疗法

选穴:引气归元、开四关、上风湿点。

操作:补法为主,留针 30 分钟,每日或隔日 1 次,至移植前期。

4. **移植前期** 体外受精后受精卵分裂成早期胚胎,即 2～8 个分裂球时即可进行胚胎移植。移植的时间窗约在周期的 15～20 天。此时,子宫内膜进一步增厚,为受精卵能够顺利在宫体内着床做好准备。针灸治疗则以养血活血,改善内膜为主。

[针灸治疗方法]

(1)毫针刺法

主穴:关元、中极、子宫及双侧三阴交。

配穴:肾精亏损者:加肾俞、腰阳关、太溪穴(双);肝气郁结者:加太冲(双)、肝俞穴(双);气虚血亏者:加刺膈俞、血海穴(双)。

操作:针刺捻转、提插、中等刺激,得气后留针 30 分钟,隔日 1 次,至移植前停止针刺。

(2)电针疗法

取穴:同上。

操作:上穴针刺得气后接上电针仪,用 F_2 波形,留针 30 分钟。电流强度以患者舒适为宜。隔日 1 次,至移植前停止针刺。

（3）腹针疗法

取穴：引气归元、大横。

操作：针刺人部。无酸麻胀痛感留针30分钟。隔日1次，至移植前停止针刺。

（4）灸法

取穴：神阙、关元、气海、子宫、足三里。

操作：每穴用艾条悬灸10～15分钟。每日1次，至移植前停止针刺。

（5）穴位注射

主穴：关元、中极、次髎。

操作：每次选择2个穴位，予弥可保注射液2ml。每穴1ml，隔日1次。至移植前停止注射。

（6）穴位埋线

取穴：关元、气海、中极、子宫、足三里、肾俞。

操作：选择合适穴位处的皮肤进行消毒，将一段1～2cm长的羊肠线装入针体。左手食指与拇指捏紧穴位的皮肤，右手拿针，得气后，边推针芯，边退针管，将羊肠线埋植于穴位皮下组织或肌层内，线头不得外露。消毒针孔，外敷创可贴，固定24小时。移植前2～7天埋线为宜。

（7）火针疗法

主穴：关元、三阴交、子宫、次髎穴。

操作：火针针刺上述穴位，速进速出，进针深度为15～25mm。隔3日1次，针至移植前1天。

（8）刺络拔罐疗法

主穴：十七椎、次髎穴。

操作：一次性采血针点刺上述穴位，速进速出，局部加用抽气罐或玻璃罐拔罐，留罐8～10分钟。1～2次即可。

【按语】

本章节介绍了针灸在IVF-ET过程中的具体运用。一般进周前主要针对病因进行治疗。此期需详细诊察患者病因、病位，分析、评估、预测疾病对针灸结局的可能影响。在辨病与辨证结合基础上，尽可能以最佳方案调整患者的生殖系统生理、病理状况，以适应即将进行的辅助生殖技术治疗。降调期，机体低激素状态及卵泡发育处于相对静止期。此期脏腑辨证病位主要在肾、肝、脾，治疗原则以补益肝肾、调肝健脾、清心安神、调和阴阳为主。治疗重在改善患者整体状态，使其在降调结束后能迅速恢复患者的卵巢功能；促排卵期，主要是运用大量外源性促性腺激素使处于始基卵泡阶段的卵细胞同时发育，以便取得更多、更均衡的优质卵泡。主要依赖于卵泡上促性腺激素受体的活性。该活性决定卵泡是否发育以及发育的速度。此期中医辨证病位多在心、脾、肾。治疗当以益肾助卵、温阳通络、促进优质卵泡生长同步化，以达到尽量多取卵、取好卵的目的。需根据患者具体情况，尽量进行个体化差异性针灸治疗。移植期，指在取卵后至胚胎移植到监测血清是否妊娠的一段时间。本期是孕育成功与否的关键，也是 ART 成功的瓶颈。新鲜胚胎移植者，由于受大量促性腺激素的刺激，加之由于取卵过程颗粒细胞的丢失，黄体功能不足，子宫内膜容受性受到影响，很难与自然周期的着床环境一致。所以，此时重在调整患者的内分泌状态，改善子宫内膜的容受性以帮助胚胎着床。应尽量让患者尽量早与尽量多地进行针灸治疗。冻胚移植者，则仍沿用进周前治疗方案，以进一步改善患者整体与子宫局部状态。进入移植周期后，则按照卵泡期、排卵期和黄体期，分别采用针灸疗法。因受多种因素制约，目前尚无判断子宫内膜着床微环境的客观标准。而加速子宫内膜的长养，使其尽可能与胚胎发育同步，增强子宫内膜黏附能力当是其主要目标。移植后，为防止出现其他不必要的纠纷，笔者一般不再进行针刺治疗，而以西药配合适量艾灸或食疗为主进行调养。

　　在 IVF-ET 全过程中，患者可能会出现多种全身与局部反应，可根据具体情况参照其他章节进行治疗与调理。

第三节　取卵镇痛的配合应用

【概述】

　　取卵是 ART 中至关重要的一环，也是胚胎培养和移植的基础。目前各生殖中心普遍将经阴道超声穿刺取卵术（VOR）作为 IVF-ET 的首选取卵方式，可以简化操作、减轻创伤。然而由于患者痛阈、卵巢位置、卵泡数量存在差异，取卵手术中产生的疼痛难以获得必要的重视及有效控制，潜在增加了患者的心理压力及情绪负担，对 ART 成功率存在潜在影响。因此，对取卵疼痛进行干预既可减轻患者的痛苦，也是提高和完善 ART 的必要手段。目前，各生殖中心大多使用芬太尼、异丙酚等麻醉药物进行取卵镇痛，虽然减轻了患者的取卵痛苦，但难以避免呼吸抑制、术后呕吐等副作用，且经济负担较重。

国内大部分辅助生育中心仍采用哌替啶肌内注射。据报道，50mg 哌替啶可提高痛阈 50%，对部分患者可起到较好止痛效果。但对于痛阈较低，取卵时间长或卵巢位置受限需穿经子宫体时，手术的疼痛会使患者造成身体和精神方面的双重痛苦，并经常影响手术正常进行。近年来国内学者开始将针灸疗法应用于取卵镇痛中，并进行了一系列临床研究，笔者也曾进行过耳针取卵镇痛的临床观察，显示其镇痛效果良好。

【针灸治疗方法】

1. 耳穴电针

取穴：双侧子宫、盆腔、神门、皮质下。

操作：于取卵前 15 分钟进行耳针。

医者先行患者耳廓局部消毒，然后在穴区用耳穴探笔寻找阳性反应点。局部消毒后，以 1 寸毫针针刺上穴，深度以刺破软骨而未穿透对侧皮肤为度。其后接上电针仪，用 F_2 波形，视取卵时间，留针至取卵结束。电流强度尽量加大至患者能忍受为宜。

2. 耳穴贴压

取穴：同上。

操作：于取卵前 15 分钟进行耳穴贴压。

用棉签消毒所选穴位及周围皮肤，用镊子将贴有王不留行籽的胶布或耳穴撤针置于所选穴位之上，用指腹按压。询问患者有无得气感，以患者有疼痛或胀痛感且能忍受为度。嘱患者以拇指、示指对压耳穴，强度由轻到重。一松一紧，使之产生酸、麻、胀、痛、热的感觉，以局部发红、发热，患者可耐受为限。每次以 60～90 次 / 分钟的频率按压耳穴，每穴 30 秒，用力均匀。视取卵时间，按压至取卵结束。如取卵后仍有疼痛等不适感，可延长贴压时间。

3. 经皮穴位电刺激

仪器：经皮穴位电刺激仪（HANS 仪）。

取穴：一组：合谷穴、劳宫穴；二组：内关穴和外关穴。

操作：术前 30 分钟，嘱患者洗净双手，将 HANS 仪的皮肤自粘电极片粘于四个穴位上。一对粘于合谷穴和劳宫穴，另一对粘于内关穴和外关穴。波形为疏密波，频率为 2/100Hz，电流感觉阈（一般为 5mA）的一倍（10mA）。如本人能忍受，可适当加大到 15～20mA。直至手术结束。

4. 电针疗法 1

主穴：双侧阴陵泉、三阴交。

操作：术前 30 分钟，针刺上穴得气后接上电针仪，用 F_2 波形，电流强度尽量加大至患者能忍受刺激量为宜，留针至手术结束。

5. 电针疗法 2

（1）取卵前一天

取穴：俯卧位：肾俞（双）、次髎（双）。

仰卧位：百会、合谷（双）、外关（双）、关元、三阴交（双）、太冲（双）。

操作：选用 0.30mm×40mm 毫针，百会穴平刺 0.8～1.0 寸，其余各穴根据患者体型胖瘦和穴位深浅直刺 0.5～1.2 寸。留针过程中连接韩氏穴神经刺激仪。电极连接方式为俯卧位，连接肾俞 - 肾俞和次髎 - 次髎。仰卧位连同侧太冲 - 三阴交。不分电极正负极，频率 2/15Hz，强度以患者感觉舒适为度。通电时间各 30 分钟，共计 1 小时。

（2）取卵当天

取穴：俯卧位：肾俞（双）、次髎（双）。

仰卧位：百会、合谷（双）、外关（双）、关元、三阴交（双）、太冲（双）。

操作：待患者肌内注射哌替啶 50mg 后进行电针治疗。先取俯卧位穴位，操作方法同取卵前一天，30 分钟后起针。患者进入取卵室，待患者仰卧于手术台取膀胱截石位时，取仰卧位穴位治疗，操作方法同取卵前一天。电针治疗与取卵过程同时进行。待手术结束后，电针治疗结束起针。

在手术过程中注意保持得气，患者述疼痛或观察到患者忍痛、烦躁表情时，可在合谷、外关、百会多穴轮流行针，使患者保持穴位的酸胀感。

【按语】

经过近 40 年的探索与发展，IVF-ET 取卵术从最初的开腹取卵、腹腔镜下取卵、经尿道膀胱穿刺取卵，发展至今天的经阴道超声穿刺取卵。有赖于超声技术的发展成熟，取卵操作逐渐简化。并且安全性不断提高，费用逐渐降低，获卵率已经高达 90%。然而，因手术必须穿刺卵巢，疼痛在所难免。耳穴疗法作为一种简便易行、疗效确切的针灸疗法，被广泛应用于诸多领域。尤其适用于取卵手术体位体针不便操作的特点。我们曾在 2006—2007 年，采用本法观察了千余例取卵患者。从临床镇痛效果来看，耳穴电针的镇痛效果与哌替啶相仿甚至优于哌替啶。而穴位选择，神门穴、内生殖器与心、皮质下两组穴位的镇痛效应并无差异。一般而言，耳穴贴压效果逊于耳穴电针。但如刺激手法得当，同样可以起到镇痛效果，尤其适用于畏针患者。经皮电刺激的优点是操作简单、可重复使用，尤其适用于对传统针刺疗法恐惧的患者。

因其安全、无痛且无创伤，其刺激强度可明确量化并可根据患者的情况随意调节。所以，这两种方法可以作为取卵镇痛的优先方法。电针疗法有多位学者报道，显示有不错的镇痛效果。但笔者体会其操作较为繁琐。取卵镇痛影响因素众多，与取卵的数目与难易等关系密切，也与患者对疼痛的耐受有关。为方便患者，减轻患者的心理压力，临床尽量选择操作简便、疗效确切的方法为佳。

第四节　卵巢过度刺激综合征的配合应用

【概述】

卵巢过度刺激综合征（OHSS）是 ART 应用过程中最常见也是最严重的并发症。轻者仅表现为卵巢囊性增大，腹胀、腹泻等；重者有腹水、胸水形成，血液浓缩，电解质紊乱，肝、肾功能受损，血栓形成组织栓塞，甚至死亡。是一种明确的医源性疾病，发生率为 0.6%～14%。

【现代医学病因与病理机制】

OHSS 的发病机制至今尚未阐明。目前认为发生 OHSS 的高危因素主要包括以下人群：①年轻、体重指数低者；②多囊卵巢疾病患者；③高胰岛素血症患者；④使用高剂量卵泡刺激素（FSH）患者；⑤应用促性腺激素释放激素激动剂（GnRH-a）降调者；⑥应用 HCG 黄体支持者；⑦以前曾有 OHSS 病史者；⑧当 E_2>4000pg/ml，卵泡数>20 个时。存在上述情况的妇女需引起高度关注。

【中医病因病机】

中医学中对"子肿""癥瘕"的描述与 OHSS 临床表现大致相符。现代中医学认为，肾主生殖，卵泡属肾精的范畴。卵泡的发育会消耗肾精。超促排卵会使卵巢对 Gn 过激反应，造成短时间内大批卵泡同时发育并成熟，导致肾精、肾气过度损耗，肾之阴阳平衡失调。进而造成脾肾两虚，三焦水液运行失调，气机升降失常，形成本虚标实之证。水湿停滞阻碍气血运行，气血瘀阻而致津液输布障碍，二者相互作用则致 OHSS 之重症。简言之，超促排卵使得脏腑功能受损，气机失调从而变生 OHSS 诸症。

【诊断】

根据分级，在 HCG 注射后 3～7 天内，早发型 OHSS 轻度表现为腹胀或腹部不适感，轻微恶心呕吐、腹泻、卵巢增大，但实验室无改变；早发性中度 OHSS 表现为腹胀，或腹胀，恶心呕吐等症状。阴道 B 超监测盆腔积液>5cm^2，并且当天血常规示 HCT>41%、WBC>15×10^6/ml；早发性重度 OHSS 表现为重度腹胀，腹部膨隆。B 超下可见腹水，胸水，有呼吸困难，低血压等症状。当天血常规示 HCT>55%、WBC>25×10^{6}ml。HCG 注射后 12～17 天后发生 OHSS 临床表现，并伴随尿妊娠试验阳性者，则诊断为迟发性 OHSS。

【现代医学治疗原则】

随着超促排卵方案的不断个性化，OHSS 的发生率已明显减少。临床上还可通过减少 Gn 的使用，口服避孕药预处理、全胚冷冻等方法预防 OHSS。但这些方法仅能降低高危患者 OHSS 的发生概率，不能完全阻止 OHSS 的发生。

【针灸治疗方法】

1. 毫针刺法

（1）取穴：内关、中脘、中极、气海、归来（双侧）、子宫（双侧）、足三里（双侧）、阴陵泉（双侧）、三阴交（双侧）。

操作：每次选用 4～6 穴，上肢与腹部穴位针刺以平针法，下肢穴位适当深刺与较强刺激，每次留针 30～45 分钟，10 分钟行针 1 次。每日 1 次甚至两次，直至 OHSS 症状减轻或消失。此法主要用于 OHSS 的治疗。

（2）取穴：中脘、中极、气海、子宫（双侧）、足三里（双侧）、阴陵泉（双侧）、三阴交（双侧）。

操作：每次选用 4～6 穴，毫针以平针法，得气后留针 30 分钟，10 分钟行针 1 次。每日 1 次，直至促排结束，此方案主要用于 OHSS 的预防。

2. 电针疗法

OHSS 治疗：取穴／针刺时机、疗程同毫针刺法。腹部与下肢穴位，针刺得气后接上电针仪，用 F$_2$ 波形，电流强度尽量加大至患者能忍受刺激量为宜。每次 30 分钟，每日 1 次甚至两次，直至 OHSS 症状减轻或消失。

OHSS 预防：取穴与针刺时机、疗程同上。腹部与下肢穴位，针刺得气后接上电针仪，用 F$_2$ 波形，电流强度以患者舒适为宜，留针 30 分钟，每日 1 次，直至促排结束。

3. 灸法

主穴：中脘、神阙、关元、气海、子宫、足三里。

操作：每次选用 4～6 穴，每用艾条悬灸 10～15 分钟。每日 1 次。主要用于 OHSS 的预防。

4. 耳穴电针

取穴：双侧子宫、盆腔、胃、肺、胸、腹、肝、三焦。

操作：每次选用 4～6 穴。局部消毒后，以 1 寸毫针针刺上穴，深度以刺破软骨而未穿透对侧皮肤为度。接上电针仪，用 F_2 波形，留针 30～60 分钟。每日 1 次，直至 OHSS 症状减轻或消失。主要用于 OHSS 的治疗。

5. 刺络拔罐疗法

取穴：八髎穴、肝俞、肾俞、子宫穴、委中、尺泽。

操作：每次选用 4～6 穴。局部皮肤常规消毒，用三棱针或采血针重刺 3～5 下，然后用抽气罐吸拔出血 3～5ml。一般需留罐 5～15 分钟。隔日 1 次，直至 OHSS 症状减轻或消失。主要用于 OHSS 的治疗。

【按语】

随着不孕症患者人数的逐年增加，IVF-ET 助孕治疗总体人数也逐年增加。而卵巢过度刺激综合征，作为在 IVF-ET 治疗中伴发的重要医源性并发症，其发生的人数亦在增多。多囊卵巢综合征（PCOS）患者为其高危人群。在生育年龄妇女中，PCOS 患病率为 4%～12%。对其组织形态学研究表明，PCOS 卵巢卵泡群独特，其初级卵泡、次级卵泡和三级卵泡的数目比正常卵巢多 2～3 倍。PCOS 患者 B 超下卵巢呈现多卵泡状态，在 IVF/ICSI-ET 促排阶段有能力募集到大量卵泡，而此类患者对促性腺激素类药物十分敏感。尽管个性化的促排方案已经降低了 PCOS 促排中 OHSS 的发生率，但仍不能阻止 OHSS 的发生。笔者临床体会到，针灸对于 OHSS，尤其是轻中型 OHSS 具有很好的防治作用。

本章节主要介绍了针灸治疗轻中度 OHSS 的治疗方法。但有研究显示，在促排同时进行针灸对本病会有更好的防治作用。如杨婷等报道：于注射 Gn 第 1 天开始，选取中脘、中极、关元、子宫、归来、合谷、足三里、阴陵泉、三阴交、太溪等为主穴。对出现腹胀的患者配中脘透下脘，大横透天枢；便秘或腹泻的患者配天枢、大横；高血压患者配曲池、合谷、太冲。根据穴位的所在部位决定针刺深度，采用平补平泻，每隔 10 分钟行针 1 次，留针 20 分钟。期间配合红外线电磁波治疗仪照射下腹部留针处。每日上午针刺 1 次，在患者促排卵阶段连续辅助针刺治疗直至停药日结束。结果表明，患者腹胀、便秘、恶心、腰酸的症状得到明显改善，显示其能够降低 PCOS/PCO 患者在 IVF-ET 治疗中 OHSS 的发生率。研究还应用 ELISA 法测量了两组直径大于 1.6cm 卵泡的卵泡液中血管内皮生长因子（VEGF）、白介素 -6（IL-6）、内啡肽（P-EP）等指标，应用生化分析仪测量了两组卵泡液中代谢组学指标等。提示针刺可能通过降低炎性反应调节生殖激素水平，改善卵巢局部微环境，降低患者相关心理压力等方面来发挥防治作用。傅海扬等采用回顾性对照研究，将80例排卵障碍性不孕症患者分为针灸组与对照组各40例。针灸组采用中药调周、克罗米芬、人绝经期促性腺激素＋针灸的治疗方案。对照组除减少针灸治疗外，余均采用相同治疗方案。当卵泡直径接近16mm时，针灸组即加用针灸疗法。选穴：子宫、气海、关元、三阴交、子宫上两寸。子宫穴需有酸胀感、并有针感向会阴部放射；子宫及子宫上两寸之间加用电针。于第2天复查B超，如果卵泡顺利排出，建议当日同房1次。如果卵泡仍未排出，则加针灸1次，次日复查B超。如果仍未排出，放弃本周期治疗。结果显示，针灸组排卵率较高，有较高的受孕率，卵巢过度刺激的发生率较低。作者认为，针灸加入可以帮助卵泡的排出，提高受孕率，减少并发症的发生，起到与人绒毛膜促性腺激素相似的作用。

　　以上临床报道显示，针刺疗法具备相对安全、经济、简便等优点，能有效缓解OHSS症状，降低OHSS发生率，具有临床实用价值及意义。但对于重度OHSS，仍以中西医综合治疗为宜。

附　篇

针灸序贯疗法在辅助生殖中的应用、优势与展望

（周莉，夏有兵，卢静，唐青青，王茵萍）

近年来，针刺与辅助生殖技术（ART）结合运用提高 ART 成功率的研究，正被越来越多的人所关注。由于控制性超排卵体外受精 - 胚胎移植（IVF-ET）技术的广泛应用，不孕症的治疗有了突破性进展，但仍有相当多的患者因各种原因而治疗失败。我们团队从 2007 年与本院临床生殖中心合作，开展了针灸对 IVF-ET 全过程的研究。经对数百例患者的临床治疗观察，我们认为，系统且规范的针灸治疗，可以对 IVF-ET 全程均起到良性干预作用。现结合我们的工作，谈谈针灸序贯疗法在辅助生殖中的应用优势与前景展望。

1. 针灸在辅助生殖中的应用与不足

国内外很多资料表明，将针灸与 ART 技术结合进行相关研究，是一个极具发展前景的研究方向，可能对辅助生殖的结局产生重要影响。早在 2002 年，德国 Chstian-lauritzen 研究所 Alfgang E. Paulus 等和我国同济医院的张明敏等率先就针刺疗法对 ART 的妊娠结局进行了研究。他们将接受体外受精（IVF）或卵母细胞浆内单精子显微注射（ICSI）的患者，随机分成针刺组和对照组进行研究，结果发现在胚胎移植前后进行体针和耳针针刺干预，针刺组怀孕率显著高于对照组（46% vs 26%）。这项研究成果产生了很大的影响，该领域也成为研究热点之一。笔者从 Pubmed 中搜索到关于针灸与 IVF 的研究论文达到 76 篇，国内各种研究有 10 余篇，显示该领域正为更多的研究者所关注。但是，对于针灸在 IVF 中的作用学者评价并不一致。有研究认为针刺能够显著提高孕育率，另有研究认为针灸对体外受精 IVF 过程中的一些环节可产生明显的促进作用，但也有一些研究认为，针灸对提高孕育率无促进作用。但总体显示，针刺介入 IVF 过程中是比较安全的，并有可能提高 IVF/ICSI-ET

的成功率。

对以往研究回顾并结合多年的临床体会,我们感觉到,针灸在辅助中的应用研究中尚存在不足,因而影响了对其作用与效果的客观评价。主要表现在三个方面:

1.1　方案过于传统,未能病证结合

针灸在辅助生殖技术中的应用是一个全新课题,其诊治方案并无现成经验可以借鉴。目前绝大多数的针灸治疗方案来源于中医学、针灸学对妇科病及不孕症的认识。如常用腧穴有冲任脉之气海、关元、中极等,十二经穴之脾俞、肾俞、命门、大赫、三阴交、足三里,以及经外奇穴之子宫穴和卵巢穴。而刺激方法多随证采用电针、温针等。未能系统地根据 IVF-ET 在促排卵和移植不同阶段生殖生理的不同情况采用适当的针灸方案,因而影响了针灸疗效。

1.2　针刺时机局限,难以从本诊治

回顾以往的研究,相当多的针刺研究均围绕于取卵与胚胎移植这一时间段。但进行 ART 的患者往往病程绵长,病情复杂,基础病变众多,如多囊卵巢综合征、子宫内膜异位症、卵巢储备功能低下、宫腔粘连、各种原因导致的子宫内膜损伤等为临床常见现象,它们均会给 ART 结局带来重要影响。希望经过一、两次针灸迅速改变其病理状态,显著提高其妊娠率是很困难的。

1.3　缺乏规范设计,结论不尽可靠

尽管研究者采取了多种方法,使研究尽量规范与客观,但因为 ART 涉及的病理过程与治疗方案的复杂性,治疗对照难以保证均质性。而且出于人道主义的考虑,很难设置安慰对照组,所以,研究显示有疗效者可能被质疑混杂因素众多,无疗效者也不能证明其治疗时机与方案最佳,足以显示针灸疗效。所以,从临床上摸索,形成更有效的治疗方案。在此基础上,用更规范的设计去确认方案的有效性,对于正确评价针灸在 ART 中的作用十分重要。

因而,用深厚的临床积累,形成更为完善的针灸治疗方案,对于发挥针灸在 ART 中的作用及客观评价其疗效已迫在眉睫。

2. 针灸序贯疗法的提出与应用

由于本院临床生殖中心刘嘉茵主任的理解与大力支持,我们自 2007 年即开始与该中心合作,开展了针灸对取卵镇痛、胚胎着床乃至 ART 全过程的治疗观察。在长期的临床实践中我们体会到,ART 的配合治疗需根据病种、病程与人群的特殊性来重新认识与运用针灸疗法。因此,提出了针灸序贯疗法的概念。该疗法根据月经周期不同时段的生殖生理特点,在辨病的基础上,结合辨证，循环使用不同的与该时段相对应的针灸方法。我们的方法是，除了已进入刺激和自然周期者，只要在未进入周期前，患者有相对规律的月经来潮，我们即将针灸治疗开始时间定于月经周期的黄体期[根据黄体生成素（LH）峰确定为排卵后第3天]。以后，按月经周期中的行经期（卵泡期），经后期，排卵期，经前期（黄体期）分期采用针灸序贯疗法治疗。

行经期（卵泡期）取穴：十七椎、命门；

经后期取穴：三阴交、太溪、肾俞、膈俞；

排卵期取穴：气海、关元、子宫、足三里，复溜；

经前期取穴：气海、关元、阳陵泉、太冲。

行经期上穴加用刺络拔罐；经后期针刺以平补平泻法，留针30分钟；排卵期针刺后，腹部置艾灸箱以两段2cm长艾段点燃灸腹部；经前期前半段针刺后加用温针灸，后半段留针期间则加用电针治疗，采用疏密波，频率2/30Hz，电流强度1～2mA，以患者局部有酸胀而无疼痛感为度。每周治疗2次，针至第2个月经周期取卵前。视月经周期长短，总时长50天±5天，针灸次数15次±2次。期间会根据患者临床辨证的具体情况而略作调整。经过三年对数百例患者的临床治疗，我们的结果显示如下：

2.1　针灸序贯疗法可明显改善患者临床症状

在资料比较齐全的180例患者中，有158例患者治疗前存在着月经过少或月经不调症状，67例存在着痛经症状，78例有慢性盆腔痛，70例有失眠症状。很多患者有腰酸、畏寒、浮肿、体重明显增加等症状或体征。经针灸治疗后，这些症状都得到不同程度的改善。

2.2　改善卵巢储备功能，提高卵子质量

卵巢储备功能低下是临床IVF-ET患者最常见的临床现象之一，严重影响了患者的卵子数、胚胎质量以及着床率。IVF-ET患者的年龄普遍较大，加上各种原因及药物刺激，卵巢储备功能减退十分明显。我们对75例患者进行了对照分析。结果显示，针灸序贯治疗后，研究组基础FSH值明显降低，窦状卵泡（AFC）较前明显增加。且促排周期中促卵泡激素（Gn）总量明显降低，而胚胎种植率、临床妊娠率明显提高，因卵巢储备功能减低而导致周期取消者明显减少。提示该疗法可以改善其卵巢储备功能，提高卵巢反应性，增加促排卵效果，进而提高IVF-ET的临床妊娠率。

2.3　增加子宫内膜厚度，改善子宫内膜容受性

目前对单用子宫内膜厚度来评估子宫内膜容受性的可信度有很大的争

议，但多数学者认为围排卵期当子宫内膜厚度如果小于某一数值时，基本没有妊娠的可能性。而对反复内膜损伤子宫内膜偏薄的患者，西医治疗除采用雌激素外缺少有效的办法。我们对 72 例患者治疗结果显示，针灸序贯前后其子宫内膜厚度分别为 5.16±1.24，7.74±1.68，差异有显著性。提示该疗法可以明显增加子宫内膜厚度，改善子宫内膜容受性，而提高胚胎着床率。

2.4 良性调整激素水平，提高卵巢反应性

内分泌紊乱是采用 ART 患者的常见临床征象。如性激素中雌激素（E_2）、孕激素（P）、泌乳素（PRL）、黄体生成素（LH）、雄激素（T）等分泌水平及时限的紊乱，甲状腺相关激素、胰岛素的分泌紊乱等。由于病情复杂，外源性药物的补充或抑制常常难以找到最佳作用时间与剂量，而最终影响到 ART 的结局。我们的研究发现，针灸可以良性干预各种激素水平，如雌激素水平低的可使其升高，而异常增高的雌激素则可使水平降低。针灸还可有效降低血清泌乳素水平，提高增生末期血浆孕激素水平，调整胰岛素抵抗现象，从而有效改善内分泌紊乱现象。

2.5 有效治疗多种妇科基础病

在我们治疗的不孕症基础病变中，包括子宫内膜异位症两次腹腔镜治疗者，多囊卵巢不排卵者，多发性小肌瘤患者，腺肌症严重痛经，等等。在我们配合 ART 针灸序贯治疗的同时，其症状与体征均有不同程度的改善。这显示出针灸序贯治疗在大量妇科病方面的应用有效趋势，非常值得期待与深入。

3. 针灸序贯在辅助生殖中的优势与前景

我们数年来的临床治疗结果提示，针灸序贯能够获得很好的治疗效果。其原因源于以下方面：

3.1 了解生殖生理是辨病针灸序贯治疗的前提

ART 过程复杂，尤其是求助于针灸治疗的患者，年龄偏大，因反复促排卵与胚胎移植等，激素紊乱明显，卵巢功能与子宫微环境均有诸多问题。因此，根据刺激周期或移植周期，中间间歇时间的长短，合理安排，确定良好的治疗方案十分重要。只要时间允许，我们将根据 LH 峰确定排卵后第三天开始针灸治疗，该时段至下次月经来潮，大约有 10～15 天，即黄体期。该阶段 P 生成加速。排卵后 7～8 天黄体成熟，血液中 P 浓度达高峰，同时，E_2 也达第二高峰。排卵后 9～11 天，黄体快速退化。随黄体萎缩，血液中 E_2 和 P 的浓度降至最低点，引起促性腺激素释放激素（GnRH）脉冲式释放频率进行性快速增加，促进促性腺激素的分泌增加，其中 FSH 增加的幅度高于 LH，FSH 促进

卵泡发育并分泌 E_2，至排卵前 E_2 达第一高峰，与 P 协同作用，正反馈促使 LH/FSH 峰形成。LH 峰促进颗粒细胞黄体化和 P 的持续升高，P 确保颗粒细胞充足的 LH 受体生成以形成下一个黄体期。所以，黄体期正常的激素分泌对于卵泡的生成、发育、成熟至关重要。自然周期排卵后，机体需要适量的 E_2 以诱导孕激素受体（PR）的生成。如 E_2 分泌不足，可引起 PR 减少，致黄体功能不全；而 IVF 时，GnRHa 对垂体的降调节作用可以抑制内源性及早发 LH 峰，促使多个卵泡募集和发育，避免卵泡过早黄素化，以利增加获卵数，提高卵子质量，提高 IVF 成功率。但与此同时，黄体期内源性 LH 分泌也受到抑制，导致黄体功能不足，所以，选择在黄体期开始针灸序贯治疗，再根据月经不同时期的特点，规范地进行针对性治疗可以更好地达到治疗效果。尽管完整的序贯治疗总时长达到 50 天左右，但实际针灸次数仅为 15 次左右。由于根据不同生殖生理采用更具针对性的治疗方法，可更好改善卵巢与子宫功能，提高 ART 成功率。

3.2　准确掌握证型是辨证针灸序贯治疗的基础

在辨病的基础上进行辨证，准确把握该类患者月经不同分期的中医证型，对于确定针灸序贯治疗方案十分重要。临床观察所见，该类患者以肾虚、血瘀为基本证型，而在经期的不同时段又呈现寒热虚实的不同特点，因而，针对性地选择或针刺、或艾灸、或刺络拔罐将更加切合证型需要。经前期的前半段往往阳长不及，如基础体温高温相偏低、偏短，或高温相缓慢上升，可用气海、关元，并辅以灸法；而经前期后半段常心肝火偏旺，见烦躁头痛，乳房作胀等，可选阳陵泉，太冲穴，并加用电针以清心宁肝理气；行经期是新旧交替的时期，一方面排泄月经，祛除陈旧性的瘀浊，另一方面已开始生新，为新周期服务。所以，选用十七椎、命门穴，以刺络拔罐疗法以促进血行，活血化瘀；经后期阴血有所不足，胞宫急需调养。所以，选用背俞穴肾俞、膈俞以补肾调血，三阴交、太溪以健脾补肾，使气血旺而荣养胞宫，卵泡顺利发育；排卵期为氤氲期，是重阴必阳的转化阶段。阳长才能顺利排出卵子，基础体温呈高温相，阳旺阴固。所以，选用气海、关元、子宫、足三里，复溜等穴；局部以艾灸以温经通脉，使阴阳转化，黄体功能健全。在辨病的基础上，辨证选穴及实施相应的刺激方法，更能适应疾病性质与患者功能状态，取得更好效果。

3.3　穴、法、量三要素统一是针灸序贯的关键

一些针灸治疗方案的提出，往往存在重穴位（部位），而不重方法，重方法而不重刺激量的现象。我们在临床上体会到，IVF-ET 的辅助治疗，尤其要强

调针灸穴位、刺激方法、刺激量三要素的统一。穴位的选择既要考虑到患者病变特定的解剖位置，又要考虑到传统针灸理论对该穴位治疗效应的总结；而刺激方法则要考虑到病变的病理机制，也要考虑到证候的性质特点。在此基础上，根据经期的不同时段与患者的功能状态，掌握适当的刺激量则同样重要。如行经期（月经期）重在活血化瘀。当患者表现为经量少，血色黯，血虚重于血瘀者，刺络的点宜少，针刺宜浅，使出血量少，刺络重在养血活血；而经量较多，血块明显，痛经较重，血瘀重于血虚者，刺络的点宜多，针刺宜深，出血量可大，刺络重在祛瘀活血。经后期前半段血海空虚，刺激宜轻，后半段，阴升阳长，刺激宜重；排卵期，则视卵泡发育情况。如卵泡发育良好，雌激素水平分泌正常则刺激宜轻，而卵泡发育迟缓，雌激素水平偏低，则刺激宜重，而灸量则需根据患者证型。如脾肾阳虚明显，则灸量宜重，而阳虚不显，反阴虚火旺者，则灸量宜轻，以阳中求阴。而经前期前半期，阳气不足者，重灸促使阳长，后半段，则阳虚伴有气郁者，刺激宜轻，心肝火旺者，刺激宜重。穴、法、量三要素统一是针灸序贯的关键。

大量的临床实践显示，与中医其他疗法相比，针灸在局部与全身的综合作用方面具有明显优势。临床上，针灸既可以通过四肢肘膝关节以下的穴位循经取穴或微针疗法等起到全身调整作用；又可用多种刺激方法专注于局部，直接改善局部组织的痉挛、粘连、血供差等病理现象。同时，针灸主要是通过调动机体本身的功能来达到或恢复机体的内稳态，不存在外源性药物的毒性反应。因而，对于 ART 患者，尤其是高龄、反复失败，多种病理状态并存，功能紊乱明显的患者尤为适宜。而针灸序贯疗法的应用与总结，显示出该方法对于疾病病理过程认识，对针灸疗法特点把握的优势。当然，我们的工作还仅仅处于初步探索，需要更多的深入研究。

参 考 文 献

[1] 张明敏，黄光英，陆付耳，等. 针刺对胚胎移植怀孕率的影响[J]. 中国针灸，2002 年，22（08）：4-6.

[2] 张明敏，黄光英，陆付耳，等. 针刺对胚胎移植怀孕率的影响及其机理：随机安慰对照研究[J]. 中国针灸，2003，22（01）：7-9.

[3] Stefan D，GaoYing，WolfgangH，et a1. Effect of acupuncture on the outcome of in vitro fertilization and intracytoplasmic sperm injection：a randomized，prospective，controlled clinical study[J]. Fertility and Sterility，2006，85（5）：1347-1351.

[4] Caroline S，MeaghanC，B HIthS，et al Influence of acupuncture stimulation on pregnancyrates for women undergoing embryo transfer [J]. Fertility and Sterility，2006，85（5）：1352-1358.

[5] 尹香花，岑祥庚，尤昭玲. 针灸与中药在体外受精与胚胎移植中的助孕作用. 中国中医药信息杂志[J]，2010.17（12）：81-82.

针灸序贯疗法对卵巢储备功能降低患者 IVF-ET 的影响

（周莉，夏有兵，马翔，唐李梅，卢静，唐青青，王茵萍）

近年来卵巢储备功能降低（decline in ovarian reserve，DOR）成为辅助生殖技术（assisted reproduction technology，ART）的重大挑战，据估计，5%～8% 的体外受精（in vitro fertilization，IVF）周期由于 DOR 而结束。DOR 呈逐年增加趋势。目前，临床上西医一般采用增加促性腺激素（Gn）用量、使用不同的刺激方案进行治疗，但效果却不理想，其周期取消率高，临床妊娠率依旧偏低。中西医学对此症均有一定治疗观察。本研究采用针灸序贯疗法对 30 例患者进行治疗，并与未采用该疗法的 33 例患者进行对照，观察其能否改善 DOR 患者的卵巢储备功能以及能否提高外受精-移植（in vitro fertilization-embryo transfer，IVF-ET）的成功率。

1. 临床资料

1.1 一般资料

研究组为 2012 年 9 月至 2014 年 5 月在江苏省人民医院临床生殖中心针灸门诊接受针灸治疗并进行 IVF 的 30 例 DOR 患者；对照组为同期符合入选标准的只接受 IVF-ET 周期中控制性超促排卵方案的西药治疗的 33 例病例。对照组病例选取的随机方法为抽签法，将江苏省人民医院临床医学生殖中心病例系统中该阶段符合入组标准的 239 例患者按系统默认顺序依次进行编号，并制作 239 条号签，将号签充分混合后逐个抽取签条，抽取 33 支签后将对应病例纳入对照组。

两组研究对象一般情况比较中年龄、不孕年限、卵泡刺激素（FSH）、窦卵泡数（AFC）、基础雌二醇（E_2）值、人绒毛膜促性腺激素（HCG）日 E_2，差异无统计学意义（$P>0.05$），具有可比性。详见表 1。

表1　两组DOR患者一般资料比较

	年龄（岁）	不孕年限（年）	FSH值（IU/L）	AFC（枚）	基础E$_2$值（pg/ml）	HCG日E$_2$值（pg/ml）
针灸组	35.40±5.26	5.32±4.55	9.73±3.82	3.30±1.32	198.37±145.16	3643.70±3113.08
对照组	35.79±4.85	6.92±5.19	10.22±3.09	3.85±1.58	189.20±111.17	3722.22±3496.19

1.2　诊断标准

本研究的诊断标准以生殖医学界国际公认的 ESHRE 关于卵巢低反应的标准为基础。

（1）有卵巢储备功能降低高危因素，单卵巢、卵巢手术史或者年龄≥40 岁。

（2）一次常规方案促排卵，取卵数≤3 个。

（3）一次非正常的卵巢储备功能测试（例如：窦卵泡数<5～7 个，或者抗苗勒管激素<0.5～1.1ng/ml）。

以上三条符合任意两条即可诊断为卵巢储备功能下降。

1.3　纳入标准

（1）年龄20～45 岁，有生育要求。

（2）符合 OR 临床诊断标准。

（3）接受 IVF-ET 周期治疗，COH 为微刺激方案者。

（4）研究对象配偶精液检查正常或经精液预洗后达到常规 IVF 或 ICSI 标准，或研究者配偶无精子而采用供精助孕。

1.4　排除标准

（1）不符合 IVF-ET 入选标准，参考卫科教发（2003）176 号《卫生部关于修订人类生殖技术与人类精子库相关技术规范、基本标准和伦理原则》。

（2）多囊卵巢综合征、子宫畸形、宫腔重度粘连者。

（3）严重基础内分泌疾病者。

（4）精神异常者。

（5）符合纳入标准，但未按规定治疗，影响判断疗效者。

2. 治疗方法

2.1　针灸组

行促排卵治疗前接受针灸序贯治疗。治疗开始于月经周期的经期，并按行经期（月经期）、经后期（卵泡期）、排卵期、经前期（黄体期）分期采用针灸序贯进行治疗。针灸到第 2 个月经周期进入 IVF 促排卵周期，治疗同对照组。

序贯针灸取穴：行经期取十七椎、命门；经后期取三阴交、太溪、肾俞、膈俞；排卵期取气海、关元、子宫、足三里、复溜；经前期取气海、关元、阳陵泉、太冲。

操作：行经期上穴加用刺络拔罐，一次性采血针头，快速刺入皮下 3mm，每个穴位刺 2 针，出血量不超过 1ml，留罐 10 分钟；经后期针刺以平补平泻法，留针 30 分钟。排卵期针刺后，腹部置艾灸箱以两段 2cm 长艾条点燃灸腹部。经前期的前半期针刺后加用温针灸（2cm 长清艾条为 1 壮，交替置于气海、关元，每次灸 2 壮）；经前期的后半期留针期间则加用电针治疗（型号 XS-998B）疏密波，频率 2/30Hz，电流 1～2Am，以患者局部有酸胀而无疼痛感为度。每周治疗 2 次（间隔 2 日治疗 1 次），针至第二个月经周期取卵日前。视月经周期长短，总时长（50±5）天，针灸次数（15±2）次。

2.2 对照组

对照组只接受 IVF-ET 周期的微刺激方案常规治疗。进入促排卵周期后，于月经第 3 日晨起空腹抽取静脉血 5ml，测量 FSH、基础 E_2 水平，并经阴道 B 超计数双侧卵巢内的基础窦卵泡数。根据患者的情况选择合适的促排卵用药。经阴道 B 超定期监测卵泡生长情况，并依据卵泡生长情况调整 Gn 的用量。当双侧卵巢内至少有 ≥2 个直径大于 18mm 的卵泡时，给予人绒毛膜促性腺激素（HCG）10 000IU。在注射 HCG 36 小时左右取卵，回收卵母细胞。根据男方精液情况，采用 IVF 或包浆内单精子注射（intracytoplasmic sperm injection, ICSI）授精。

3. 疗效观察

3.1 观察指标

（1）卵巢储备功能指标：FSH、HCG 日 E_2 水平、AFC、获卵数、受精数、优质胚胎数；

（2）治疗结局指标：周期取消率、胚胎种植率、临床妊娠率；

（3）妊娠判断标准：移植后 14 天，检测血 β-HCG>25IU/L 诊为妊娠。28 天超声见到妊娠囊内有胎心为临床妊娠。

3.2 统计学处理

所有数据均采用 SPSS18.0 统计软件包处理数据，样本资料以（$\bar{x}±s$）表示，服从正态分布的计量资料采用 t 检验，不服从正态分布的计量资料采用秩和检验。$P<0.05$ 被认为差异有统计学意义。

3.3 结果

（1）针灸序贯治疗前后及对照组卵巢储备功能指标的比较

针灸序贯治疗后与治疗前比较：HCG 日 E_2 值上升（$P<0.01$），基础窦卵泡数、获卵数、受精数均增加（$P<0.05$），但优质胚胎数、FSH 值差异均无统计学意义（$P<0.05$）。针灸序贯治疗后与对照组比较：HCG 日 E_2 值、基础窦卵泡数、获卵数、受精数、优质胚胎数的增加均有统计学意义（$P<0.05$）。详见表2。

表2　卵巢功能各项指标比较

	FSH 值（IU/L）	HCG 日 E_2 值（pg/ml）	AFC（枚）	获卵数（枚）	受精数（枚）	优质胚胎数（枚）
针灸后	9.84±2.85	5034.61±4896.60■▲	4.40±2.97■	3.33±2.49■▲	2.07±1.26■▲	1.50±1.09▲
针灸前	9.73±3.82	3643.70±3113.08	3.30±1.32	2.37±2.15	1.33±1.14	1.00±1.06
对照组	10.22±3.09	3722.22±3496.19	3.85±1.58	1.76±1.69	1.18±1.31	0.76±0.82

"■"代表与序贯针灸治疗前比较，$P<0.05$，"▲"代表与对照组比较，$P<0.05$。

（2）两组患者 IVF-ET 周期治疗参数比较

针灸序贯治疗后与对照组比较，周期取消率降低，胚胎种植率、临床妊娠率提高，差异均具有统计学意义（$P<0.01$）。详见表3。

表3　两组患者治疗结局比较

	周期取消率（%）	胚胎种植率（%）	临床妊娠率（%）
治疗组	16.67（5/30）	53.33（16/30）	50.00（15/30）
对照组	39.39（13/33）	6.06（2/33）	6.06（2/33）

4. 讨论

卵巢储备功能是指卵巢皮质区卵泡生长发育形成可受精卵母细胞的能力，包括卵巢内存留卵泡的数量和质量。若卵巢内存留的可募集卵泡数量减少、卵母细胞质量下降，可导致生育能力降低或出现过早绝经的倾向，称为卵巢储备功能降低（DOR）。据估计约 10% 的不孕妇女罹患卵巢储备功能降低，而在反复 IVF-ET 失败的患者中这一比例更大。

目前临床常用的卵巢储备功能评估指标主要有：年龄、性激素及细胞因子水平测定、卵巢超声检查、卵巢刺激试验等。该研究选择了年龄、基础卵泡刺激素（FSH）、基础窦卵泡计数（AFC）三项标准。大量研究显示，年龄是预测卵巢储备和卵巢刺激反应性的首选和粗标准。生育力随年龄下降主要源于卵巢储备降低导致卵子数量减少、质量减退。基础 FSH 是判断卵巢储备功能的重要指标。基础 FSH 水平系自然月经周期第 2～3 天（即卵泡早期）的血清 FSH 水平，其随年龄的增长而升高。若基础 FSH 水平<10～15IU/L，部分患

者增加 Gn 剂量能增加获卵数,则表明卵巢储备轻度减退;当基础 FSH≥20IU/L 时卵巢反应性低下、周期取消率极高、妊娠机会很低。AFC 系早卵泡期阴道超声下检测到的直径 2～9mm 的窦卵泡数目。窦状卵泡是成熟卵泡的前体,其数目能够间接地反映卵泡池中剩余的原始卵泡数,与年龄呈负相关,是卵巢对外源性促排卵药物反应性最好的单项预测指标。即便对于基础 FSH 正常的患者,AFC 也是预测卵巢反应性及 IVF 结局的良好指标。本研究的观察统计分析显示,就一般情况而言,针灸序贯治疗前,研究组与对照组的年龄、基础 FSH、AFC、基础 E_2、启动 E_2 差异无显著性;同一患者针灸序贯治疗后,HCG 日 E_2 水平增加有统计学意义($P<0.05$)。雌激素随着卵泡发育趋于成熟,分泌量增加,于排卵前形成高峰值。该指标能间接反映卵泡的发育状况。AFC、获卵数、受精数均在针灸序贯治疗后增加,具有统计学意义($P<0.05$ 或 $P<0.01$);而与对照组相比,研究组获卵数、受精数、优质胚胎数增加均有统计学意义($P<0.05$ 或 $P<0.01$)。显示其卵巢功能得到了改善。由于研究组其基础 FSH 值为 9.73±3.82,增高并不显著,所以,针灸序贯治疗前后未呈明显改变。在治疗结局的观察中,研究组较对照组周期取消率降低($P<0.01$),而其胚胎种植率、临床妊娠率明显增高($P<0.01$)。提示其不仅改善了卵巢储备功能,提高了卵巢反应性和胚胎质量,进而有效改善了 IVF-ET 的妊娠结局。

经过长期临床实践总结,针灸对该病的治疗需根据病种、病程与人群的特殊性来重新认识与运用。针灸序贯疗是根据月经周期不同时段的生殖生理特点,在辨病的基础上,结合辨证,循环使用不同的与该时段相对应的针灸方法。从中医角度分析,行经期一方面祛除陈旧的瘀浊,另一方面已开始启动新周期,是新旧交替的时期。因而选用十七椎、命门穴,配合刺络拔罐疗法,意在促进血行,活血化瘀。经后期选用肾俞、膈俞以补肾调血,三阴交、太溪以健脾补肾,使气血旺而荣养胞宫,卵泡顺利发育。排卵期选用气海、关元、子宫、足三里,复溜等穴助阳长阴固,局部以艾灸以温经通脉,使阴阳转化,黄体功能健全,以利卵泡能更好发育及排出。经前期至下一个月经来潮有 10～15 天时间,其前半期往往阳长不及,故选用气海、关元穴,并辅以灸法可补肾助阳,温暖胞宫,辅助阳长;而经前期的后半期常心肝火旺,故加用阳陵泉,太冲穴,并加用电针以清心宁肝理气,调理胞脉。

针灸在辅助生殖技术中的应用是临床新课题,近年来很多研究人员在针刺时机与方法方面进行了有益的尝试。许多对针灸在 ART 的研究,往往集中于取卵与胚胎移植的很短时间里。求助针灸治疗的患者,年龄普遍较大,卵巢功能衰退明显，希望在 3～5 次，这样很短的时间内改变卵巢储备功能并不现实。序贯针灸将刺激开始时间定在前一个月经周期，而完整的针灸序贯治疗是根据月经周期不同时期的特点，规范地进行针对性治疗。尽管治疗总时长达到 50 天左右，但实际针灸次数仅为 15 天左右。辨病的基础上，辨证选穴及实施相应的刺激方法，更能适应疾病性质与患者功能状态，因而取得了较好疗效。

良好的卵巢储备功能是 IVF-ET 是否能顺利进行的第一步，对于是否能进入 IVF-ET 治疗，及获得好的治疗结局至关重要。本研究显示针灸序贯疗法可以有效改善储备功能，进而提高胚胎种植率，有可能在 IVF-ET 的配合治疗起到更大的作用。但是，针灸在 ART 中的作用是一个全新的课题，牵涉到非常复杂的生理、病理机制。本文只是一个初步观察，对于其良性干预作用的深入研究，还需扩大样本，并进一步探索机制。

参 考 文 献

[1] A Wiser, O Gonen. Addition of dehydroepiandrosterone（DHEA）for poorrespon-der patients before and during IVF treatment improves the pregnancy rate: a ran-domized prospective study[J]. Hum Reprod, 2010, 25（10）: 2496-2500.

[2] Maheshwari A, Fowler P, Bhattacharya S. Assessment of ovarian reserve-should we perform testa of ovarian reserve routinely[J]. Hum Repred, 2006, 21（11）: 2729-2735.

[3] Ferraretti AP, La Marca A, Fauser BC, et al.ESHRE Working Group on Poor Ova-rian Response Definition.ESHRE consensus on the definition of poor response to ovarian stimulation for in vitro fertilization: the bologna criteria[J]. Hum Re-prod, 2011, 26（07）: 1616-1624.

[4] 陈士岭. 卵巢储备功能的评价[J]. 国际生殖健康 / 计划生育杂志, 2009, 28（05）: 281-286.

[5] 张秀萍, 张烁, 杨晓丽. 卵巢储备功能预测指标临床价值的研究进展[J]. 中国优生优育, 2014, 20（01）: 39-43.

[6] 何于夏, 夏容, 陈薪, 等. 在体外受精 - 胚胎移植中应用多项卵巢储备功能评估指标预测卵巢反应性[J]. 南方医科大学学报, 2013, 33（02）: 216-220.

[7] Sills ES, Alper MM, Walsh AR Ovarian reserve screening in infertility: practical applications and theoretical directions for research[J], Eur J Obstet Gynecol Repr-od Biol, 2009, 146（01）: 30-36.

[8] 梁诗莹，赵萍. 卵巢储备功能的超声研究进展[J]. 中华医学超声杂志（电子版），2013，10（08）：608-611.

[9] Botros Rizk, Juan Garcia-velasco, Hassan Sallam, et al.Infertility and Assisted Reproduction[M]. 孙鲲主译. 北京：人民卫生出版社，2013：10-20.

[10] Chillik C, Acosta A, Coroleu B, et a1.The role of LHRH agonists and antagonis-ts[J]. Reprod Biomed Online, 2001, 2（02）：120-128.

[11] 郭佳，李东，张秋芳. 不同时间点针刺介入对辅助生殖结局的影响[J]. 中西医结合学报 2008，6（12）：1211-1216.

[12] 庄广伦. 高质量卵子从何谈起[J]. 生殖医学杂志，2011，4（02）：20-24.

火针疗法在IVF-ET中的应用时点与效应观察

（伍若男，王茵萍）

辅助生殖技术经过30余年的发展，已经能够为30%~40%的不孕不育夫妇解决生育难题，如何满足更多人的生育希望，仍是生殖医学界亟待解决的问题。子宫内膜容受性差导致的着床障碍是其成功率不高的一个重要原因。笔者从2010年开始研究针灸序贯疗法在辅助生殖中的应用，发现根据月经周期不同时段的生殖生理特点，结合辨病与辨证，采用恰当的针灸疗法治疗可以有效改善卵巢储备功能，进而提高胚胎种植率。笔者在应用针灸序贯疗法常规方案治疗的基础上，于排卵后及经前期末期这两个时点配合使用火针疗法干预，观察其对宫腔微环境、子宫内膜容受性及胚胎着床的影响，现将结果报告如下。

1. 临床资料

1.1 一般资料

选择2015年6月至2016年4月在江苏省人民医院生殖中心门诊行体外受精-胚胎移植（IVF-ET）符合本研究纳入标准且同意接受随机分组治疗的不孕症患者72例。以患者进入研究的顺序为其编号，使用SAS软件随机化方法分为观察组（36例）和对照组（36例）。剔除因患者个人原因未能完成治疗的4例，最终符合要求病例68例，其中研究组35例，对照组33例。两组患者一般资料比较差异均无统计学意义（均 $P>0.05$），具有可比性，详见表1。

1.2 诊断与纳入标准

①符合全国高等医药院校教材《妇产科学》的不孕症诊断标准；②因高龄、卵巢功能减退、有诱导排卵禁忌证、过去接受体外受精-胚胎移植及卵胞

浆内单精子显微注射[IVF/ICSI-ET 治疗出现卵巢低反应、反复优质胚胎率低下和（或）反复移植失败、月经基本规则（22～39 天）]的患者；③有冻胚，拟行移植周期，年龄<40 岁；④同意接受针灸干预，并同时按照生殖中心微刺激方案进入移植周期，签署知情同意书的患者。

表1 两组不孕症患者一般资料比较

| 组别 | 例数 | 年龄/岁 | | | 病程/年 | | | 病因/例 | | 体质指数 |
		最小	最大	平均 $(\bar{x}\pm s)$	最短	最长	平均 $(\bar{x}\pm s)$	原发性	继发性	$(\bar{x}\pm s)$
观察组	35	25	39	34±5	1	15	5.4±2.9	15	20	21.68±1.97
对照组	33	26	39	36±5	1	13	6.0±3.2	14	19	21.66±1.39

1.3 排除标准

①合并有心血管、肝、肾和造血系统等严重原发性疾病、精神病者；②未按规定用药、无法判断疗效，或资料不全等影响观察和安全性判断者；③生殖器官有明显而严重的器质性病变者；至病例收集结束时，未能进入冻胚移植周期者，需予剔除；④受试者放弃就诊，无法完成资料收集者。

2. 治疗方法

2.1 对照组

按照微刺激方案进行 IVF-ET 和黄体支持，在备孕期及 IVF-ET 周期给予针灸序贯疗法常规方案治疗。即黄体期（排卵后第 3 天）开始针灸治疗。按照月经周期的分期采用不同针灸疗法序贯治疗。行经期取十七椎、命门；经后期取三阴交、太溪、肾俞、膈俞；排卵期取气海、关元、子宫、足三里、复溜；经前期取气海、关元、阳陵泉、太冲。操作：行经期所选穴位采用刺络拔罐法；经后期针刺以平补平泻法，留针 30 分钟；排卵期常规针刺后，腹部置艾灸箱以 2 段 2cm 长艾灸点燃灸腹部；经前期前半期针刺后加用温针灸，后半期留针期间加用电针治疗。每周治疗 2 次（间隔 2 日治疗 1 次），针至第 2 个月经周期取卵日前。视月经周期长短，总时长（50±5）天，针灸次数（15±2）次。

2.2 研究组

在对照组治疗的基础上，于排卵后（时点 1）及经前期末期（时点 2）进行火针干预。时点 1 取穴：肾俞、命门、腰阳关；时点 2 选穴：肾俞、次髎。操作：患者取俯卧位，暴露腰骶部，局部常规消毒后，医者左手持已燃酒精灯，右手持 1.5 寸 30 号毫针,烧针至通红,迅速准确地刺入所选穴位,节点 1 刺入深度 1~2mm,节点 2 刺入深度 3~5mm。刺入后敏捷地将针拔出,疾入疾出,全程约半秒,出针后在针刺部位拔火罐,留罐 10 分钟。嘱患者火针点刺处当天不能沾水,忌食生冷荤腥等发物。

3. 疗效观察

3.1 观察指标

观察两组患者的经量、经色、经质及其他肾虚与肝郁症状。患者治疗前后填写月经症状自测评分表。中医症状治疗前后的改善情况见诊断标准中的中医症状评分标准。治疗前评分 1 次,作为基础分,治疗后复诊评分 1 次,作为最终分,前后进行对比。

观察移植当日子宫内膜的厚度、子宫内膜形态;移植后 14 天,检测血 β-HCG>25IU/L 诊为生化妊娠,统计生化妊娠率(生化妊娠例数 / 各组总例数);移植后 28d 超声见到妊娠囊、卵黄囊诊为临床妊娠,统计临床妊娠率(临床妊娠例数 / 各组总例数)。

3.2 疗效评定标准

参照《中药新药临床研究指导原则》月经不调相关疗效标准,根据积分法判定。疗效指数(n)=(疗前积分 - 疗后积分)/ 疗前积分×100%。临床痊愈:n≥95%;显效:95%≥n≥70%;有效:69%≥n≥30%;无效:n<30%。

3.3 统计学处理

统计分析采用 SPSS 21.0 统计软件,计量资料采用均数加减标准($\bar{x}\pm s$)描述,计数资料用百分率表示。对所有数据进行正态性及方差齐性检验。研究组和对照组的疗效指数、移植日内膜类型的差异性、生化妊娠率和临床妊娠率的差异性统计采用 χ^2;观察组、对照组治疗前、治疗后中医症状积分及移植日子宫内膜厚度的组间差异性统计采用两独立样本 t 检验,两组患者治疗前后中医症候积分的组内差异性统计用配对样本 t 检验。以 $P<0.05$ 为差异有统计学意义。

3.4 结果

(1)两组患者治疗前后中医症状积分及疗效指数比较

两组患者治疗前中医症状积分比较差异无统计学意义($P>0.05$),组间具有可比性。治疗后两组中医症状积分均降低($P<0.05$),两组治疗有效,但两组间比较差异无统计学意义($P>0.05$)。研究组总有效率与对照组比较差异无统计学意义($P>0.05$),表明两组疗效相当。见表 2。

表2　两组不孕症患者治疗前后中医症状积分及中医证候疗效比较

组别	例数	中医症状积分（分，$\bar{x}\pm s$）		中医证候疗效/例				总有效率
		治疗前	治疗后	临床痊愈	显效	有效	无效	
研究组	35	19.63±4.59	6.69±3.59	2	16	16	1	94.3
对照组	33	19.55±4.72	6.61±4.08	0	13	18	2	93.9

（2）两组患者移植日内膜厚度与形态比较

研究组内膜厚度为（8.02±1.71）mm，对照组为（6.94±1.89）mm，两组比较差异有统计学意义（$P<0.05$），表明观察组对内膜厚度的改善情况要优于对照组。两组移植日内膜形态比较差异无统计学意义（$P>0.05$）。见表3。

表3　两组不孕症患者移植日子宫内膜厚度与类型比较

组别	例数	移植日子宫内膜厚度（mm，$\bar{x}\pm s$）	移植日子宫内膜类型/例		
			A	B	C
研究组	35	8.02±1.71	26	9	0
对照组	33	6.94±1.89	19	14	0

（3）两组患者移植后妊娠情况比较

移植后两组的生化妊娠率和临床妊娠率比较差异均无统计学意义（$P>0.05$）。见表4。

表4　两组不孕症患者移植结局比较

组别	例数	生化妊娠例数	生化妊娠率/%	临床妊娠例数	临床妊娠率/%
研究组	35	19	54.3	16	45.7
对照组	33	16	48.5	13	39.4

4. 讨论

本研究最终入选的 68 名行微刺激治疗的受试者是行 IVF-ET 治疗的不孕症患者中的特困群体，她们常常因为内膜薄、内膜形态差或内膜血供不好等问题而导致周期取消。现代医学认为子宫内膜容受性是移植成功与否的决定性因素之一。研究显示内膜厚度、容积、形态、血供、局部内分泌改变、生长因子的分泌等因素均会影响到子宫内膜容受性。临床医生则把移植日子宫内膜厚度、形态及性激素数值作为判断子宫内膜容受性的常用指标。Weissman 等发现移植日内膜厚度在 7～14mm 之间时周期种植率及临床妊娠率较高。

GerliS 等认为内膜厚度>7～8mm 更适合胚胎着床。高敏之等利用彩色多普勒超声发现内膜厚度与内膜下血流呈正相关,与子宫动脉搏动指数与子宫动脉阻力指数呈负相关。

中医学认为"种子必先调经",月经的正常乃人体生殖系统功能正常的外在表现。而月经的调节多依赖"肾 - 天癸 - 冲任 - 胞宫"生殖轴。肾主生殖,而胞宫的全部功能就是生殖功能,由此可见肾与胞宫功能是一致的。且经云:"肾者主蛰,封藏之本,精之处也。"肾藏精,主生殖,为先天之本,内寓真阴真阳。肾阳为一身阳气之本,非此不能温,肾阴为一身阴气之源,非此不能滋,肾阴是其物质基础,肾阳是其生长动力。故肾乃人体生殖系统的内在调节者,月经周期的变化实乃肾中阴阳的消长转化。在周期转化的关键时刻,根据周期演变特点论治调摄,可更充分发挥针灸的效用。本研究中观察组选择在经间期末期与经前期初期之间这个时点,是因为此时重阴必阳后期,卵子排出之后,阴转阳,此期用火针其实是针刺与温灸效应相结合,温阳为主,宜少针浅刺,选穴命门、腰阳关,可借火助阳,促进此后的经前期重阳延续,从而温煦子宫,为受孕或排经的生理服务。此时辅以针刺部位闪火法留罐,又可活血化瘀,促进气血活动,改善子宫周围的血流灌注,为胚胎受孕提供良好的内环境。而经前期末期病情复杂,既有本质不足,又有现象上的热证、实证以及各种瘀滞症状,此期在助阳为主的原则下,要兼以理气清热解郁。因此此期火针是温灸与刺络放血效应相结合宜多针深刺,选穴肾俞、次髎,针刺后立即在针刺部位闪火法留罐,以能少量出血为佳。此期应用火针温阳至重帮助阴阳顺利转化,排出经血,引气发散改善患者此期出现的烦躁头痛,乳房作胀等一系列实热瘀滞症状。

现代医学研究发现胚泡种植是一个有损的侵入过程,类似炎症经过。火针汇聚了针、温热于一体的双重作用,是针与灸的有机结合,其借助火力和温热刺激,达到扩张患部毛细血管,改善微循环,促进代谢产物及炎症物质吸收的效果,实验研究也表明,刺血与火针点刺能有效控制炎症,增高病灶血管通透性,改善血液浓稠性、黏滞性、聚集性等血液流变学和血液动力学性质。也有研究者认为火针携高温刺入病变部位,针体周围微小范围内的瘢痕组织被灼伤碳化,粘连板滞的组织得以松解,局部血液循环随之改善。目前尚无专门的大样本实验研究来说明移植前火针干预是如何影响子宫内膜容受性的,但是我们从目前的临床观察和火针作用于其他疾病的机制研究不难推测,火针点刺肾俞、次髎穴,可以促进局部炎症物质的代谢,改善输卵管、子宫内膜血供等微环境。至于其是否通过 IL-1 的炎症作用对种植过程中的"滋养细胞浸润 - 血管重塑"起作用，是否通过影响 VEGF 来促进血管的形成和血管通透性的增加则需更深入的实验研究来证实。

火针疗法源远流长，经过几百年各代医家在针具、加热方法、刺法、针刺深度、适应证、禁忌证、理论探讨等方面的研究发展，火针疗法已经成为一种成熟的针灸方法。现代火针研究大家贺普仁先生在阐述火针治疗原理时认为"火针疗法唯借火力，无邪则温补，有邪则胜邪，具有祛除寒邪，补益阳气的作用。无论病情寒热虚实、病灶轻重远近，无所不适"，而我们在临床中发现许多妇科疾病常常病情复杂，寒热虚实夹杂，例如有一些患者表现为平日小腹寒凉，喜热恶寒，经期小腹冷痛拘急，一派宫寒之象，而观其舌象，则为舌体瘦薄，舌质黯红，舌苔薄黄等阴虚火旺之象，此时用艾灸则会损伤阴津，助长虚火，而利用火针疗法"寒冰得火而散之，寒随热散，热证得火而解，火郁发之，虚病得火而壮，温热补益，实病得火则解，火能消物，痰症得火而解，以热则气行，津液疏通之故"的特殊原理则可解其寒热虚实夹杂的困境。可以说，火针疗法既可循经选穴，又可以病为腧，有的放矢，直达病灶，其适应证广泛，对于各种因寒、因郁、因虚所致的妇科基础病均由良效。

对比两组不孕症患者移植当天的子宫内膜厚度，我们发现特定时点火针干预对患者子宫内膜厚度的改善效果明显要优于普通针刺，由于样本量小，两组移植日内膜类型、生化妊娠率与临床妊娠率的比较暂且无统计学意义。但是通过比较 68 名不孕症患者的治疗前的中医症状积分，我们发现此类患者的多为肝郁气滞证和阳虚血瘀证，且多伴严重的月经不调和痛经症状。对比治疗前后的中医症状积分和疗效指数及患者临床反映，我们发现针灸序贯疗法可以明显改善不孕症患者的各种中医症状。而针灸序贯疗法配合特定时点火针干预，则对排卵后基础体温高温期的延续及经前期乳房胀痛、行经期小腹冷痛、经行不畅等症状的改善更有帮助。通过治疗前后中西医症状改变我们可认为月经周期特定时点火针干预能够增加移植日子宫内膜厚度，改善宫腔血流环境，进而辅助胚胎着床。

另外，治疗期间患者反映腰膝酸软、畏寒等肾阳虚症状的改善特别明显，而且本身阴虚火旺的患者也没有出现燥热伤津，症状加重的情况。有部分患者反映，火针治疗后盆腔炎症得以改善，相关资料也显示火针可促进盆腔局部血液循环，改善组织营养状态，提高新陈代谢，以利于炎症的吸收和消退。

而且因火针刺激部位的组织被高热碳化，使得机体的生物理化效应持续时间增长，针灸的效应延长。另外临床实践也认为火针疗法疗效显著，治疗时间短、治疗次数少、每次治疗的间隔时间较长，更适合现代人的生活节奏，值得推广。

参 考 文 献

[1] 陈子江. 人类生殖与辅助生殖[M]. 北京：人民卫生出版社，2005：689.

[2] 孙园园. 子宫内膜容受性中西医实验研究进展[J]. 吉林中医药，2013，33（01）：102-104.

[3] 周莉，夏有兵，王茵萍，等. 针灸序贯疗法对卵巢储备功能下降患者IVF-ET的影响[J]. 中国针灸，2016，36（01）：25-28.

[4] 乐杰. 妇产科学[M]. 7版. 北京：人民卫生出版社，2008.

[5] 高彦，冒韵东，王婥，等. 微刺激和自然周期体外受精/卵胞浆内单精子注射治疗的临床结局分析[J]. 生殖医学杂志，2013，22（01）：34-38.

[6] 郑筱萸. 中药新药临床研究指导原则[M]. 北京：中国医药科技出版社，2002：238-242.

[7] Singh M, Chaudhry P, Asselin E. Bridging endometrial receptivity and implan-tation: network of hormones, cytokines, and growth factors.[J]. Journal of E-ndocrinology, 2011, 210(1): 5-14.

[8] Weissman A, Gotlieb L, Casper R F. The detrimental effect of increased endome-trial thickness on implantation and pregnancy rates and outcome in an in vitro fertilization program.[J]. Fertility & Sterility, 1999, 1(01): 147-149.

[9] Rabbani M L, Rogers P A. Role of vascular endothelial growth factor in endome-trial vascular events before implantation in rats.[J]. Reproduction, 2001, 122(01): 85-90.

[10] 高敏芝，李文英，刘桂梅，等. 彩色多普勒超声监测子宫内膜和内膜下血流对IVF患者子宫容受性的预测价值[J]. 生殖与避孕，2007，27（06）：399-403.

[11] 夏桂成. 夏桂成实用中医妇科学[M]. 北京：中国中医药出版社，2009：10.

[12] 美仁，王萍，成钢，等. 温针灸对坐骨神经痛患者痛阈值的影响[J]. 中国针灸，2005.25（12）：831-833.

[13] 曾红文，聂斌，史琳琳. 刺血合火针点刺治疗膝关节骨性关节炎疗效观察[J]. 中国针灸，2008，28（07）：493-495.

[14] 张贵宇,任淑文,张友忠,等. IL-1β 促进子宫内膜异位症在位基质细胞增殖作用的研究[J]. 山东大学学报(医学版),2006(09),932-934,938.

[15] 贺普仁. 火针的机理及临床应用[J]. 中国中医药现代远程教育,2004,2(10):20-24.

[16] 刘保延. 火针[M]. 北京:中医古籍出版社,1994.

针灸序贯疗法成功助孕反复 IVF-ET 失败 13 次病案一例

（周莉，王茵萍）

针灸与体外受精 - 胚胎移植技术（IVF-ET）结合的相关课题研究受到越来越多的关注，因其无外源性给药，且能双向调节激素水平，而成为中医方法运用于辅助生殖治疗的新热点。在我们已经开展的临床研究中发现，系统且规范的针灸方法对 IVF-ET 全程均能起到良好的调节作用。我们根据月经周期行经期（月经期）、经后期（卵泡期）、排卵期、经前期（黄体期）不同的阶段生殖生理特点，制定了循环使用与该时段相对应的针灸方案，即针灸序贯疗法，将其应用于 IVF-ET 周期治疗反复移植失败（repeated implantation failure，RIF）取得较好疗效。现将该方法成功助孕反复 IVF-ET 失败 13 次的案例报告如下：

1. 一般资料

患者，36 岁，女，2009 年 6 月结婚，婚后未避孕，性生活正常，但男方经常出差，测 BBT 排卵期同房未孕。婚前该夫妇同居，早孕药流 + 清宫一次。2009 年 12 月，输卵管造影显示，双侧输卵管通畅。2010 年 9 月妇检骶韧带有触痛，怀疑子宫内膜异位症，查 CA-125：18.20u/ml，CA-199：10.14u/ml。男方精液检查正常，于 2010 年 10 月～2011 年 4 月在生殖中心三次人工授精未孕。2011 年 7 月在本院生殖中心 IVF-rescue ICSI 方案，长效促排，取卵 9 枚，受精 6 枚，优质胚胎 1 枚，囊胚培养后移植 2 枚，未孕。2011 年 10 月行腹腔镜盆腔粘连松解 + 盆腔子宫内膜异位灶烧灼 + 左侧泡状附件切除 + 双侧卵巢打孔 + 宫腔镜下插管通液。12 月 FET 治疗，移植胚胎 2 枚，未孕。术后基础 FSH12.6IU/L，阴道 B 超检查提示双侧卵巢窦卵泡共 4 枚。2012 年 2 月至2013 年 9 月经历 7 次取卵周期，均为微刺激或自然周期，共取卵 11 枚，1 次自然周期未取到卵。移植 7 次，仅 1 次生化妊娠，6 次失败，因未取到卵或解冻后无可移植胚胎致使周期取消 2 次。

2. 中、西医诊断

2.1 中医四诊

患者结婚 5 年未孕，平素月经尚规则，7～8/26～30 天，量少，色淡红，偶有血块。面色苍白无华，倦怠乏力，时因情绪波动而感经前乳房胀痛，经行小腹空痛伴腰酸不适。舌淡苔薄白，舌下络脉迂曲，脉沉细涩。中医诊断为不孕症，证型属血虚肝郁夹瘀。

2.2 西医诊断

①继发性不孕；②子宫内膜异位症；③慢性盆腔炎；④卵巢功能减退（diminished ovarian reserve，DOR），即卵巢内存留的可募集卵泡数量减少、卵母细胞质量下降，可导致生育能力降低或出现过早绝经的倾向；⑤胚胎反复移植失败。

3. 治疗方法

该患者于 2014 年 2 月 18 日起在我科接受针灸序贯治疗。患者就诊时为月经周期第 13 天。根据该阶段生理特点辨证，此时间段为排卵期，取穴：气海、关元、子宫、足三里、复溜，加用以两段 2cm 长艾段点燃置艾灸箱灸腹部。之后按月经周期的次序分别于经前期（黄体期），取穴：气海、关元、阳陵泉，太冲；行经期（月经期）取穴：十七椎、命门；经后期（卵泡期）取穴：三阴交、太溪、肾俞、膈俞；并根据月经周期的不同阶段循环采用相对应的针灸治疗。经前期针刺后加用温针灸；行经期所选穴位针刺手法为平补平泻法，留针期间加用电针并加用刺络拔罐；经后期针刺以平补平泻法留针 30 分钟，加用电针治疗，采用疏密波，频率 2/30Hz，电流强度 1～2mA，以患者局部有酸胀而无疼痛感为度；每周治疗 2 次。

因其同时患有子宫内膜异位症，控制性促排卵周期需要激素降调节治疗 3 个月，所以患者针灸序贯同时，IVF 治疗方案为注射诺雷德 3.75mg/ 支降调 3 个月直接进入促排周期。予微刺激促排卵药克罗米芬 50mg/d 口服，HMG75IU/d 肌注，当优势卵泡发育达到 18mm，注射 HCG 5000IU，B 超监测并穿刺取卵。针灸序贯每周 2 次，共计针灸 33 次。

4. 结果

患者于 2014 年 6 月 29 日单卵泡穿刺成功取出卵子 7 枚，受精 3 枚，其中优质胚胎 2 枚。2014 年 7 月 2 日顺利进入移植周期，移植 2 枚新鲜胚胎。

2014年7月31日查血HCG及宫内B超确诊为临床妊娠。2015年3月5日在南京市某妇幼保健医院剖宫产一对健康龙凤胎，男2750g，女2600g。

5. 讨论

5.1　针灸序贯的中医机制分析

2010—2012年，本患者经历了3次人工授精均以失败告终，在针灸治疗前的IVF-ET周期中，患者8次促排卵周期，共取卵11枚；13次移植周期中，仅一次生化妊娠，9次失败，2次周期取消，2次放弃。其病程较长且病情复杂，有宫腹腔手术史，卵巢功能明显下降。中医辨证分析：手术络脉损伤而致患者气血虚损，则见面色苍白无华，倦怠乏力；经血生化无源，胞脉失养，故月经量少，行经期空痛；又因气虚而推动无力，由虚致瘀，不通为痛，而见舌下络脉迂曲。该患者经历4年多次移植失败的打击，承受巨大身心压力。肝气不舒影响月经周期，而有月经前乳房胀痛，脉沉细涩诸症。

该患者治疗开始于月经周期的排卵期，此时期为氤氲期，是重阴必阳的转化阶段，阳长才能顺利排出卵子。所以，选用气海、关元、子宫、足三里、复溜等穴；针刺后局部以艾灸温经通脉，使阴阳转化，黄体功能健全，卵泡能够更好发育。随之而来的经前期在前半段往往阳长不及，选用气海、关元穴，并辅以温针灸来补肾助阳，温暖胞宫，辅助阳长；而后半段常心肝气火偏旺，见烦躁头痛，乳房作胀等，则加用阳陵泉，太冲穴，并加用电针以清心宁肝理气，调理胞脉。行经期是新旧交替的时期，一方面排泄月经，祛除陈旧性的瘀浊，另一方面已开始生新，为新周期服务。所以，选用十七椎、命门穴，以刺络拔罐疗法促进血行，活血化瘀。经后期，阴血有所不足，胞宫急需调养，选用背俞穴肾俞、膈俞以补肾调血，三阴交、太溪以健脾补肾，使气血旺胞宫荣，卵泡顺利发育。此期针刺以平补平泻法，留针30分钟为宜。由于每一阶段均据患者辨证而选用相对应的针针灸方法，起到了很好调理气血，荣养胞脉的作用。

5.2　针灸序贯疗法的现代医学机制

据估计约10%的不孕妇女罹患DOR，而在RIF患者中这一比例更大。本例患者移植反复失败，在频繁的刺激周期和宫腹腔镜手术治疗后出现卵巢功能严重受损，基础FSH 12.6>10IU/L，阴道B超检查提示双侧卵巢窦卵泡仅有4枚左右，窦卵泡明显减少，提示该患者卵巢储备功能降低。优质的胚胎是辅助生殖成功的关键，而好的卵子是优质胚胎的前提。人类卵泡的生成是一个很长的过程，基于颗粒细胞倍增的时间计算，从原始卵泡到排卵前卵泡大约需要一年的时间，但卵泡从1级到8级的发育则需要85天。本例病案总治疗次数为 33 次,总时长为 4 个月经周期。针灸序贯治疗时期内,患者卵子正好完成 1 级到 8 级的成长。针灸序贯后,该患者基础窦卵泡由 4 枚增加到 8 枚,微刺激获卵数达到 7 枚。显示针灸起到了改善卵巢功能,促成卵泡的发育和成熟的效果。该患者尚患有子宫内膜异位症,子宫内膜异位症相关的炎症环境影响卵母细胞的质量和子宫内膜的容受性。该患者移植的 2 枚胚胎均顺利着床并健康发育直至分娩。提示针灸序贯不仅能改善卵子质量和卵巢功能,且有助于提高子宫内膜的容受性。因而可对 IVF-ET 全程起到良性调整作用。

中医学认为肾 - 天癸 - 冲任 - 胞宫轴与西医学的下丘脑 - 垂体 - 卵巢 - 子宫的环路有相似之处。以往许多针灸对 ART 的研究往往集中于取卵与胚胎移植的很短时间里,治疗时限短,治疗方案欠缺规范性和系统性,不能适应疾病性质与患者功能状态。针灸序贯疗法是在正确认识生殖生理的基础上,结合传统中医辨证施治和针灸方法特点而形成的一套治疗方法。本病例的成功显示该方法能加速性腺功能恢复,改善黄体功能和卵子质量,提高子宫内膜容受性,可进一步推广应用。

参 考 文 献

[1] Margalioth EJ,Ben-Chetrit A,Gal M,et al. Investigationand treatment of repeated implantation failure followingIVF-ET[J]. Hum Reprod,2006,21(12):3036-3043.

[2] 陈静,王春艳. 胡国华教授治疗卵巢早衰及卵巢储备功能低下的经验[J]. 世界中西医结合杂志,2013,8(10):988-990.

[3] 陈雷宁,全松. 胚胎反复着床失败与研究进展[J]. 中国实用妇科与产科杂志,2008,24(12):946-948.

[4] 陈士岭. 卵巢储备功能的评价[J]. 国际生殖健康 / 计划生育杂志,2009,28(05):281-286.

[5] 许小凤,薛晓明,谈勇,等. 血清抑制素 B 水平预测卵巢储备功能的临床价值. 现代妇产科进展[J],2008,17(08):568-570.

[6] 何于夏,夏容,陈薪,等. 在体外受精 - 胚胎移植中应用多项卵巢储备功能评估指标预测卵巢反应性[J]. 南方医科大学学报,2013,33(02):216.

[7] Botros Rizk,Juan Garcia-velasco,Hassan Sallam,Antonis Makrigiannakis. Infertility and assisted reproduction[M]. 孙鲲,译. 北京,人民卫生出版社,2013,10-15.

[8] 史常旭. 子宫内膜异位症的临床研究现状与展望[J]. 重庆医学,2010,39(02):129-130.

耳针在体外受精 - 胚胎移植取卵术中镇痛作用的观察

（王茵萍，邢剑秋，俞明，韩燕，蔡红，黄洁，丁卫，习飞扬，马翔）

【摘要】 目的：观察耳针镇痛方法用于经阴道 B 超引导下穿刺取卵术中的作用。方法：将 160 例体外受精 - 胚胎移植患者随机分为治疗组 120 例和对照组 40 例。治疗组采用耳针治疗，对照组采用盐酸哌替啶（杜冷丁）麻醉，比较两组镇痛效果。结果：治疗组麻醉效果、获卵数与对照组比较，差异无统计学意义（$P>0.05$）。结论：耳针的镇痛效果与盐酸哌替啶相仿，安全有效。

【关键词】 耳针；针刺镇痛；体外受精 - 胚胎移植；取卵术；盐酸哌替啶

体外受精 - 胚胎移植（IVF-ET）及其衍生技术在临床上主要包括促超排卵、取卵术和胚胎移植三个环节。其中，取卵术是衔接促超排卵与体外受精培养的重要步骤。一直以来，经阴道穿刺取卵是许多患者比较担心和恐惧痛苦的问题。为了减轻患者的恐惧心理负担和避免卵子被污染、丢失以及缩短卵子在不利环境中暴露的时间，取卵术目前常采用异丙酚静脉推注（静脉全麻）和盐酸哌替啶肌内注射＋利多卡因宫颈旁阻滞（局部麻醉），也有以单纯盐酸哌替啶肌注进行麻醉。为了寻找安全有效的镇痛方法，我们在本院生殖中心的支持与配合下，从 2006 年开始，开展了对体外受精 - 胚胎移植和卵胞浆内单精子注射的不孕患者，以耳针镇痛方式下进行取卵的研究工作，并与肌注盐酸哌替啶进行比较，现报告如下。

1. 一般资料

自 2007 年 1 月至 2008 年 12 月以耳针镇痛方式取卵的 1200 例不孕患者资料中，按随机方式抽取其中的 120 例作为治疗组；以同期随机观察的 40 例盐酸哌替啶麻醉取卵患者作为对照组。两组患者均无呼吸系统及心血管疾病史,不孕的主要原因有输卵管性不孕、多囊卵巢、子宫内膜异位症等。经比较,两者无统计学差异($P>0.05$),具有可比性。

2. 方法

2.1 促超排卵

两组患者均采用长方案或短方案进行促超排卵。长方案具体操作为:于月经周期第 21 天开始用促性腺激素释放激素 GnRH-a(达必佳或达菲林或抑那通)直至注射绒毛膜促性腺激素(HCG)日,于月经第 3～5 天开始每天肌注促卵泡刺激素(FSH),当优势卵泡达到 14mm 左右时,加用人绝经期促性腺激素(HMG),B 超监测卵泡发育情况。在优势卵泡直径达 17mm 后停用 GnRH-a 和 HMG,肌注 HCG10 000IU,36 小时后在 B 超引导下用 17G 吸卵针经阴道弯隆穿刺取卵。

短方案具体操作为:于月经周期第 2 天开始注射短效 GnRH-a(达必佳或达菲林)0.1g,月经第 3 天开始使用 FSH,余同长方案。

2.2 取卵时的麻醉方法

所有患者术前禁食、禁水 6 小时以上,均未予术前用药。

治疗组在术前 10 分钟开始针刺。取双侧耳穴:内生殖器、神门,在穴区以探笔按压找到阳性反应点后以长 25mm 毫针针刺。针后小幅度左右捻转 10 次,再接电,选连续波,留针至手术结束。

对照组患者于术前 10 分钟肌注盐酸哌替啶(杜冷丁)50mg。

2.3 疼痛判定标准

2.3.1 痛感反应

参照杜彦等的标准:

显效:无痛感,患者无任何面部及肢体疼痛反应,术后均诉无痛苦。

有效:轻微疼痛,术中有轻度面部疼痛反应或肢体的轻度不自主扭动,但一过性可忍受。

无效:明显疼痛,术中面部或肢体疼痛反应较强烈。

2.3.2 视觉模拟评分

视觉模拟评分(visual analogue scale,VAS)在取卵术后予以测评。0 分为无痛;0～3 分为轻度疼痛;3～7 分为中度疼痛;7～10 分为重度疼痛。

2.4 统计学方法

所有数据采用 SPSS 统计软件处理,计量资料用 $\bar{x}\pm s$ 示,组间症状改善有效率比较采用卡方检验,VAS 计数比较采用配对 t 检验。

3. 结果

3.1 两组患者取卵痛感反应比较

由表 1 可见,治疗组总有效率为 93.3%,对照组为 92.5%,两组比较差异无统计学意义(P>0.05),提示两种方法镇痛效果相似。

表 1 两组患者取卵痛感反应比较[n(%)]

组别	n	显效	有效	无效	总有效率/%
治疗组	120	63(52.5)	49(40.8)	8(6.7)	93.3
对照组	40	22(55.0)	15(37.5)	3(7.5)	92.5

3.2 两组患者治疗后 VAS 评分比较

治疗组治疗后 VAS 评分为(2.86±1.84)分,对照组(3.12±2.06)分,两组比较差异无统计学意义(P>0.05),提示两种方法镇痛效果相似。

3.3 两组患者获卵数比较

治疗组取卵数为(13.42±6.86)个,对照组(12.46±7.14)个,两组比较差异无统计学意义(P>0.05),提示两种方法获卵数相似。

4. 讨论

辅助生殖助孕过程中,经阴道 B 超引导下取卵术是体外受精 - 胚胎移植最关键的步骤之一,在我国进行辅助生育技术的过程中,经阴道穿刺取卵一般不需麻醉,或使用盐酸哌替啶注射镇痛,多数患者有轻度疼痛,尚能忍受。但使用盐酸哌替啶注射镇痛,有很大部分患者会出现头晕、出冷汗、恶心等现象,有些患者甚至会在术中呕吐而使手术无法完成,所以,寻求有效而且无副反应的镇痛方法有其必要。

从我们的大量临床观察以及本研究的统计分析显示,耳针对于取卵术镇痛效果确切。大多数的患者耳针后术中疼痛反应轻微,或仅感酸胀,很少出现剧烈疼痛。其止痛效果与盐酸哌替啶作用相仿,且无任何副反应。一般术后无不适反应,体力恢复很快。而肌注盐酸哌替啶麻醉的患者,术后大多面色苍白,有不同程度的恶心与头晕现象,术后精力恢复较慢。我们对耳针针刺方法进行了反复比较与观察。最初,曾采用单纯毫针针刺,后加用电针。电针方法也从针后即行手术改为术前 10 分钟开始针刺。穴位则在向陈巩荪与许瑞征两位老专家请教后,再在临床上摸索定为内生殖器与神门穴。内生殖器穴与神门穴均位于耳廓三角窝内,而三角窝与盆腔脏器相对应。在我们的观察表中,特别模仿 VAS 量表,增加了观察对针刺信任度的评分。结果显示,对针刺信任度高的患者,其镇痛效果往往较好,这说明耳针镇痛的心理暗示作用不能排除。这与另一项研究是相符的。

耳针镇痛或麻醉有着悠久的历史,我科的前辈陈巩荪与许瑞征两位老专家曾做过大量这方面的研究。尽管耳针确对穿刺取卵术有一定的镇痛作用,但耳针本身痛感也较强烈,在患者对盐酸哌替啶副反应不敏感时,他们便更愿意选择价廉而且更方便的盐酸哌替啶肌注疗法。如何使耳针镇痛方法既能保持其疗效,又能减轻其针刺痛感,还需更多研究。

参 考 文 献

[1] 马衷英,沈艳,鲁惠顺. 不同剂量芬太尼在清醒麻醉阴道取卵术中的效果比较[J]. 浙江预防医学,2008,20(07):54-57.

[2] 刘亚贤,宫涛,赵静,等. 两种麻醉方法用于取卵术的临床效果分析[J]. 中华现代护理学杂志,2006,3(08):673.

[3] 杜彦,吴日然,廖月婵,等. 体外受精 - 胚胎移植中三种镇痛方法在取卵术的研究[J]. 中国优生与遗传杂志,2006,14(03):109-110.

[4] 区烈良,方锦川,易东生. 黄体酮联用阿托品治疗肾绞痛疗效观察[J]. 河北医药,2007,29(04):313-314.

[5] 仲远明,王茵萍. 针灸学[M]. 南京:东南大学出版社,2008:206.

[6] 穆庆霞,陈巩荪,仲远明. 电耳针颈区敏感点对颈椎病患者的即时效应观察——附93例经颅多普勒(TCD)分析[J]. 江苏中医,1995(11):29-30.

[7] 崔晓,许宇篙. 许瑞征教授耳针临床诊治经验[J]. 中国针灸,2008,28(06):448-450.

[8] 许瑞征,朱兵,仲远明,等. 反映胃部病变的耳穴相关群[J]. 南京医科大学学报,1998,18(04):50-52.

电针耳穴镇痛在体外受精-胚胎移植取卵术中的应用

（陈欢，王茵萍，邢剑秋，韩燕，蔡红，张朝晖，刁飞扬，马翔）

经阴道穿刺取卵术是不孕症患者进行体外受精-胚胎移植（IVF-ET）辅助生殖技术中的一个重要环节，通常在促超排卵治疗之后进行，主要为 IVF-ET 提供卵子。该手术通常持续 10～15 分钟，虽然手术时间短，但术中的疼痛是许多患者担心与恐惧的问题，为患者提供一种起效快、不良反应少的镇痛方式，对于减轻患者心理负担，快速获得高质量卵子具有重要意义。当前有部分研究已证实电针经穴、耳穴在取卵术中可起到镇痛、抗焦虑作用。我们在本院生殖中心的支持与配合下，从 2006 年开始也开展了对 IVF-ET 和卵胞浆内单精子注射的不孕患者，以耳针镇痛方式下进行取卵的研究工作，前期研究工作已发现电针三角窝区神门、内生殖器等穴与肌注盐酸哌替啶的镇痛效果相仿，安全有效，今为进一步明确耳针镇痛的作用与机制，我们观察了电针不同耳穴的镇痛效用，报道如下。

资料与方法

1. 一般资料

自 2007 年 1 月～2008 年 12 月在我院生殖中心招募 106 名 IVF-ET 不孕症患者作为受试对象，专门负责统计的人员根据随机数字表将 106 名患者分为哌替啶组（34 例）、耳针 1 组（36 例）、耳针 2 组（36 例）。各组患者均无呼吸系统、心血管疾病史，受试 3 个月内无针灸治疗史，各组患者年龄、取卵次数、不孕原因及针刺信任度等一般资料比较，均无统计学差异（$P>0.05$），具有可比性（表 1）。其中不孕的主要原因有输卵管性不孕、多囊卵巢、子宫内膜异位症、男性因素等。本研究经南京医科大学第一临床医学院医学伦理委员会同意进行。

表 1　各组患者年龄、取卵次数、不孕原因及针刺信任度比较［例,（%）］

组别	例数	年龄（$\bar{x} \pm s$，岁）	取卵次数		不孕原因		针刺信任度（mm，$\bar{x} \pm s$）[*]
			首次	非首次	原发性	继发性	
哌替啶组	34	31.1±4.56	26（76.47）	8（23.53）	6（17.65）	28（82.35）	—
耳针 1 组	36	31.0±4.31	31（86.11）	5（13.89）	5（13.89）	31（86.11）	71.19±21.14
耳针 2 组	36	31.7±4.24	28（77.78）	8（22.2）	7（19.44）	29（80.56）	61.19±22.84

　[*] 针刺信任度采用视觉模拟评分（VAS），在取卵术前评测，0mm：认为针刺镇痛无效；10～30mm：针刺有轻度镇痛作用；30～70mm：针刺有中度镇痛作用；70～90mm：针刺有较好的镇痛作用；100mm：针刺有理想的镇痛作用

2. 方法

（1）治疗方法：各组患者均通过常规促超排卵方案进行促超排卵治疗，并在术前禁食、禁水 6 小时以上。哌替啶组患者于术前 10 分钟肌注哌替啶 50mg；耳针 1、2 组在术前 10 分钟分别以 0.25mm×25mm 毫针针刺相应耳穴，针后小幅度左右捻转 10 次，接通电针，2Hz，连续波，电流强度根据患者耐受程度调试，留针至手术结束。其中耳针 1 组选穴：神门点、内生殖器点；耳针 2 组选穴：心点、皮质下点。

（2）观察方法：①痛感反应：在手术 5 分钟、10 分钟对各组患者的疼痛反应进行记录，并参考以下标准评价镇痛效应：显效，无痛感，患者无任何面部及肢体疼痛反应，术后均诉无痛苦；有效，轻微疼痛，术中有轻度面部疼痛反应或肢体的轻度不自主扭动，但一过性可忍受；无效，明显疼痛，术中面部或肢体疼痛反应较强烈。② VAS：在取卵术后分别对左右两侧卵巢取卵过程进行疼痛 VAS 评分，0：为无痛；10：最剧烈的疼痛感觉。

（3）统计学处理　数据采用 SPSS 19.0 软件处理，计量资料以均值 ± 标准差（$\bar{x} \pm s$）表示，服从正态分布采用方差分析，不服从正态分布采用非参数检验，计数资料以百分率表示，组间比较采用 χ^2 检验，$P<0.05$ 为差异与统计学意义。

3. 结果

（1）各组患者取卵术 5 分钟、10 分钟镇痛效应的比较：各组患者在取卵术 5 分钟镇痛效应比较均无统计学差异（$P>0.05$）。手术 10 分钟，耳针 1、2 组的镇痛有效率高于哌替啶组（$P<0.05$、$P<0.05$），其中耳针 1、2 组无统计学差异（$P>0.05$）。

（2）各组患者先后两侧卵巢取卵后 VAS 评分比较：各组患者在进行第一侧卵巢取卵后的疼痛 VAS 评分均无统计学差异（$P>0.05$），第二侧卵巢取卵

术后疼痛 VAS 评分结果显示，耳针 1、2 组均显著低于哌替啶组（$P<0.01$、$P<0.01$），其中耳针 1、2 组无统计学差异（$P>0.05$）；组内先后比较显示，哌替啶组后取卵侧 VAS 评分显著高于先取卵侧（$P<0.01$），耳针 1 组、耳针 2 组组内先后比较均无统计学差异（$P>0.05$）（表3）。

表2　取卵术5分钟、10分钟各组患者镇痛效应［例，（％）］

组别	例数	5分钟			10分钟		
		显效	有效	总有效率	显效	有效	总有效率
哌替啶组	34	22（64.71）	11（32.35）	97.05	12（35.3）	16（47.1）	12（35.3）
耳针 1 组	36	30（83.33）	5（13.89）	97.22	23（63.9）	11（30.6）	23（63.9）
耳针 2 组	36	27（75.00）	8（22.22）	97.22	22（61.1）	13（36.1）	22（61.1）

表3　各组患者取卵术后 VAS 评分、取卵时间、数量比较

组别	例数	先取卵侧	后取卵侧	取卵时间（min）	取卵数量
哌替啶组	34	2.77±1.59	5.24±2.70^{b}	14.56±4.33	11.47±5.56
耳针 1 组	36	2.28±1.40	2.93±1.87^{a}	16.86±5.94	12.83±8.36
耳针 2 组	36	2.47±1.28	2.74±1.39^{a}	16.11±4.80	11.47±6.57

注：与哌替啶组比较，a：$P<0.01$；组内比较，b：$P<0.01$。

（3）各组患者取卵时间、取卵数量比较：各组患者取卵时间、取卵数量均无统计学差异（$P>0.05$）。

讨论

体外受精 - 胚胎移植取卵术主要包括促超排卵、取卵术和胚胎移植三个过程。其中，经阴道穿刺取卵术是促超排卵与胚胎移植的一个重要衔接环节。取卵术虽然手术时间较短，通常只需 10～15 分钟，但是术中的疼痛却使该环节成为 IVF-ET 过程中最具痛苦、最易致患者焦虑、恐惧的环节。哌替啶肌内注射是临床上经阴道穿刺取卵术常用的镇痛方式，但其常伴有恶心、呕吐、头晕及出冷汗等不良反应，导致患者在术后体力恢复较慢，部分患者甚至可因严重呕吐而中止手术。因此，为患者提供一种疗效肯定、副作用轻的镇痛方式，对于减轻患者心理负担，快速获得高质量卵子以及促进术后体力恢复具有重要意义。

本研究选用耳穴作为电针刺激穴位是经过反复的临床观察提出的研究思

路。我们通过临床积累发现，神门、内生殖器、心、皮质下、口、内分泌等穴是不孕症患者耳穴阳性反应点较集中的区域。因此，我们观察了电针三角窝区的神门、内生殖器以及耳甲区的心、皮质下等穴点的镇痛效应。

临床观察发现，患者在取卵术的前几天对疼痛的耐受性较强，而随着取卵数量的增加，取卵针对卵巢的穿刺次数也逐渐增多，在手术的 10 分钟左右患者往往会对疼痛产生较剧烈的反应。这可能与机体对疼痛产生中枢易化的机制有关，即机体遭受疼痛等伤害性刺激后，脊髓中枢可产生易化作用，增加机体对疼痛等伤害性刺激的敏感性。因此，本研究选择手术 5 分钟、10 分钟作为镇痛效应观察的时间点，同时比较先取卵侧与后取卵侧的 VAS 分值差异。本研究观察各组患者的取卵数量、取卵时间均无统计学差异，这除外了取卵过程穿刺次数对疼痛的影响，保证各组试验结果的可比性。结果显示，哌替啶组手术 10 分钟的镇痛总有效率与 5 分钟比较有下降的趋势，虽然下降程度尚未达到统计学差异，但第二侧取卵 VAS 评分显著高于第一侧取卵，这提示随着手术的进行，哌替啶组患者对疼痛的敏感性呈现逐渐上升的变化趋势，与我们前期的临床观察结果相符，即随着取卵穿刺次数的增加，患者对疼痛的反应逐渐增强。

早前有研究发现低频电针耳穴（神门、内生殖器、枕）可减轻取卵术中瑞芬太尼镇痛药的用量，显著减少镇痛药物引起的恶心、呕吐、疲乏等不良反应，改善患者术后的主观感觉，本研究通过与哌替啶组比较发现，两组电针耳穴的患者手术 10 分钟的镇痛总有效率均高于哌替啶组，后取卵侧 VAS 两个电针耳穴组均低于哌替啶组，以上结果提示电针耳穴的镇痛效果是安全、可靠的，并且更稳定、持久，这与早前研究结果相符。当前较一致的认为耳 - 迷走神经反射是耳穴的作用机制之一，刺激耳穴可激起从外周到中枢各个水平的生物化学信息整合传递，引起外周循环、下丘脑、垂体释放 β- 内啡肽，从而发挥镇痛作用。

耳穴的全息理论认为耳朵上不同位置对应人体躯体及内脏的特定部位，这引起了很多研究对耳穴特异性的探讨，但结果仍存在许多争议。本研究中，耳针 1 组选用神门、内生殖器，位于对应人体盆腔的三角窝区；耳针 2 组是位于耳甲腔的心、皮质下，对应人体的胸腔，也是临床安神止痛的要穴。然而，结果显示两组在镇痛总有效率与取卵后 VAS 的评分上均呈现相同的变化趋势，两组之间均无统计学差异（$P > 0.05$），这提示三角窝的神门、内生殖器与耳甲腔的心、皮质下，其取卵镇痛的效果相当，并未呈现出耳部分区的明显差异，因此，我们推测其在取卵术镇痛中可能存在共性。

从耳部神经支配来看，人体耳部主要受颅神经和颈神经支配，包括了迷走神经耳支，耳大神经和耳颞神经。其中三角窝内的神经来自耳颞神经、耳大神经和枕小神经，耳甲区主要来自迷走神经、耳颞神经、耳大神经，随着各神经分支逐渐变细，各分支可相互重叠形成网状结构，分别在三角窝及耳甲部分别形成三角窝神经丛与耳甲神经丛。因此，三角窝与耳甲腔从神经分布上有许多重叠交织的分支，这可能是导致这两个不同耳区耳穴在镇痛中存在共性的物质基础。但是，由于本研究观察指标有限，尚不能明确不同耳穴对取卵术镇痛是否存在特异性的调节作用与机制。况且，仅根据耳部神经的分布支配规律并不能完全解释耳穴的相关作用机制，其具体内容还有待于进一步研究。

此外，本研究通过各组患者的针刺信任度调查发现，对针刺具有较高信任度的患者往往能达到较好的镇痛作用。但由于本研究未设立假电针组，因此目前尚难以明确电针耳穴镇痛是否存在安慰作用，仍有待于进一步研究。

参 考 文 献

[1] Qu F，Xing L，Huang H，et.al. Auricular acupressure reduces anxiety levels and improves outcomes of in vitro fertilization: a prospective, randomized and controlled study.[J]. SCI REP-UK，2013，100（04）：S42-S43.

[2] Sator-Katzenschlager S，Wölfler MM，Kozek-Langenecker SA，et al.Auricular electro-acupuncture as an additional perioperative analgesic method during oocyte aspiration in IVF treatment[J]. Hum Reprod，2006，21（08）：2114-2120.

[3] 陈前琼，魏清琳，张学红. 电针在取卵术中辅助镇痛作用及对杜冷丁不良反应的影响[J]. 中国针灸，2012，32（12）：1113-1116.

[4] Ying W，Jian X，Ming Y，et al. Ear acupuncture anesthesia for in vitro fertilization and embryo transfer egg retrieval[J]. J Acupunct Tuina Sci，2012，10（2）：96-98.

[5] 许培昌，李达良. 疼痛患者对针灸信任度与针灸疗效关系的观察[J]. 中国针灸，2006，26（05）：355-356.

[6] Atibi A，Vachon-Presseau E，Schrooten M，et al. Attention effects on vicarious modulation of nociception and pain.[J]. Pain，2014，155（Issue）：2033-2039.

[7] Xin G，Kun L，Bing Z，et al. Sino-European transcontinental basic and clinical high-tech acupuncture studies—part1: auricular acupuncture increases heart rate variability in

anesthetized rats[J]. ECAM, 2012 (02): 1-7.

[8] 万赖思琪, 李万山, 李万瑶, 等. 耳穴贴压辅助全麻妇科手术镇痛效果观察[J]. 中国针灸, 2013, 33 (03): 237-240.

[9] Peuker E T, Filler T J. The nerve supply of the human auricle[J]. Clin Anat, 2002, 15 (01): 35-37.

主要参考书目

[1] 夏桂成. 夏桂成实用中医妇科学[M]. 北京：中国中医药出版社，2009.

[2] 李力，乔杰. 实用生殖医学[M]. 北京：人民卫生出版社，2012.

[3] 谢幸，苟文丽. 妇产科学[M]. 第8版. 北京：人民卫生出版社，2013.

[4] 谈勇. 中医妇科学[M]. 北京：人民卫生出版社，2016.

[5] 杜慧兰. 中西医结合妇产科学[M]. 北京：中国中医药出版社，2016.

[6] 梁繁荣，王华. 针灸学[M]. 第10版. 北京：中国中医药出版社，2016.

[7] 李和，黄辰. 生殖系统[M]. 北京：人民卫生出版社，2015.

[8] 陈子江. 生殖内分泌学[M]. 北京：人民卫生出版社，2016.

[9] 李大金. 生殖免疫学[M]. 上海：复旦大学出版社，2008.

[10] 张丽珠. 临床生殖内分泌与不育症[M]. 北京：科学出版社，2006.

[11] 陆勤. 妇科常见病外治法[M]. 北京：中国中医药出版社，2017.

[12] 黄荷凤. 实用人类生殖辅助技术[M]. 北京：人民卫生出版社，2018.

[13] 瑞兹克. 不孕症与辅助生殖[M]. 孙鲲，译. 北京：人民卫生出版社，2013.

[14] 郎景和，向阳，沈铿. 妇科学[M]. 北京：人民卫生出版社，2018.

[15] 夏桂成. 夏桂成中医妇科诊疗手册[M]. 北京：中国中医药出版社，2017.

[16] 杨冬梓. 妇科内分泌疾病检查项目及应用[M]. 北京：人民卫生出版社，2011.

[17] 王峥，马雯. 中国刺血疗法大全[M]. 合肥：安徽科学技术出版社，2005.

[18] 周作民. 生殖病理学[M]. 北京：人民卫生出版社，2007.

[19] 李存利. 现代妇科疾病诊断与治疗[M]. 西安：西安交通大学出版社，2014.

[20] 郎景和，张晓冬. 妇产科临床解剖学[M]. 济南：山东科学技术出版社，2015.

12检